感染症疫学ハンドブック

- ●監修 ── 谷口清州　国立病院機構三重病院 臨床研究部 国際保健医療研究室長
- ●編集 ── 吉田眞紀子　東北大学大学院 感染制御・検査診断学
　　　　　　堀成美　国立国際医療研究センター病院 国際感染症センター

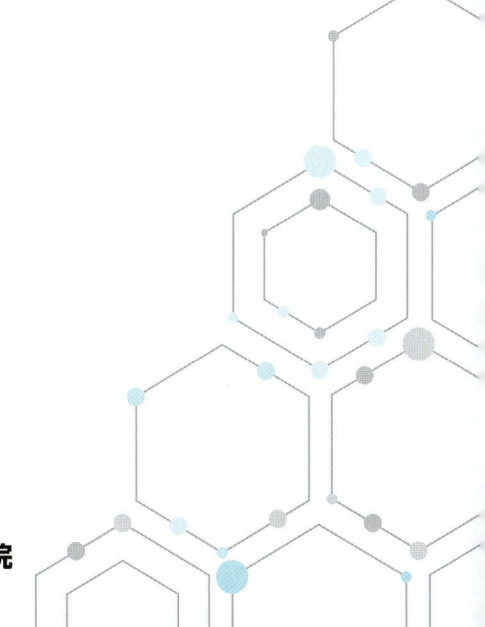

医学書院

感染症疫学ハンドブック

発　　行	2015 年 6 月 1 日　第 1 版第 1 刷ⓒ
	2023 年12月 1 日　第 1 版第 5 刷

監　　修　谷口清州
　　　　　たにぐちきよす

編　　集　吉田眞紀子・堀　成美
　　　　　よしだまきこ　ほり　なるみ

発行者　株式会社　医学書院
　　　　代表取締役　金原　俊
　　　　〒113-8719　東京都文京区本郷 1-28-23
　　　　　　電話　03-3817-5600（社内案内）

印刷・製本　双文社印刷

本書の複製権・翻訳権・上映権・譲渡権・貸与権・公衆送信権（送信可能化権を含む）は株式会社医学書院が保有します．

ISBN978-4-260-02073-2

本書を無断で複製する行為（複写，スキャン，デジタルデータ化など）は，「私的使用のための複製」など著作権法上の限られた例外を除き禁じられています．大学，病院，診療所，企業などにおいて，業務上使用する目的（診療，研究活動を含む）で上記の行為を行うことは，その使用範囲が内部的であっても，私的使用には該当せず，違法です．また私的使用に該当する場合であっても，代行業者等の第三者に依頼して上記の行為を行うことは違法となります．

JCOPY〈出版者著作権管理機構　委託出版物〉
本書の無断複製は著作権法上での例外を除き禁じられています．複製される場合は，そのつど事前に，出版者著作権管理機構（電話 03-5244-5088，FAX 03-5244-5089，info@jcopy.or.jp）の許諾を得てください．

執筆者一覧（執筆順）

John Kobayashi	Clinical Associate Professor, Department of Epidemiology, School of Public Health, University of Washington
吉田眞紀子	東北大学大学院　感染制御・検査診断学
阿保　　満	東京都福祉保健局
古宮　伸洋	日本赤十字社和歌山医療センター　感染症内科部副部長
杉下　由行	東京都中央区保健所　健康推進課長
関谷　紀貴	がん感染症センター都立駒込病院　臨床検査科
鈴木　智之	滋賀県衛生科学センター　主任技師
堀　　成美	国立国際医療研究センター病院　国際感染症センター
具　　芳明	東北大学病院　総合感染症科
谷口　清州	国立病院機構三重病院　臨床研究部　国際保健医療研究室長
山岸　拓也	国立感染症研究所　感染症疫学センター　主任研究官
徳田　浩一	鹿児島大学病院　医療環境安全部感染制御部門　特例准教授
豊川　貴生	沖縄県立南部医療センター・こども医療センター　感染症内科　医長
大山　卓昭	国立保健医療科学院　健康危機管理研究部　上席主任研究官
砂川　富正	国立感染症研究所　感染症疫学センター　第2室長
中島　一敏	東北大学大学院　感染制御・検査診断学
松井　珠乃	国立感染症研究所　感染症疫学センター　第1室室長
中瀬　克己	岡山大学　医療教育統合開発センター　GIMセンター部門　教授，元岡山市保健所長

（2015年6月1日現在）

編集の序

『感染症疫学ハンドブック』を手に取っていただきありがとうございます。本書は感染症に関する日本語の教科書が増えている中でも良書の少なかった地味な分野、「疫学」をテーマにしています。疫学は学問ですが、同時にものの考え方です。感染症の疫学は、データをどのように集め、解釈し、伝えていくのか、つまりデータの「見える化」、対策の「見える化」を実践するためのものです。

疫学の考え方に基づかないデータ解釈やコミュニケーションによって、時に感染症の状況や数字が誤解され、適切とはいえない対策につながるリスクがあります。しかしながら、2015年4月現在、日本国内にはこれらを訓練する場所や経験を共有する場は限られており、感染症対策の専門職である疫学者（Epidemiologist）も日本では残念ながら職業やポジションとして確立していないのが現状です。

このような中、日々の報道の中で「病院や施設、自治体の取り組みは適切だったのか？」という視線が医療関係者や政策担当者に向けられています。編者自身も、「このアウトブレイクは回避可能だったのではないか」「防ぐ手立てを講じていたのか」「初動は適切だったか」「誤解や偏見を防ぐ努力をしたのか」「同じようなことが起きないよう社会に伝えているのか」といったことを自らに日々問い続けています。本書のテーマでもある感染症疫学は、それらを学ぶ入口となるのです。

本書は「身近に相談できる感染症疫学の専門家がいなくても頼りになる1冊」として企画され、日本で感染症疫学の実践を学ぶことができる国立感染症研究所実地疫学専門家養成コース（FETP-J）の研修生が中心となって執筆しました。医師、看護師、薬剤師、検査技師とさまざまな背景を持つ筆者らは実地疫学の専門家として、職種、地域や国の壁を越えて疫学という共通言語で仕事をしてきました。その経験を生かして現場の目線で知っておきたいことを盛り込んだので、本書は入門書とはいっても十分に実用に足りうる内容となっていると思います。

本書は2部構成になっています。「基礎編」で疫学の考え方、専門用語、基礎知識を学びます。「ケーススタディ編」では、実際に自分の手を動かして問題を解いていくことにより、データの扱い方、解釈の仕方、レポート作成を習得すること

ができます.自主学習だけでなく,各地で開催される講習会のテキストとして集団学習に活用することもできます.

　本書の編集,執筆にあたっては,多くの皆様からご助言,ご助力をいただきました.国立感染症研究所感染症疫学センターならびに実地疫学専門家養成コースのコーディネーター,研修生の皆様には,その惜しみないご尽力に心より感謝申し上げます.また,本書の企画から出版に至るまで,根気強く,とても丁寧にサポートをして下さった医学書院の関係者皆様に心より感謝いたします.

　何はともあれ,まずは本書を通じて,疫学の楽しさ,醍醐味を感じて下さい.本書によって,「感染症によって健康や生命が失われて悲嘆にくれる人を減らしたい」と願う仲間が1人でも増えることになれば,編者にとって望外の喜びです.

2015年4月

吉田　眞紀子
堀　成美

目次

編集の序 v

第1部　基礎編

第1章　総論──感染症疫学とは　　John Kobayashi（吉田眞紀子訳）　2

1. 本書のねらい　2
2. 実地疫学と臨床疫学　3
3. 米国最大規模の腸管出血性大腸菌 O157:H7 集団発生事例　3
4. 疫学情報に基づく公衆衛生的介入　5
5. タイムリーで正確な疫学情報　6

第2章　記述疫学　　吉田眞紀子　9

1. 記述疫学とは　9
2. 症例定義　10
   1) 医療施設で日常的に実施しているサーベイランス　11　2) 施設で発生したアウトブレイク時の疫学調査　11　3) 感染性胃腸炎の場合　12
3. ラインリストの作成　13
4. 基本は「時」「場所」「人」　15
5. 「時」の情報　16
   1) エピカーブの書き方　17
6. 「場所」の情報　20
7. 「人」の情報　21
8. まとめ　23

第3章　分析疫学　　吉田眞紀子　26

- はじめに　26
1. 分析疫学とは　26

- 2 2×2表を書いてみよう　27
- 3 曝露とリスク　28
- 4 分析疫学でできること，わかること　29
- 5 研究デザイン　30
- 6 コホート研究（cohort study）　31
  - 1）前向きコホート研究　35　2）後ろ向きコホート研究　35　3）「0」のセルの取り扱い　37
- 7 症例対照研究（case control study）　39
  - 1）症例対照研究とオッズ比　41　2）対照の選び方　41　3）マッチドケースコントロール研究　42
- 8 まとめ　44

第4章　サーベイランスに必要な基礎知識　　　　　　　　　阿保　満　47

- 1 サーベイランスとは　47
- 2 サーベイランスの目的　48
  - 1）疾病の発生状況の評価　48　2）アウトブレイクの探知　48　3）調査・対策の優先順位づけ　48　4）調査・対策の評価　48　5）公衆衛生学的知見への寄与　49
- 3 サーベイランスの分類　49
  - 1）受動的サーベイランスと積極的サーベイランス　49　2）全数サーベイランスと定点サーベイランス　50　3）症候群サーベイランス　52　4）期間限定のサーベイランス（強化サーベイランス，ドロップインサーベイランス）　54　5）病原体検査に基づくサーベイランス　55　6）イベントベースサーベイランス　56
- 4 サーベイランスの運用プロセス　57
  - 1）データ収集　57　2）解析・解釈・還元　58　3）対策の立案・実施　58　4）対策の評価　58
- 5 サーベイランスの構成要素　59
  - 1）目的　59　2）継続的に監視する指標　59　3）症例定義　59　4）データ収集の要領　60　5）解析・解釈・還元の要領　60
- 6 サーベイランスシステムの評価方法　61
  - 1）単純性（Simplicity）　61　2）柔軟性（Flexibility）　61　3）データの質（Data quality）　61　4）許容性（Acceptability）　62　5）感度（Sensitivity）　62

6) 陽性的中度（Predictive value positive） 62　7) 代表性（Representativeness） 62　8) 適時性（Timeliness） 62　9) 安定性（Stability） 62

第5章　医療施設におけるサーベイランス　………古宮伸洋　64

- はじめに　64
- 1 サーベイランスの目的　65
- 2 サーベイランスの種類　66
- 3 サーベイランスシステム　67
  1) NHSN：National Healthcare Safety Network　69　2) JANIS：Japan Nosocomial Infections Surveillance　69　3) JHAIS：Japanese Healthcare-Associated Infections Surveillance　70　4) エピネット日本版　70
- 4 サーベイランスで用いられる疾患定義，指標など　70
  1) 疾患定義について　70　2) 各指標について　71
- 5 医療施設で行われる代表的なサーベイランス　73
  1) デバイス関連感染症サーベイランス　73　2) 手技関連サーベイランス　75　3) 病原体サーベイランス　76

第6章　わが国の公衆衛生における感染症サーベイランス　……杉下由行　79

- 1 感染症発生動向調査の概要　79
- 2 対象となる感染症　80
  1) 全数把握対象疾患　81　2) 定点把握対象疾患　81
- 3 感染症サーベイランスの運用　87
  1) 保健所と感染症情報センターの役割　87　2) 感染症サーベイランス情報の集計　88　3) 情報の公表　88　4) 注意報と警報の解釈　88
- 4 施設での感染症流行の把握　90
  1) インフルエンザ施設別発生状況　90　2) 麻疹施設別発生状況　90
- 5 感染症サーベイランス情報の活用　90

第7章　疫学調査に必要な検査の基礎知識　………関谷紀貴　95

- はじめに　95
- 1 検査の基本を考える　96

1）なぜ検査を行うか　96　2）この検査は役に立つか　96
　2 疫学調査における検査　100
　　　1）なぜ検査を行うか　100　2）どのような検査があるか　100
　3 問題となる微生物　103
　　　1）薬剤耐性菌感染症　103　2）新興・再興感染症　104

第8章　疫学調査に必要な統計学　　　　　　　　　　　　　　鈴木智之　107

　1 疫学調査では統計学はツールの1つ　107
　2 統計学を利用する目的　107
　3 記述統計　108
　　　1）平均値と中央値　108　2）標準偏差と四分位範囲　110　3）データの種類　113
　4 推測統計　113
　　　1）推定(95％信頼区間の利用)　115　2）検定(p値の利用)　115　3）検定方法の選択　116　4）95％信頼区間とp値, どちらに注目するべきか　119
　5 バイアス　119
　　　1）誤差の影響　119　2）誤差の種類　120　3）偶然誤差　120　4）系統誤差(バイアス)　120
　6 標本の大きさ　122

第9章　情報の収集と活用　　　　　　　　　　　　　　　　　　堀　成美　124

　1 感染症に関する情報——何をどれくらい集め, 読むかを吟味する　124
　2 情報の整理法——メールアドレスやタグで分類し, チェック頻度を決める　126
　　　1）受動的に集めることができる情報　126　2）積極的に探して得る情報　127　3）ソーシャルメディアを使った感染症流行の探知　128
　3 情報の吟味——リスクアセスメント, 行動計画　129
　4 見ている数字・現象の解釈　130
　　　1）情報の特徴と限界　130　2）数字の評価(致死率の変動)　131
　5 コミュニケーション——情報の共有・修正・加工・発信　132

第10章 疫学研究に役立つ調査の手法　　　具　芳明　134

- はじめに　134
- **1** 定量調査と定性調査　134
- **2** 疫学調査の手法　135
  - 1）定量調査　135　2）定性調査　141
- **3** セカンダリー・データ分析　142
- **4** まとめ──どの調査手法を選択するか　142

第11章 報告書の書き方，プレゼンテーションのまとめ方　　　具　芳明　144

- はじめに　144
- **1** 作業を始める前に考えること　144
  - 1）読み手・聞き手の存在を意識する　144　2）対象と目的を明確にする　145
- **2** 報告書の書き方　146
  - 1）報告書の種類　146　2）「伝わる」報告書に必要なこと　147　3）読み手に負担をかけないための技術　148　4）その他の押さえておきたい「書く技術」　149　5）「報告書の書き方」のまとめ　151
- **3** プレゼンテーションのまとめ方　151
  - 1）プレゼンテーションの組み立て方　154　2）「伝わる」プレゼンテーションに必要なこと　154　3）スライド作りのコツと技術　155　4）発表のコツ　158　5）「プレゼンテーションのまとめ方」のまとめ　158

第12章 感染症疫学に基づくリスクアセスメント　　　谷口清州　160

- **1** リスクアセスメントとは　160
- **2** 健康危機事象の探知，確認，初期評価，トリアージ　161
- **3** リスクアセスメントプロセス　164
  - 1）準備　164　2）リスクアセスメントの要素　166　3）リスクのレベル評価（Risk characterization）　169
- **4** 迅速なアセスメントのためのツール　173
  - 1）医療関連感染のためのリスクアセスメントツール　173　2）医療関連感染アウトブレイク発生時のリスクアセスメントツール　174　3）WHO/

WPROの迅速リスクアセスメントツール　174　4) 東日本大震災発生時の感染症のリスク　175

第13章　リスクコミュニケーションの実際　　堀　成美　180

1. リスクコミュニケーションとは　180
2. 平時に行う感染症対策のリスクコミュニケーション　181
   1) 感染症の疫学データの信頼性を高める　181　2) 感染症の疫学データが共有しやすいように加工・発信する　182　3) 感染症の疫学データをもとに早期対応を行う　182　4) 問題発生時に連絡をとり合うプラットフォームを作っておく　183　5) 不十分なコミュニケーションと改善策　184
3. アウトブレイク発生時のコミュニケーションの課題　185
   1) メディアへの情報開示　185　2)「その後の対応」についての準備　186
4. ステークホルダーとのコミュニケーション　187
■ おわりに　190

第14章　アウトブレイク発生時の疫学調査　　阿保　満　191

1. 疫学調査とは　191
   1) 疫学調査の目的　191　2) アウトブレイクとは　192
2. 疫学調査のステップ　192
   1) アウトブレイクの探知と確認　192　2) 当面の対策の実施　194　3) 症例定義の作成　195　4) 積極的症例探査　197　5) 情報収集　198　6) 記述疫学の実施　198　7) 仮説作成　200　8) 分析疫学の実施　200　9) 解析結果の解釈　202　10) 対策の実施と評価　203　11) 提言をする　204

第2部　ケーススタディ編

第15章　手術室で起きた緑膿菌感染アウトブレイク　　吉田眞紀子　206

■ はじめに──アウトブレイク疫学調査　206

- ■ STEP 1　アウトブレイクの確認…本当にアウトブレイクか？　207
- ■ STEP 2　記述疫学…調査範囲を決める「症例定義の作成」　208
- ■ STEP 3　積極的症例探査…症例定義に当てはまる患者を探す　209
- ■ STEP 4　記述疫学の「時」「人」「場所」…症例群の特徴を把握する　210
- ■ STEP 5　環境調査…周辺の調査も並行して行う　213
- ■ STEP 6　分析疫学…感染源・感染経路について「仮説を立てる」　214
- ■ STEP 7　分析疫学の実施と解釈　214
- ■ STEP 8　アウトブレイクの終焉　218

第16章　医療施設で発生したアシネトバクター属アウトブレイク事例……山岸拓也　220

- ■ STEP 1　集団発生の確認　220
- ■ STEP 2　記述疫学…症例定義の設定と症例探査　223
- ■ STEP 3　記述疫学…症例情報の整理　224
- ■ STEP 4　記述疫学…病棟の観察　224
- ■ STEP 5　仮説の設定…感染源（感染経路）やリスクファクターに関する仮説の設定　225
- ■ STEP 6　分析疫学…仮説の検証　230
- ■ STEP 7　まとめと提言　233

第17章　汚染食品による集団食中毒事例……杉下由行　236

- ■ STEP 1　集団発生の確認　236
- ■ STEP 2　症例定義の作成，積極的症例探査　242
- ■ STEP 3　記述疫学　243
- ■ STEP 4　仮説の設定　244
- ■ STEP 5　分析疫学の実施　247
- ■ STEP 6　実地疫学調査のまとめ・提言　253
- ■ おわりに　257

第18章　高校での麻疹アウトブレイク　　徳田浩一　259

- アウトブレイク疫学調査　259
- STEP 1　アウトブレイク対応の必要性…アウトブレイクの判断　260
- STEP 2　緊急対応…対応策の迅速な決定と導入　260
- STEP 3　記述疫学…アウトブレイクの全体像把握　262
- STEP 4　分析疫学…情報の整理と解析　263
- STEP 5　仮説の設定…感染経路の推定と再発防止策の検討　267
- STEP 6　ワクチン効果の評価…アウトブレイクに関わる要因の検証　268
- STEP 7　最終評価と再発防止策の検討…K高校，生徒・保護者，行政などに対する提言　271
- まとめ　272

第19章　市中でのレプトスピラ症アウトブレイク　　豊川貴生　274

- アウトブレイク疫学調査　274
- STEP 1　アウトブレイクの確認…本当にアウトブレイクか　274
- STEP 2　症例定義の設定と新たな症例探査　275
- STEP 3　症例情報の記述疫学（人・時・場所）　278
- STEP 4　現場および関連施設の観察調査　283
- STEP 5　仮説設定…感染源・感染経路・リスク因子　284
- STEP 6　仮説検証…症例対照研究，コホート研究　284
- STEP 7　結果のまとめと考察・提言　287

付録　これだけは押さえておきたい感染症疫学用語　　吉田眞紀子　290

1. 疫学で使われる用語　290
2. 時間の概念　291
   1) 感染症の拡大を表現する用語　291
3. 割合・率・比（proportions, rates, ratios）　292

索引　299

コラム

1	世界中の仲間たち①	大山卓昭	46
2	世界中の仲間たち②	大山卓昭	63
3	グローバルな感染症危機管理時代のWHOのアウトブレイク対応①	中島一敏	78
4	グローバルな感染症危機管理時代のWHOのアウトブレイク対応②	中島一敏	106
5	麻疹の排除のための活動①	砂川富正	133
6	麻疹の排除のための活動②	砂川富正	143
7	実地疫学に何ができるか①	松井珠乃	159
8	実地疫学に何ができるか②	松井珠乃	219
9	公衆衛生での疫学①	中瀬克己	235
10	公衆衛生での疫学②	中瀬克己	258
11	読んでおきたい参考書		297

第1部

基礎編

第1章

総論──感染症疫学とは

1 本書のねらい

　本書は医療現場や地域における感染症の疫学調査に焦点を当てています．疫学は病気や事例の発生頻度や分布，それらに影響を与える要因を明らかにするための学問です[1]．医師が1人ひとりの患者を診断し治療しているときに，疫学者は同じ疾患でも，患者個人ではなく発症者の集団が「いつ病気になったのか」「どこに住んでいるのか」を調べます．さらにそのグループの年齢は若いのか高齢なのか，性別，人種，民族，職業といった他の危険因子についても検討します．このように，疫学はエコロジカル（生態学*的）なものの見方をする学問であると言えます．疫学は感染症だけでなく，毒性や発がん性などの非感染性の原因物質，地震や津波などの自然災害，喫煙や飲酒などの生活習慣，さらには殺人，自殺，社会問題などの調査にも広く用いられる研究手法です．

　本書の前半（基礎編）では，記述疫学，分析疫学，サーベイランスを通して，疫学の概念を学んでいきます．これらは疫学研究でよく使われる手法です．ただし，本書では研究を目的とした臨床疫学（clinical epidemiology）ではなく，実地疫学（field epidemiology）に焦点を絞って解説します．実地疫学は以下のような場合に用いられます[2]．

①予想しない問題が発生した時
②迅速な対応が求められる時
③疫学者が発生現場に出向き，疫学調査を行う時
④迅速な原因の追及，特定，対応策が求められるため，調査期間の延長が困難な時

＊生態学：生物とそれを取り巻く環境の相互理解を研究し，生態系の構造と機能を明らかにする学問（大辞林第3版，三省堂）．

2 実地疫学と臨床疫学

　実地疫学と臨床疫学にはいくつかの相違点があります．実地疫学では，明確な仮説が設定されないままで開始されることもしばしばあります．例えば，急性胃腸炎のアウトブレイクでは，初期段階では感染源・感染経路がヒト-ヒトの接触感染なのか，汚染食材なのか，汚染された水なのかが特定できないことは珍しくありません．また，発症の元となる病原体も，ウイルスなのか，細菌なのか，あるいは腸管系の寄生虫なのかも不明です．その中で仮説を設定するために，まず記述疫学を行うことから疫学調査は始まります．集めたデータから「発症したのはいつか」「発症したヒトはどのような集団なのか」「症状や有症状期間はどうなのか」を記述疫学により解析していきます（☞p9）．

　一例を挙げると，下痢症のアウトブレイクにおいて，ほとんどの発症者が下痢（血便ではない）と嘔吐を示し，発熱はなく，症状は24時間以内に改善していたことがわかると，ノロウイルスに代表されるウイルス性感染症が想定されます[3]．もし，発症者との接触がない家族も発症していたとなれば，食物あるいは水が感染源として疑われます．感染病原体や感染源に関する仮説は，どのような検体を採取し，どのような検査を行い，どのようなデータがさらに必要になるかに影響を与えます．仮説は症例対照研究やコホート研究といった分析疫学によりその関連性が明らかにされたり，あるいは否定されたりすることになります（☞p26）．

　一方，臨床疫学研究は，たばこと肺がんの発生に関する研究に代表されるように，通常はそれまでの研究で集められた膨大なデータベースから始めることになります．臨床疫学者は，過去の公表論文をレビューした上で，既知の仮説を元に自身の分析疫学を始めます．

3 米国最大規模の腸管出血性大腸菌 O157:H7 集団発生事例

　実地疫学調査は，しばしば早急にその地域住民の健康を守り，健康問題に取り組まなければいけないという重圧の下で実施されます．臨床疫学と比較すると，実地疫学はより迅速に公衆衛生対策に反映されます．例えば，1993年にワシントン州で発生した腸管出血性大腸菌 O157:H7 集団発生事例では，シアトルの感染症医師が症例の集積（クラスター）と溶血性尿毒症症候群（HUS：Hemolytic-Uremic Syndrome）症例について，州の保健局に報告したことが始まり

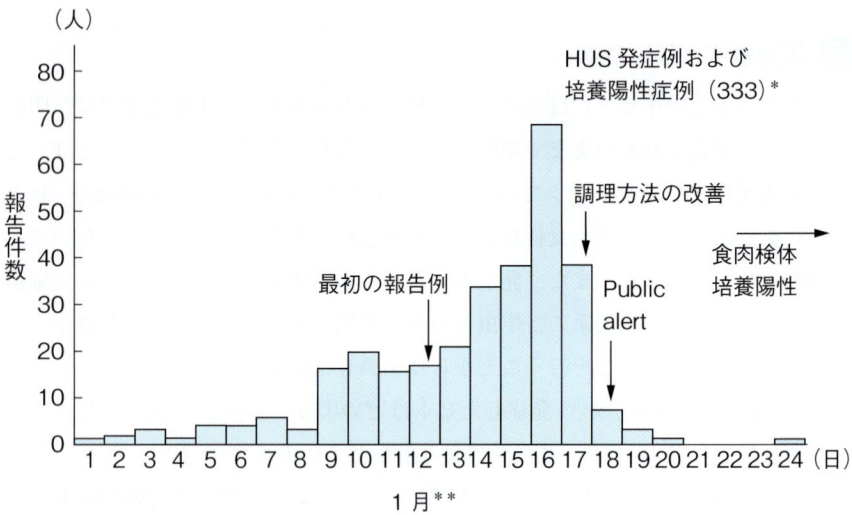

図1-1　腸管出血性大腸菌 O157:H7 集団発生事例（ワシントン州，1993年）
＊症例数は，汚染されたハンバーガーを食べた日が特定できたもののみ
＊＊流行曲線の横軸は，汚染されたハンバーガーを食べた日

でした[4]．これが後に米国最大規模の大腸菌 O157:H7 集団発生事例となりました（図1-1）．

アウトブレイク疫学調査を受けて，最初の報告から5日以内に対応策が実施されました．この迅速な対応を可能にしたのは，以下のような疫学手法でした．

まず，事例についての仮説を立てるため，発症者とその家族に，発症前10日間の食事歴，外食した際のレストラン，旅行，ペット，調理や買い物などの関連事項について聞き取り調査をしました．

発症者はシアトル全体で散見されましたが，75%の人が同じ会社が経営するレストランでハンバーガーを食べていたことがわかりました．先行調査により，大腸菌 O157:H7 の発生源としてハンバーガーの不十分な調理が関与しているとされ，汚染されたハンバーガーがこのアウトブレイクの感染源として疑われました[5,6]．関連するレストランを調査したところ，ハンバーガーの不適切な調理が明らかになり，保健局は，レストランに直ちに是正するように指導しました．しかし，情報開示，問題食材の回収，レストランの営業停止などのより徹底した公衆衛生対応を行う前に，汚染食材がハンバーガーであることを

確定する必要がありました．なぜならば，大腸菌 O157:H7 が感染源となり得る可能性は他にも多く存在し，発症者が発症前に出かけたレストランは数多く存在したからです．ハンバーガーは極めて日常的な食べ物であり，関係のないレストランを除外する必要がありました．

調査の間にも報告件数はどんどん増加し，最終的に培養陽性症例が 500 件を越えました．その中で，「発症した子ども」を症例，「発症した子どもの隣近所に住んでいて発症していない子ども」を対照とした症例対照研究が行われました．それぞれの症例群と対照群の子どもたちあるいはその両親に，発症日に該当する日付から過去 10 日間に食べたものと出かけたレストランを聞き取りました．この症例対照研究により，大腸菌 O157:H7 の集団感染の感染源は，66 軒のレストランで提供されたハンバーガーであることが確認されました．これらのレストランは営業を一時停止し，約 25 万食の汚染されたハンバーガーが回収されました．

4 疫学情報に基づく公衆衛生的介入

この公衆衛生的介入は疫学情報に基づいたものであり，食肉が汚染されていたことが検査室で確認されるよりも何日も以前のことでした．図 1-1 の流行曲線で示したように，もし大腸菌 O157:H7 が食肉から検出されるまで対応を待っていたら，さらに数百人の感染者が発症していたことは想像にかたくありません．

米国では実地疫学は CDC（Centers for Disease Control and Prevention，米国疾病管理予防センター）や，州や地域の公衆衛生局が感染症の調査を行うときに最もよく使われる手法です．Epidemic Intelligence Service（EIS）に代表される CDC のプログラムでは，1951 年以降数千人に上る医師，研究者，科学者が実地疫学のトレーニングを受けてきました[7]．このトレーニングプログラムは，カナダ（1975 年），タイ（1980 年），台湾（1982 年），フィリピン（1987 年），日本（1999 年），韓国（1999 年），中国（2001 年），インド（2001 年）など多くの国々に広がり，今では約 55 のプログラムが運営されています[8]．

日本のように臨床，検査，公衆衛生に関する資源が豊富にある環境でも，実地疫学は疫学調査において重要な位置を占めています．1996 年，大阪府堺市で大規模な大腸菌 O157:H7 集団アウトブレイクがあり，約 8,000 人が発症しました[9,10]．当時，日本には実地疫学の教育プログラムは存在しておらず，その

調査は難航しました[10]．その後，1999年に日本で実地疫学専門家養成コース（FETP-J：Field Epidemiology Training Program Japan）が発足しました．このアウトブレイク以降，日本では学校，病院，他のさまざまな配食サービスにおいて，すべての給食を2週間保存することが義務化されました．この背景に，日本には食中毒アウトブレイクが起きた場合に対応できるだけの検査体制の充実がありました．

このような充実した検査体制があってもなお，実地疫学は食中毒の調査の際に，原因食材の特定に大きな役割を果たしてきました．2001年に愛知県豊橋市で発生した *Salmonella enteritidis* のアウトブレイクを例に挙げましょう[11]．当初，このサルモネラアウトブレイクの感染源は学校給食が原因と考えられましたが，保存されていたどの食材からも *S. enteritidis* は検出されませんでした．続いて実施された疫学的コホート研究により，デザートとして一部の学校で提供された月見まんじゅうの関与が示唆されました．月見まんじゅうから少量の *S. enteritidis* が検出され，発症した生徒のものとファージタイプが一致しました．このまんじゅうの製造会社は，以前サルモネラ感染症が発生した鶏卵会社から液卵を購入しており，製造の過程で何らかの交差感染があったと考えられました．

そもそも実地疫学調査は，感染源の特定，感染経路の解明，流行のコントロールや予防が主な目的ですが，同時に長期的な科学的意義や公衆衛生政策への影響力も兼ね備えています．

5 タイムリーで正確な疫学情報

米国では1993年に発生した大腸菌O157:H7アウトブレイク事例（☞p3）がきっかけとなり，国家的食品安全構想が発議され今日に至っています[12]．この構想の背景には多くの要因が存在しましたが，大腸菌O157:H7アウトブレイク事例の実地疫学調査が素晴らしい実績を残したことが大きな影響を与えました[3]．

実地疫学は病原体の性質を理解するのにも役立っています．先に紹介した月見まんじゅう事例の調査では，松井らは *S. enteritidis* がごく少量で感染症を発症すること，潜伏期間が長期にわたることを明らかにしました[11]．これは，近年の他の研究発表とも一致していました．それまでは，人がサルモネラ感染症を発症するためには100万個あるいはそれ以上の菌が必要だと考えられてい

ました。不十分な温度管理や調理による菌の増殖がアウトブレイク発生の原因になると思われていたのです。最近の研究では，発症に必要な菌量はもっと少ないとされています。温度管理や調理方法は食中毒病原体にとって重要な因子であることはもちろんですが，たとえ少量の S. enteritidis であっても以前よりもその重要性が認識されるようになりました。加えて，多くの国でみられる人口の高齢化現象や何らかの基礎疾患を持つ人の増加も発症の重要な要因になることが懸念されています[13]。

　食品が大量に生産され，広域に流通することにより，ひとたび取り扱いに問題があれば，多くの発症者を含む広域アウトブレイクにつながります。1993年の大腸菌 O157:H7 アウトブレイク事例は，ある1日に製造された4万ポンド（約18.14トン）の汚染ハンバーガーが66軒のレストランに届けられ，加熱が不十分であったことが原因で発生しました。1996年に日本で発生した大腸菌 O157:H7 事例では，1日に4万人以上の児童に提供されていた学校給食に使用された食材が汚染されていたと考えられています。

　実地疫学は食中毒アウトブレイクのみならず，さまざまな状況で発生する事例においても，そのコントロールに役立ってきました。例えば，医療関連感染事例（☞p208，☞p222），学校におけるワクチンで予防できるウイルス感染症（VPD：vaccine preventable diseases）（☞p262），レプトスピラのような人獣共通感染症（☞p278）などです。

　過去数十年には，実地疫学者による初期段階での調査を経て，後天性免疫不全症候群（AIDS）[14]，重症急性呼吸器症候群（SARS）[15]など数々の新興・再興感染症の病原体が特定されてきました。世界中に広がる交通網とともに，これらの感染症，パンデミックインフルエンザ，VPDなどが，短時間で世界中に拡散するようになりました。

　感染症アウトブレイクにおいて正確な臨床診断や検査診断は重要ですが，タイムリーで正確な疫学情報はその有効性をさらに驚くほど向上させます。疫学がこれらとどのように連携して役立っていくのか，本書を通じて学んでいきましょう。

参考文献

1) MacMahon B, et al：Epidemiology：Principles and Methods. p1, Little Brown, 1970
2) Gregg M：Field Epidemiology. p4, Oxford University Press, 2008

3) Norovirus epidemic in Japan during 2006/07-2009/10 seasons. IASR 31 : 312-314, 2010. http://idsc.nih.go.jp/iasr/31/369/tpc369-j.html(2015年2月アクセス)
4) Bell BP, et al : A multistate outbreak of *Escherichia coli* O157 : H7—associated bloody diarrhea and hemolytic syndrome from hamburgers ; The Washington experience. JAMA 272 : 1349-1353, 1994
5) MacDonald KL, et al : *Escherichia coli* O157 : H7, an emerging gastrointestinal pathogen ; results of a one-year prospective population—based study. JAMA 259 : 3567-3570, 1988
6) Ostroff SM, et al : A statewide outbreak of *Escherichia coli* O157 : H7 infections in Washington State. Am J Epidemiol 132 : 239-247, 1990
7) CDC Epidemic Intelligence Service. http://cdc.gov/eis
8) Training Programs in Epidemiology and Public Health Interventions Network. http://www.tephinet.org(2015年2月アクセス)
9) Michino H, et al : Massive outbreak of *Escherichia coli* O157 : H7 infection in schoolchildren in Sakai City, Japan, associated with consumption of white radish sprouts. Am J Epidemiol 150 : 787-796, 1999
10) Mermin J, et al : Invited commentary ; public health in crisis : outbreaks of *Escherichia coli* O157 : H7 infections in Japan. Am J Epidemiol 150 : 797-803, 1999
11) Matsui T, et al : *Salmonella Enteritidis* outbreak associate with a school lunch dessert ; cross-contamination and a long incubation period, Japan, 2001. Epidemiol Infect 132 : 873-879, 2004
12) CDC Food Safety Home Page. http://www.cdc.gov/foodsafety/(2015年2月アクセス)
13) Kobayashi J : Enhanced susceptibility to foodborne infections and disease due to underlying illness and pregnancy. In Potter M(ed) : Food Consumption and Disease Risk ; Consumer – Pathogen Interactions. CRC Press, 2006
14) HIV/AIDS in Japan, 2012. IASR 34 : 251-252, 2013. http://www.nih.go.jp/niid/ja/aids-m/aids-iasrtpc/3921-tpc403-j.html(2015年2月アクセス)
15) SARS. IASR 24 : 239-240, 2003. http://idsc.nih.go.jp/iasr/24/284/tpc284.html(2015年2月アクセス)

〔John Kobayashi(吉田眞紀子訳)〕

第2章

記述疫学

POINT
- 記述疫学は集団の特徴と偏りを図と表を用いて「見える」形で提供する手法
- 記述疫学は感染症疫学を実践するときに最も「使える」研究手法
- 記述疫学を身につけるとデータの説得力が格段に向上する

1 記述疫学とは

　記述疫学(descriptive epidemiology)は，収集したデータを「時」「場所」「人」の要素に分け，表や図を使って図式化し，偏りや分布をわかりやすく提示する手法です．起きていることの全体像を伝える手段と考えると，新聞記者やニュース報道に必要とされる5W1H(いつ，どこで，誰が，何を，なぜ，どのように)と比較できますが，大きな違いは記述疫学には症例定義があることです[1]．

　症例定義に合う症例を集め記述疫学を行うことで，感染源や感染経路についての疑問や仮説を導き出すことができます．症例定義の作成は疫学調査の最初の第一歩であり，すべての始まりと言える極めて大切な手法です．

　診療現場では，医療スタッフはそれぞれの立場で，患者が入院してから退院するまでの経過をモニターしています．感染症治療が時系列で進んでいくことに対して，疫学ではその瞬間をスチル写真で撮り，施設全体の状況を把握し，そこから対策や治療方針を立てていきます．診察の際に医師が患者に近づいてじっくり観察するのに対して，疫学のアプローチは空の上から病院を眺めるようなイメージです．つまり，病院疫学者は1人の患者の疾患の治癒プロセスではなく，「ある時点の病棟単位」「ある期間の病院全体」というように少し距離をおいて対象を眺め，「その集団はどのような集団なのか」「他とどう違うのか」「過去とどう違うのか」を客観的に捉え，「偏り」や「分布」というツールを用いて説明するのです．

ここで改めて感染症疫学の目的を考えてみましょう．第1章では実地疫学 (field epidemiology) や感染症疫学 (infectious disease epidemiology) の実践について紹介しました．感染対策であれ，感染症治療であれ，有効な手段を実践するには，客観的あるいは総合的な評価が必要です．優先順位をつけたり，対策を選択したりするために行うのがリスクアセスメントですが，最初の第一歩はやはり全体像を知ることです．このときに役に立つのが記述疫学です．

記述疫学は感染症疫学の実践編として，目に見えず把握しにくい全体像を図や表を使って「見える化」する手法です．例えば，発生したアウトブレイクの全体像や，サーベイランスから得られた結果を理解し，特徴を客観的に捉え，仲間に解説する場面で用います．具体的な手法をこれから説明します．症例定義を作成してそれに合致する症例を拾い出し，症例に関する情報を「時」「場所」「人」の要素に分け，図や表を用いて事例を説明するといった一連の流れに沿って考えていきます．

2 症例定義

症例定義の作成が最初の関門です．これまでに培った感染対策の経験と過去の事例からの知見を総動員して考えましょう．

症例定義は，「ある期間に」「ある場所で」「特定の疾患や症状を有する者」として定義づけられます．例えば，「2014年1月1日から1月31日の間に，○△病院の西5病棟に入院中の患者で，38℃以上の発熱があった人」です．定義に合った人の集団から，地域，年齢群，病院，病棟による差や偏りを見出す上でとても重要なステップです．複数のメンバーとともに調査する時も，同じ症例定義を用いることでデータの質が揃います．調査したい「症例」を明確に定義づけ，その症例定義に該当する対象者をカルテ調査，聞き取り調査などにより見つけ出す作業を，アウトブレイク疫学調査では積極的症例探査(☞ p193)と呼びます．

症例定義は，疑い例 (suspected case)，可能性例 (probable case)，確定例 (confirmed case) に分けることもあります．例えば，疑い例は想定されたいくつかの臨床症状に合致するもの，可能性例は疑い例のうち検査室診断で確定されたもの，確定例は臨床診断や検査診断に加え，確定例との接触があるもの（これを「疫学的リンクがある」と表現する）あるいは検出された微生物が遺伝子学的に発端者 (Index case) のものと一致するものと定義されます．

症例定義をどこまで詳細に決めるかは，実施する疫学調査の目的によって変わってきます．通常，施設全体や地域での傾向を把握することを目的とするサーベイランスでは，症例定義を広く設定しています．その一方，医療施設でアウトブレイク事例が発生したときは，少しでも早く感染拡大を抑えるために感染源や感染経路を特定することを目的に疫学調査を行います．この場合は，期間を絞ったり病棟を限定したりして，より厳密な症例定義を作成します．実際の例で考えていきます．

1）医療施設で日常的に実施しているサーベイランス

病院で実施されるデバイス関連サーベイランスはその一例です．厚生労働省院内感染対策サーベイランス事業（JANIS：Japan nosocomial infections surveillance），米国 CDC が実施する National Healthcare Safety Network（NHSN）などが示す症例定義を用いてサーベイランスを行っている医療施設は多くあります．医療機関独自で症例定義を作成することも可能ですが，広く周知されている症例定義に沿ってサーベイランスを実施することで，施設内での発生の傾向を知ると同時に施設間の比較を行うことができます．「これから始めよう」というときは，まずは公開されているサーベイランスシステムで採用されている症例定義に沿って院内の一部門で小さく開始すると，スタートで立ちすくむことが避けられます．その後，全病院を対象にしたり，あるいは症例定義を施設の状況に合わせて修正していくこともできます．

2）施設で発生したアウトブレイク時の疫学調査

医療施設内でのインフルエンザ感染症の集団発生を例にします．

> 例：医療施設で発生したインフルエンザ疫学調査の症例定義
> 201X 年 12 月 5 日から 12 月 31 日の間に，老健施設 A の 2 階病棟に入院中の患者で，
> ・疑い例：急な発熱，全身倦怠感，咳などの上気道症状の 3 つを満たすもの
> ・可能性例：迅速診断キットで感染が確認されたもの
> ・確定例：疑い例あるいは可能性例の中で確定例と疫学的リンクのあったもの

上記のように設定できます．発熱や咳はインフルエンザ感染症に特有の症状ではないし，シーズン中はあちこちにインフルエンザ感染者が存在するため，

調査の期間や対象者を絞らないとアウトブレイクに関連のない人を拾い上げてしまいます．インフルエンザ感染症は飛沫感染で伝播する感染症のアウトブレイクなので，確定例は「他の確定例との接触」という疫学的リンクが必須要件になることがポイントです．疫学的リンクは，例えば4人部屋で同室であり，誰もマスクを使用しておらず，カーテンなどの仕切りがなかったことに加え，潜伏期間と感染期を考えると「伝播が否定できない」と考えます．

3）感染性胃腸炎の場合

もう1例，感染性下痢症を例に，違った角度から症例定義を考えてみます．症例定義を「下痢のある人」と設定した場合，調査者によっては「1日1回でも軟便がある人」「1日3回以上の水様便がある人」と考えるので，拾い上げる症例にバラツキが生じます．実際，カルテの記載を見ると，「泥状便」「水様便」「少量」「茶碗半分ぐらい」など，さまざまな記録が並んでいます．このような場合は，できるだけ個人の判断の差が影響しないような症例定義を考えます．例えば，「いつからいつの期間に，どの病棟に入院しており，急な下痢症状を示した人．ただし，下痢は24時間以内に3回以上の水様便を意味する」とします．あるいは，ブリストルスケール*のような客観的な分類を用いると混乱を避けられます[2]．今回の調査における下痢を「便スケール6以上が1日3回以上の場合」と定義すると，調査者によるバラツキを回避しやすくなります．

過去の事例から，実際の症例定義を見てみましょう．表2-1は市中病院で発生したヒトメタニューモウイルス感染症（2010年，英国）のアウトブレイク疫学調査で使用された症例定義です[3]．繰り返しですが，集団発生に対する疫学調査の症例定義は，発症者の背景，診断名，症状，臨床検査値に加えて，対象となる期間や場所を詳細に規定したものになります．

さらに，国内の感染症集団発生事例を見てみます．2011年宮崎県で起きた髄膜炎菌感染症集団発生事例の疫学調査では，以下の症例定義に基づく積極的症例探査を行い，記述疫学を実施しました[4]（表2-2）．ここでは，接触歴などの疫学的リンクは，確定例，疑い例の症例定義に含まれていませんが，「人」の定義をK高校に関連のある人に絞ることで，疫学的リンクを反映しています．

このように，疫学的関連性，疫学的リンクは感染症の伝播経路（mode of

＊ブリストルスケール：便の固さを7段階に分けた国際的な分類．バナナ状のひび割れのない1本の便を標準とし，もっとも固い便をType 1，全くの水様便をType 7とする．日常からこのような客観的指標を用いて記録をすることは情報共有に極めて有用である．

表2-1 市中病院で発生したヒトメタニューモウイルス感染症(英国,2010年9月)で使用された症例定義

疑い例(a suspected case):呼吸器症状(鼻漏,咽頭痛,咳)が1つ以上当てはまる患者,あるいは全身的症状(38℃以上の発熱,食欲不振,全身倦怠感,筋肉痛)が1つ以上当てはまる患者 可能性例あるいは疑いが濃厚な例(a probable case):疑い例のうち,発症の5〜9日前に有症状の確定例あるいは可能性例と疫学的リンクがある,あるいは確定例あるいは可能性例と1日以内同室だった後に発症した患者 確定例(a confirmed case):可能性例のうち,咽頭スワブでヒトメタニューモウイルスのrRT-PCR陽性の患者

(文献3より)

表2-2 髄膜炎菌感染症集団発生事例(宮崎県,2011年)疫学調査のための症例定義

2011(平成23)年4月10日以降,K高校に在籍している,あるいは勤務している者のうち,侵襲性髄膜炎菌感染症(髄膜炎,敗血症など)と疑われた者を以下のように分類する. 　確定例:髄液あるいは血液より髄膜炎菌が培養検査で検出された者 　疑い例:臨床的に侵襲性髄膜炎菌感染症として矛盾はないが,髄膜炎菌は検出されていない者

(文献4より)

transmission)や発生した環境,調査したい範囲によりその事例ごとに設定されます.

　症例定義はその後に続く疫学調査から得られる結果を左右することになる重要なファクターです.実際に疫学調査を行うときには,過去の事例も参考にし,調査の目的を明確にして構築していきます.

3 ラインリストの作成

　作成した症例定義に基づき,積極的症例探査を実施します.カルテ調査,聞き取り調査,質問票調査などから得られた症例の情報はラインリストと呼ばれる一覧表にまとめていきます(表2-3).ラインリストでは,各列は,患者認識番号(ID番号や通し番号),患者氏名(あるいはイニシャル),患者背景(年齢,性別など),臨床症状(発症日時,症状,臨床検査値),曝露歴,接触歴,喫食歴,危険因子などを表します.列に含まれる情報は,対象となる事象や施設で異なりますが,アウトブレイク事例やサーベイランス報告では,過去の公表論文や調査報告が参考になります.各行は1行に1症例のデータを入力していきます.

表2-3 ラインリストの一例

患者ID	性別	年齢	部屋番号	入院日	退院日	転帰	検査診断	症状	発熱	咽頭痛
1	F	54	243	4/2		入院中	(＋)	あり	あり	あり
2	M	37	246	4/3	4/10	退院	(－)	あり	あり	なし
3	M	69	202	4/15		入院中	(－)	なし	なし	なし
4	F	76	203	4/1		入院中	(＋)	なし	なし	なし
5	F	72	201	4/11	4/15	退院	(－)	なし	なし	なし

人の情報　場所の情報　時の情報

　ラインリストは記述疫学の要であり，事例の全体像を把握するために必須のステップです．よく考慮され客観的に記載されたラインリストは調査チームが情報を共有することに役立ち，後のデータ解析を容易にします．症例定義の次の関門は「ラインリストにどの情報を盛り込むか」です．「あれもこれも」「念のため」「とりあえず」は禁物です．集める情報が増えると，そのぶん情報収集に時間がかかります．「使わない情報は集めない」という思い切りも大切です．

　集団発生時の疫学調査では，さまざまな理由からラインリストの作成に想像以上に手を取られることがあります．特に，均一のデータを集めることは困難なことも多いです．早急な感染対策や対応を迫られる中，当事者に聞き取り調査を行ったり，コンピュータに向かってデータを入力する時間を確保することが必要になります．さらに，複数の人数が調査に関わることで，得られるデータの表現がずれてくることもあります．症例定義を明確かつ具体的に作成するとともに，ラインリストに記入する際の入力方法ルール（半角か全角か，疾患名，症状の表現）やデータ欠損時の取り扱い（不明，Unknown：UK，Blank：BKなど記載方法を決める．空欄にすると抜けているのかデータ欠損なのか混乱する）など，詳細を詰めておかなければ，解析の段階で非常な労力を費やすことになります．

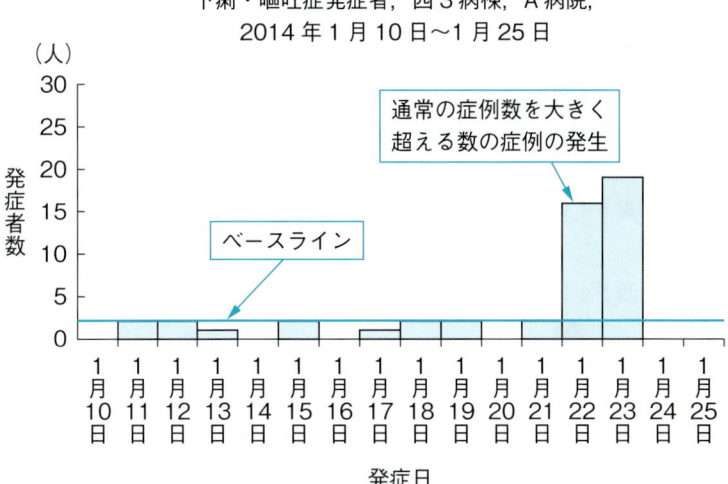

図2-1 「時」の情報は流行曲線（エピカーブ）で表す

4 基本は「時」「場所」「人」

　サーベイランスや集団発生時の積極的疫学調査により作成されたラインリストのデータは、「時」「場所」「人」の3つの要素に分けられます。それぞれに件数や比率を図や表で表現し、症例群の分布や偏りを説明します。「時」の情報は流行曲線（エピカーブ、epidemic curve）と呼ばれるグラフで表します（図2-1）。「場所」の情報は地図や病棟見取り図を用います（図2-2）。「人」の情報はラインリストのデータを性別、年齢、入院期間などの項目に沿って、症例数や割合を必要に応じてグラフを用いて分布や偏りを表現します。

　これにより、症例や事例の「広がりはどの程度か」「いつから発生しているのか」「どこで発生しているのか」「発症者の特徴は何か」といった疑問に答えることができます。さらに、この3つの要素から、発生の理由について仮説を導き出していきます。

　3つの要素「時」「場所」「人」を常に意識することが記述疫学の土台となりますが、その際に気をつけたいポイントがあります。

・「症例定義の作成」「ラインリストの作成」「データの解説」、これらすべての段階で3つの要素（時、場所、人）が具体的に示されているかを常に意識します。

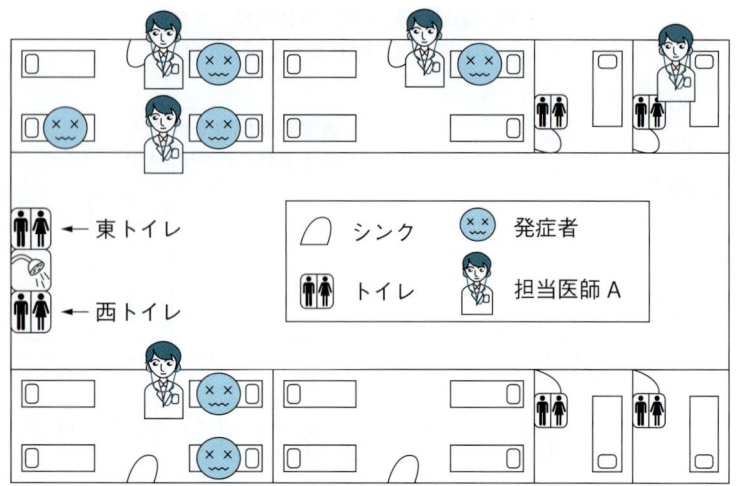

図 2-2 「場所」の情報は例えば病棟見取り図で表す

- 先入観を持たずにデータを見ます．特に集団発生事例の調査においては，感染経路や危険因子について憶測や思い込みを持たずに，データを客観的に見ることが必要です．
- データがすべて完璧に揃わないことはよくあることです．限界を理解して，記述疫学を実施します．
- 常にデータの最終更新日を明記します．進行中の集団発生事例においては，ラインリストの情報は時間の経過とともに修正・追加されていきます．対策を目的とした調査であることを意識し，時を待たずに記述疫学のアップデートを行うことが必要な場面があります．

5 「時」の情報

　時間の推移は，流行曲線あるいはエピカーブと呼ばれるグラフで表します．通常はヒストグラムと呼ばれる隙間のないグラフで表現されますが(図 2-3)，サーベイランスではデータは率に換算され，折れ線グラフで示されることもあります．

　エピカーブは実に多弁です．時間の推移による発症の増減を知ることで，季節ごと，エリアごと，あるいはアウトブレイク発生中の発生状況をモニターできます．また，対策が有効かどうかを判断する資料にもなります．

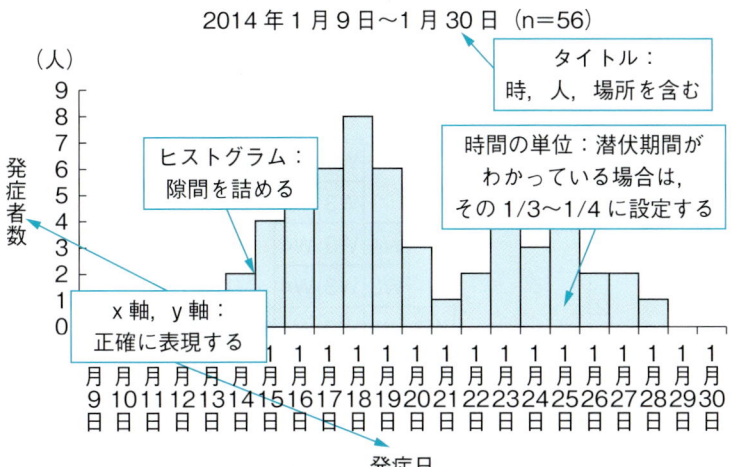

図2-3 エピカーブの見せ方

1) エピカーブの書き方

　時間経過は連続した変数ですので，エピカーブはヒストグラムという隣り合う時間間隔の間に隙間のないグラフで表されます．

　エピカーブはX軸とY軸の2軸で表されます．X軸(横軸)は発症日や診断日を示します．その尺度は疾患により分単位，時間単位から年単位までさまざまですが，一般にX軸の1目盛りは当該疾患の潜伏時間の約4分の1(3分の1～8分の1)が妥当です．例えば，黄色ブドウ球菌による食中毒事例では通常6～7時間の潜伏時間を有するため，X軸の1目盛りは2～3時間となります．こうすることで，作成したエピカーブから食事による感染，2次感染，事例との関連性が推測しやすくなります．ただし，これはデータの使用目的にも左右されます．サーベイランスであれば，トレンド(流行)を知るために週単位で示されます．さらに，年単位のグラフでは長期にわたる疾患の発生の推移を知ることができ，流行時期の予測，ワクチン，新しい検査法・治療法，あるいは公衆衛生対応の評価に役立ちます．

　Y軸(縦軸)は症例数や事例件数を表します．地域や国単位のデータの場合は，人口10万人(あるいは1000万人)あたりの症例数を示すこともあります．それぞれのセルに色分けや文字を記入することで，症例番号，性別，年齢群，病室，病棟，重症度などの情報も付加できます．ちなみに1症例1セルの場合

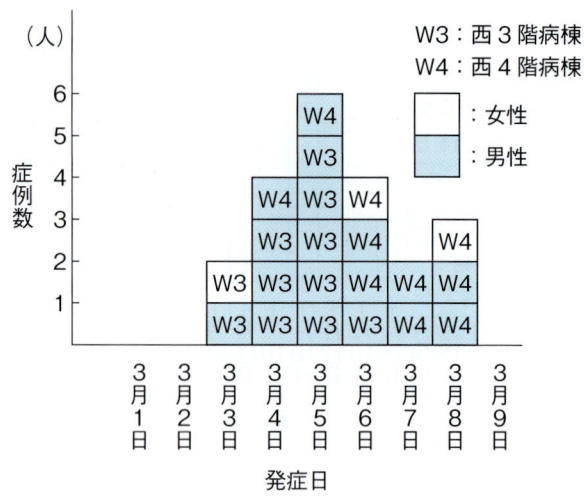

図 2-4　エピカーブの活用例

は，1つひとつのセルの形状を正方形に近づけるのが美しいエピカーブです．図 2-4 では，発生した病棟および発症者の性別をエピカーブに記入しました．このグラフから，発症者のほとんどが男性であること，西 3 階病棟から始まった流行が西 4 階病棟に広がっていることがわかります．

　こうして作成したグラフには，必ずタイトルをつけます．ここでも，ポイントは「時」「場所」「人」です．タイトルを見ただけで，内容がわかるようにします．

　集団発生においては，エピカーブは症例数の増加した時期を把握することや感染源に関する仮説を立てるのに役立ちます．X 軸の日付は探知された最初の症例の発症日よりも早い時期から作成します．平時の発生件数（これをベースラインと呼ぶ）とともに，最初の症例や感染源となった症例が視覚的に示され，わかりやすくなります．

　グラフのパターンから，感染拡大の推移を知ることができます．図 2-5 に示すように，A では単一の感染源，例えば仕出し弁当による集団食中毒事例，B では 2 次感染あるいは，繰り返される感染曝露，C では水源の汚染のような感染が蔓延している状態など，感染の拡大について手がかりを知ることができます．疾患の原因が未特定な段階でも，ピークとピークの間隔を潜伏期間と仮

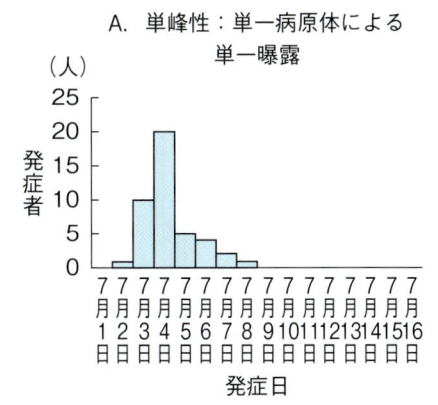

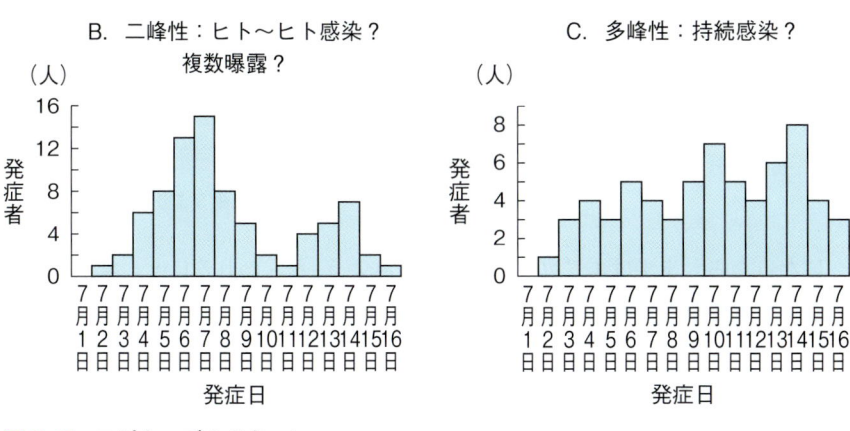

A. 単峰性：単一病原体による単一曝露

B. 二峰性：ヒト〜ヒト感染？複数曝露？

C. 多峰性：持続感染？

図 2-5 エピカーブのパターン

定し感染症の原因菌を推定したり，あるいはエピカーブのトレンドの推移から公衆衛生の介入や感染対策の有効性がわかります．

1例として，麻疹のアウトブレイク事例を考えます．図 2-6 は，高校で発生した麻疹アウトブレイクの疫学調査から得られたエピカーブです[5]．最初の発症者から次のクラスター，さらにその次のクラスターの発生までの期間がそれぞれ約 2 週間になっています．これは麻疹の潜伏期間と一致しており，生徒から生徒への感染伝播が推察されました．グラフから集団発生は 3 月末から 4 月初旬の大きなクラスターで終了していることがわかります．これはさまざまな公衆衛生介入の結果，感染伝播が遮断された結果であり，介入（＝対策）がなければ，さらに大きな流行となった可能性もあったのです．

このように，流行曲線（エピカーブ）は多くのことを語りかけてくれます．「気

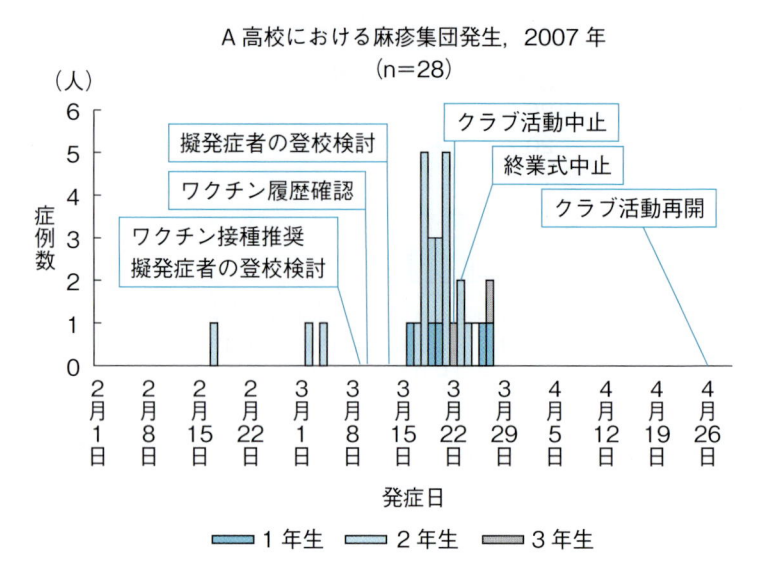

図 2-6　麻疹集団発生に対して行われた対策

（文献5より著者改変）

になったら，まずはエピカーブを描いてみよう」と言われるほど，疫学調査において重要なものです．

6　「場所」の情報

　感染エリアの拡大あるいは推移，感染エリアの特徴，感染症発症と推定感染源の位置関係は地図で表します．

　一言で地図と言っても，事例により世界地図，町の地図，レストランでのテーブルの配置図，病棟マップやICUのベッド配置まで，その内容はさまざまです．

　このように地図上に示される情報は，住所地，勤務地，旅行地，使用したテーブルやベッド，手術室，利用したレストラン，使用した水道，トイレなど多岐にわたります．さらに，位置としての場所ではなく，国内か国外か，病院内（入院患者）か病院外（通院患者）か，一般病室かICUか，といった場所の特性で表現することもあります．地図上に色分けをしたり円グラフを入れたりすることで症例数や発症者の特性（性別，年齢，職業など）を示すことも可能です．

　アウトブレイク時に，期間中に探知された発症者の住所地あるいは勤務地，発症に関連すると思われる場所（飲食店，医療機関，学校など）を一緒に記載した

地図を作成します．これをスポットマップ（spot map）と呼びます．歴史的にも有名なスポットマップは，ジョン・スノウのコレラマップです[*6]．ジョン・スノウはロンドンの市街地図にコレラ発症者の住所地，使用した井戸の位置，発症者の勤務していた工場の位置をプロットし，その偏りから感染源となった井戸を特定しました．その井戸の取っ手を取り除き，使用できなくすることでコレラのアウトブレイクを終息させました．

図2-2病棟見取り図では，発症者，主治医とともにトイレの位置を書き示すことで，病棟での接触感染による感染の伝播を知ることができます．位置情報を視覚的に表すことで，仲間と情報を共有したり説明したりするのに役立ちます．

7 「人」の情報

人の情報は極めて多岐にわたりますが，感染や発症と密接に関連する場合も多いため，情報収集に際しては，以下に説明する内容を踏まえ，どの情報が必要かを考えていきます．

- 基本的特性，人口学的特性（inherent characteristics, demographic characteristics）：性，年齢，人種
- 生物学的特性（biologic characteristics）：基礎疾患，ワクチン履歴
- 社会経済的特性（socioeconomic characteristics）：結婚，職業，宗教
- 嗜好性（activities）：喫煙，飲酒，運動

中でも，性と年齢はどのような疫学調査でも必ず参照され，他の特性と深く関連する因子です．そのため，人の情報に関しては複数の因子が同時に解析されることも多いです．人の情報も表やグラフで表されます．

性別に関して，図2-7を見てみましょう．260人が参加するパーティーで82人が下痢症を訴えました．調査の結果，男性40人，女性42人と，発症者は男女ほぼ同数であることがわかりましたが，性別の参加人数に対する比率は著しく異なっていました．このことから，フルーツやケーキなど，女性が好む食物が原因と推定されました．

年齢は最も重要な因子の1つであり，多くの感染症は年齢群に特性を示しま

---

[*] John Snow Story：The Ghost Map, Steven Johnson や UCLA, Department of Epidemiology, John Snow site[6]に詳しく記載されている．

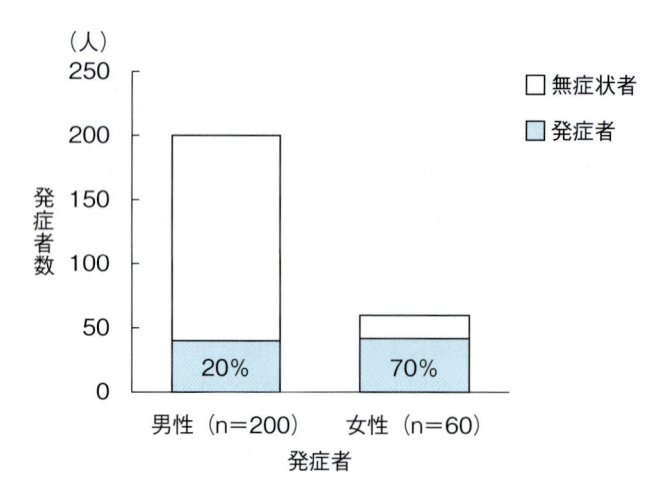

図 2-7　あるパーティー出席者における下痢症発症者
発症者はほぼ同数だが発症比率は女性が多い

す．加えて，年齢は免疫(抗体獲得，抗体保有)，曝露の機会，重症度に影響を与えています．年齢因子は年齢群としてグループに分けて扱われることが多いです．

図 2-8 に示した百日咳年齢分布のグラフは 2008 年 5 月から 2013 年 3 月までの百日咳報告の年齢別割合です．20 歳以上の青年層での発生が 6 割を占めていました．このグラフのように，年齢群は 5 歳あるいは 10 歳刻みでよく表されます[7]．ちなみに 5 歳以下を 1 歳きざみで別の群に分けると，1 歳未満に偏りがあることがわかりました．1 歳未満での発症は死に至る極めて重篤な状況です．しかもワクチン対象年齢以下のため，感染させない対策は周囲に感染者を近づけないことしかありません．成人以上の発症では，有効な治療法があり重篤化することはあまりないのですが，身近に 1 歳以下の新生児がいる場合，感染伝播の可能性が発生します．このように，目的を明確にして図式化することで，問題点が視覚的に浮かび上がります．

性別(性差)による社会活動や嗜好性により，発症の頻度に差が出ることがあります．日本の HIV 感染者数を見ると(図 2-9)圧倒的に男性が多いことがわかります[8]．これは，男性が女性よりも感染しやすいというよりは，性行動の活発さや性的指向に起因すると考える方が自然です．

あるいは，風疹の場合，性別・年齢別のデータはその後に続く対策に直結す

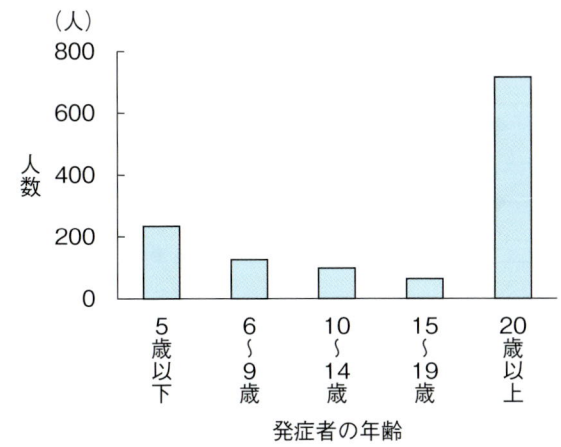

図 2-8　年齢別の百日咳累積報告数
20 歳以上の青年層で 6 割を占めた

（文献 7 より著者改変）

る重要な資料になります．図 2-10 は東京都における 2013 年の風疹報告数を性別・年齢別に示したものです[9]．このグラフから発症者は，20 歳以上が全体の約 90% となっており，35～39 歳の男性の報告が最も多いこと，また女性では患者報告数の 40% 余りが 20 歳代となっていることがわかります．風疹の効果的な予防方法は予防接種（ワクチン）です．風疹に対する免疫をもたない女性が妊娠中（特に妊娠初期）に風疹に初めて感染した場合，胎児が風疹ウイルスに感染し，白内障，先天性心疾患，難聴などをもった赤ちゃん（先天性風疹症候群）が生まれることがあります．東京都では 2013 年の先天性風疹症候群の報告数は合計 13 人でした．状況は全国で同様であり，多くの自治体で成人を対象に予防接種の補助が行われました[10]．

さらに職業，収入，教育など社会的・経済的な特性は，感染症にも直接的，間接的に関連します．低所得者層での結核の蔓延などはその顕著な例です．農業や林業などの野外での作業が多い職業では，ダニや蚊，あるいは土壌からの感染リスクが高くなります．

8 まとめ

記述疫学は，「時」「場所」「人」を切り口に起きている事象を客観的に提示す

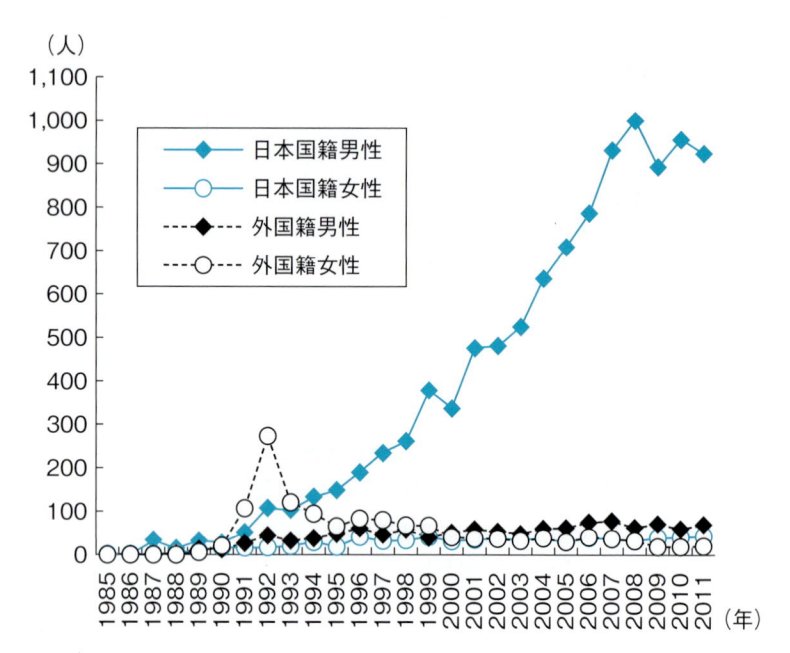

図 2-9　HIV 感染者の国籍別, 性別年次推移

(文献 8 より)

る手法です．そして，ここから「なぜ発生したのか」「なぜ感染拡大したのか」といった疑問を導き出すための「見える化」のツールです．

　最初の第一歩は，症例定義の設定です．続いて，作った定義に合う症例を探します．すなわち，積極的症例探査を行い，ラインリストとよばれる一覧表を作成します．ラインリストの列，つまり集める情報は少なすぎると全体像を把握できませんが，広げすぎるとデータを集めるだけで疲弊してしまいます．また，苦労して集めたデータは使われないということになりかねません．過去の事例や論文からリスク因子を想定し，必要と思われるデータを集めますが，「使わない情報は集めない」が鉄則です．「念のためこれも」はやめておきましょう．

　集まったデータは「時」「場所」「人」の 3 つの要素に分け，症例数や割合で全体像を示します．記述疫学でまとめられたデータは本章で紹介したいくつかの実例のように，雄弁に状況を語り，問題点にスポットライトを当て，適切な公衆衛生対応に私たちを導きます．

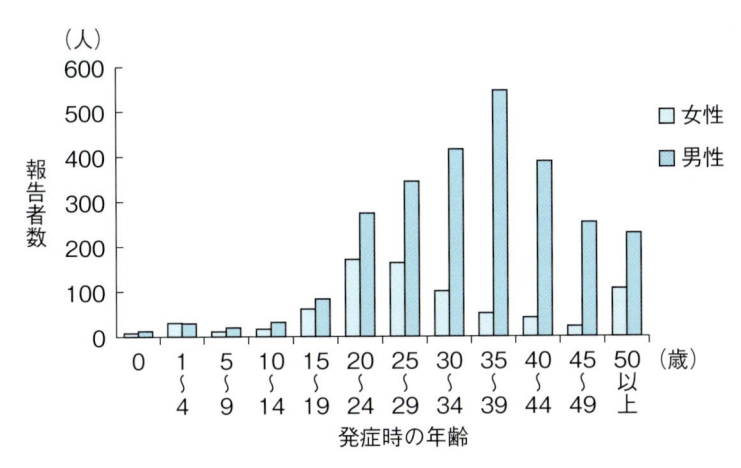

図 2-10　風疹患者報告数（2013 年，東京都）

（文献 9 より）

参考文献

1) Principles of Epidemiology in Public Health Practice, 3rd ed. CDC, US. pp1-31 http://www.cdc.gov/ophss/osels/dsepd/ss1978/ss1978.pdf（2015 年 2 月アクセス）
2) Lewis SJ, et al："Stool form scale as a useful guide to intestinal transit time. Scand J Gastroenterol 32：920-924. 1997
3) Degail MA, et al：A human metapneumovirus outbreak at a community hospital in England, July to September 2010. Euro Surveill. 2012 Apr 12；17(15). pii：20145.
4) 宮崎県における髄膜炎菌感染症集団発生事例．IASR 32：298-299, 2011 http://idsc.nih.go.jp/iasr/32/380/kj3802.html（2015 年 2 月アクセス）
5) 徳田浩一ほか：関東地方のある高校における麻疹集団発生事例—感染拡大防止策とワクチン効果に関する疫学的検討—. 感染症誌 84：714-720, 2010
6) UCLA, Department of Epidemiology, John Snow site. http://www.ph.ucla.edu/epi/snow.html（2015 年 2 月アクセス）
7) 百日咳データベース．国立感染症研究所，http://www.nih.go.jp/niid/images/epi/pertu_db/s-130331.pdf（2015 年 2 月アクセス）
8) 平成 23 年度エイズ発生動向年報．厚生労働省，http://api-net.jfap.or.jp/status/2011/11nenpo/nenpo_menu.htm（2015 年 2 月アクセス）
9) 東京都感染症情報センター．http://idsc.tokyo-eiken.go.jp/diseases/rubella/rubella/（2015 年 2 月アクセス）
10) 都民向けリーフレット．東京都感染症情報センター，http://idsc.tokyo-eiken.go.jp/assets/diseases/rubella/hitokuchi-joho.pdf（2015 年 2 月アクセス）

（吉田眞紀子）

第3章

分析疫学

> **POINT**
> - 分析疫学は曝露と発症の関連性の強さを検証する手法
> - 分析疫学では主にコホート研究と症例対照研究の2つを用いる
> - コホート研究は対象集団(コホート)の曝露と感染症の発生を観察する手法
> - 症例対照研究は発症者と非発症者の曝露を比較する手法

■ はじめに

　この章では，分析疫学*(analytic epidemiology)について学びます．分析疫学では，記述疫学で浮き彫りになった不自然な集積や偏りから感染伝播に関する仮説を立て，発生の増加や集積に関連する感染源や感染経路を探っていきます．なお，本章で取り上げた論文や事例については，著者による改変が加えられていることをご了承ください．

1 分析疫学とは

　第2章記述疫学では，「時」「場所」「人」の3つの要素に従って「何が起きているのか」を観察し，図や表を用いて表現することを学びました．記述疫学を通して見えてきた事例の集積から，アウトブレイクのリスク因子について「〇月△日〜□日に発生した〇〇症のアウトブレイクは，△△に汚染された水を飲んだことが原因だった」といった仮説を立て，統計学的な検証を行っていきます．これを分析疫学と言います．

　分析疫学は，観察する集団を2つに(あるいはそれ以上に)グループ分けをするところから始まります．例えば，パーティーに参加したメンバーを対象に下

---

* 分析疫学：FETPでは"analytic epidemiology"の訳として「解析疫学」を用いているが，本書では，『疫学事典』第5版(Porta M編，日本疫学会訳，財団法人日本公衆衛生協会，2010)に合わせ，「分析疫学」と表現する．

表3-1　2×2表

		アウトカム (outcome)		計
		あり	なし	
曝露 (exposure)	あり			
	なし			
計				

痢症を発症したグループと発症しなかったグループに分ける，あるいはバニラアイスクリームを食べたグループと食べなかったグループに分ける．そして，両群の違いを比較します．この時に，グループ間で特徴に差があれば，それが疾患の発症に関連性があると考え，その関連性を数値で表します．比較する特徴は，以下のような項目が考えられます．

・個人の背景(年齢，性別，人種)
・体質(免疫状態，基礎疾患)
・習慣(飲酒，喫煙，喫食歴，生活習慣，行動)
・環境(居住エリア，地理的条件)

2　2×2表を書いてみよう

まずは，2×2表を書いてみましょう．2×2表(別名，四つ目の表，two by two table)は，表3-1のように，「曝露の有無」と「アウトカムの有無」，例えば「発症の有無」を1つの表にまとめたものです．

例題1　2013年12月20日，感染管理室のメンバー10人で忘年会のため焼鳥屋に出かけた．翌日6人が腹痛と下痢を訴えた．聞けば，メンバーのうち7人が，中まで火の通っていないささみ串を食べており，発症者は全員食べたと言っていた．後日，検査により，ささみと発症者のうち数人から *Campylobacter* spp. が検出された．

実際に例題1を用いて，2×2表を埋めてみましょう(表3-2)．表3-2を見ると，ささみ串を食べた人が7人で，そのうち6人が症状を訴えたこと，食べなかった人には発症者がいなかったことが一目でわかります．目の前で起きていることを2×2表に当てはめてみる．これが疫学的思考の第一歩です．

表3-2 腹痛・下痢発症者（A病院感染管理室忘年会，焼鳥屋とり吉，2013年12月20日）

	腹痛・下痢発症者	未発症者	計
ささみ串を食べた	6	1	7
ささみ串を食べなかった	0	3	3
計	6	4	10

3 曝露とリスク

次のステップでは，曝露（exposure）とリスク（risk）を考えます．表3-2から，7人がささみを食べ，そのうち6人が発症したことがわかります．疫学では，ささみを食べたことを曝露，下痢症を発症した人の割合をリスクと考えます．

曝露という表現は疫学独特のもので，少々慣れが必要かもしれません．男か女か，未成年か成人か，今朝は朝ご飯を食べたか食べなかったか，その日レストランに行ったか行かなかったか，宴会でささみを食べたか食べなかったか，パーティーでお酒を飲んだか飲まなかったか．このように，「何らかの状態に出合うこと」をすべて曝露と考えます．中でも，病気の発症に影響するものをリスク因子（risk factor）と呼びます．

一般的に，鶏肉が *Campylobacter* spp. に汚染されていることは珍しくないこと，つまりキャンピロバクター感染症のリスク因子であることは過去の事例や研究から知られています．そのため，例題1のささみが実際に *Campylobacter* spp. に汚染されていたかどうかがわからなくても，ささみをリスク因子と考え，「ささみに曝露されたかどうか」について調査を進めました．

> 曝露＝リスク因子に遭遇した

次にリスクについて考えます．リスクはリスク因子に曝露された人のうち，発症した人の割合を意味します．表3-2では，ささみに対するリスクは「ささみを食べて発症した人／ささみを食べた人＝6/7＝0.86」となります．

$$\text{リスク} = \frac{\text{リスク因子に曝露され発症した人}}{\text{リスク因子に曝露された人}}$$

リスクはあくまでも曝露された人の中で発症した人の割合を表すに過ぎず，病気の原因かどうかについては触れていません．なぜささみを食べると下痢になるのか，さらにはキャンピロバクター感染症になるのかがわからなくとも，ささみを生で食べないようにすることで下痢症は減らすことができます．これが疫学的発想であり，そこから導き出されるのが予防という公衆衛生的対応です．

4 分析疫学でできること，わかること

記述疫学では，しばしば複数の偏りを見出すことがあります．その中から，どれが発症に関連しているのかを見極めるために分析疫学を行います．

2009年に米国で起きたサルモネラ感染症の事例を例に考えてみましょう．

事例1 カエルに関連したサルモネラ症の広域アウトブレイク（米国，2009年[1]）

2009年4月～7月，ユタ州保健局は同様のPFGE（Pulsed-Field Gel Electrophoresis）パターンを示す*Salmonella Typhimurium*感染症の5症例を確認した．その後，31州から同様のPFGEパターンを示すサルモネラ感染症85例の報告があった．

記述疫学：感染例の52%は男性で，年齢中央値は5歳（生後3週～54歳）であり，79%は10歳未満であった．転帰の情報が得られた47例中16例（34%）が入院したが，死亡例はなかった．調査途中で実施された発症者11人への質問票調査から，11人全員がチーズケーキを食べており，8人が魚や両生類を飼育していたことがわかった．

症例対照研究：15州の感染者19例，対照者31例を対象とした症例対照研究で，カエルへの曝露とサルモネラ感染症との有意な相関を認めた（曝露率：症例群63%，対照群3%）．カエルの種類が確認された14例すべてにアフリカツメガエルへの曝露歴があった．

環境調査：感染者4例の自宅のカエル飼育槽より採取した環境サンプルより，アウトブレイク株と同一の*S. Typhimurium*が分離された．

記述疫学が実施され，発症者の全体像が把握できました．10歳未満の子どもが8割を占めていたことがわかり，サルモネラ発症のリスク因子としては，チーズケーキと魚・両生類の飼育に曝露されたことが浮かび上がってきました．

表3-3 疫学研究デザイン分類表

観察研究 (observational studies)	記述疫学 (descriptive study)	・症例報告(case report) ・ケースシリーズ(case series) ・横断研究(cross-sectional study)
	分析疫学 (analytic study)	・症例対照研究 　(case-control study) ・コホート研究(cohort study): 　　前向き(prospective) 　　後ろ向き(retrospective)
実験的研究 (experimental studies)	ランダム化比較試験(randomized controlled trial) クロスオーバー試験(cross-over study)	

(参考文献2より,著者改変)

その後実施された分析疫学により,カエルとの関連性が浮かび上がりました.チーズケーキは全員が食べていましたが,そもそも10歳以下の子どもたちの大好物だったのでしょう.ここからわかるのは,①記述疫学を丁寧に行うことで偏りのあるリスク因子を浮かび上がらせること,②分析疫学でそのリスク因子が発症と関連するかどうかを検討する,という疫学調査の流れです.記述疫学と分析疫学はどちらが重要かというものではなく,感染症疫学の両輪です.記述疫学がしっかりしていないと感染源・感染経路に関する仮説,つまり関係のありそうなリスク因子を見つけ出すことは難しいのです.分析疫学を行うことで初めて関連性が数字になって見えてきます.

5 研究デザイン

一般的に「研究」は実験的研究と観察研究の2種類に大きく分けられます[2](表3-3).実験的研究は介入研究とも言われ,研究者が意図的に曝露に介入します.例えば新薬が出た時や,新しい治療法が開発された時に,新薬を投与する群とプラセボ薬や従来の薬を投与する群で効果の差を見る,あるいは新規発症患者を2群に分けて従来の治療法と新しい治療法を行い,予後を追跡調査するというように,何かしら介入を加える研究を意味します.その一方,観察研究は,記述疫学やこれから解説する分析疫学のように,研究者は何も手を加えず,起きている事象を曝露を含めて観察します.

疫学研究で主に使うのは観察研究,つまり記述疫学とそれに続く分析疫学です.分析疫学の手法は大きく分けると2つ,コホート研究と症例対照研究があ

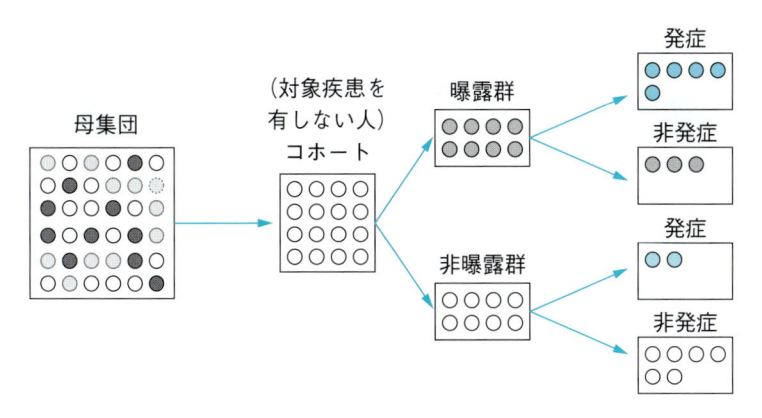

図 3-1 コホート研究の考え方

ります．実例を挙げながら，1つ学んでいきましょう．

6 コホート研究（cohort study）

コホート研究とは，ある集団やグループに含まれるすべての人の曝露から発症までを観察する手法です．「コホート」は元々，古代ローマ時代の歩兵隊を意味していました．コホート研究では「ある集団を時間軸に沿って観察を続けていく」という方法をとります．

コホート研究の基本的な考え方を図 3-1 に示します．規定された集団について，曝露の有無や程度によるイベント（発症，死亡など）の有無を比較する研究手法で，対象となる集団を一定期間フォローし，イベントの発生を観察します．

コホート研究には前向きコホート研究（prospective cohort study）と後ろ向きコホート研究（retrospective cohort study）の2種類があります（図 3-2）．前向きコホート研究では，多数の対象者を未来に向かって長期間フォローします．例えば，たばこや生活習慣とがんの発生との関連性を探るため，長期間にわたる数万人単位の大規模コホート研究が行われています．一方，後ろ向きコホート研究では，実際に発生したイベントについて調査する目的で過去に集められたデータを利用します．例えば，食中毒アウトブレイク発生時に実施されるコホート研究の手法は後ろ向きコホート研究です．この場合，すでに曝露から発症までの経過が過ぎているためフォロー期間を待つ必要はなく，すぐに解析を開始することができます．図 3-2 の例で考えてみます．

第1部 基礎編

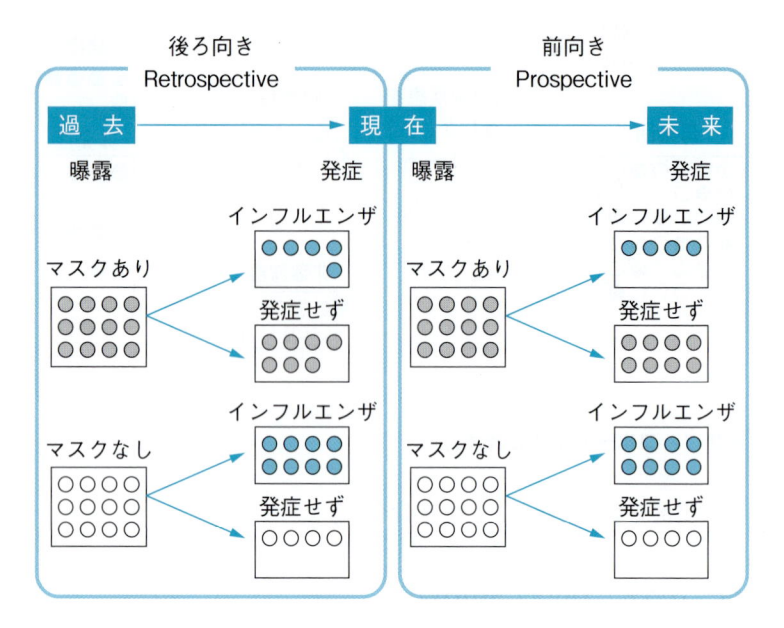

図3-2 前向きコホート研究と後ろ向きコホート研究

例題2 2012年12月，ある病院の3階病棟のスタッフの間でインフルエンザが大流行し，2013年3月までに約半数が発症した．アウトブレイク調査を実施した感染担当者が，病棟スタッフ全員24人にシーズン中の発症の有無とシーズン当初からマスクを着用していたかどうかを聞き取り調査したところ，以下のような結果が得られた（表3-4A）．

スタッフからマスクの効果について懐疑的な意見も聞かれたため，2013-2014年のシーズンで前向きコホート研究を実施することになった．病棟スタッフの半数にはシーズン当初からマスクを着用させ，半数にはマスク着用をしないように説明した．流行が始まる前に，マスク着用群には正しいマスクの着用方法について教育した．期間中の手洗いなどの感染対策は両群とも確実に行うように教育した．2014年3月，シーズン終了後に発症者を確認したところ，以下のような結果が得られた（表3-4B）．

得られた結果から2012-2013年および2013-2014年の病棟スタッフにおけるマスク着用者のインフルエンザ発症についてコホート研究をまとめてみます．

Q1 それぞれのシーズンの発症リスクは？

表3-4　A病院3階病棟スタッフのマスク着用とインフルエンザ発症

A：2012-2013シーズン

	インフルエンザ発症	発症せず	計
マスクをしていた	5	7	12
マスクをしていなかった	8	4	12
計	13	11	24

B：2013-2014シーズン

	インフルエンザ発症	発症せず	計
マスクをしていた	4	8	12
マスクをしていなかった	8	4	12
計	12	12	24

　2012-2013年の後ろ向きコホート研究では，マスク着用者のインフルエンザ発症リスクは，5/12＝0.42であり，マスクを着用していなかったスタッフのインフルエンザ発症リスクは8/12＝0.67であった．

　一方，2013-2014年の前向きコホート研究では，マスク着用者のインフルエンザ発症リスクは，4/12＝0.33であり，マスクを着用していなかったスタッフのインフルエンザ発症リスクは8/12＝0.67という結果が得られた．

Q2　それぞれのシーズンのマスク着用によるインフルエンザ発症の相対リスクは？

　2012-2013年の後ろ向きコホート研究でのマスク着用によるインフルエンザ発症の相対リスクは(5/12)/(8/12)＝0.63であった．

　2013-2014年の前向きコホート研究では(4/12)/(8/12)＝0.5であった．

Q3　それぞれのシーズンの相対リスクの95％信頼区間は？（信頼区間についての解説はp116）

2012-2013年の後ろ向きコホート研究での相対リスク0.63

　　95％信頼区間の上限＝1.36

　　95％信頼区間の下限＝0.29

2013-2014年の前向きコホート研究での相対リスク0.5

　　95％信頼区間の上限＝1.22

　　95％信頼区間の下限＝0.20

Q4　得られた解析結果の解釈は？

　2012-2013年の後ろ向きコホート研究では，マスク着用によるインフルエンザ発症の相対リスクは0.63（95％信頼区間：0.29-1.36）だった．傾向としては，マスクをすることでインフルエンザ発症は抑制されていたが，統計学的有意差はなかった．

　2013-2014年の前向きコホート研究では，相対リスクは0.5（95％信頼区間：0.20-1.22）だった．マスクをすることはインフルエンザ発症に対し抑制の傾向が見られたが，95％信頼区間の上限と下限が1をまたいでいたことから，統計学的有意差はないと判断された．

　いずれのシーズンも，統計学的有意差はなかったものの，マスク着用はインフルエンザ発症に予防的であったことから，感染対策委員会は，シーズン中のマスク着用をスタッフに奨励することを決めた．病棟スタッフへは，「マスクを着用すると着用しない時と比べてインフルエンザを発症する確率が約半分になります」と説明した．

　コホート研究では，リスクの大きさを相対リスク（RR：relative risk）で表します（表3-5）．相対危険度，リスク比（RR：risk ratio）とも表現されます．相対リスクは「曝露されることがどれぐらい発症に関連しているか」を表します．相対リスクが「1」を示すときは，曝露が発症にまったく影響していません．1より小さい（RR<1）ときは，例えばワクチンや例題のマスクのように「曝露が発症を防いでいる」，1より大きい（RR>1）ときは「曝露された方がより発症している」と考えます（表3-5）．「相対リスクがどのくらい大きいと差があると考えるか」については一概に言えませんが，公衆衛生事例では，3から4を超えるあたりから感覚的に差がある，つまりリスクとして考える因子に取り上げます．

　統計学的有意差を示すためにカイ2乗検定を行ってp値を求める，あるいは95％信頼区間（95％CI）を計算します（☞ p115）．p値や95％信頼区間といった有意差検定では，調査対象者（n数）が大きくなれば，同様の比率であっても有意差が出ることがあります．逆に，院内感染での疫学調査など集団が小さい場合には，差があっても統計学的有意にならないことがあります．統計学的有意ではなくとも，必ずしもリスクではないとは言えません．そのため，この点だけを捉えてリスク因子から外すということはせず，例えば環境調査や聞き取

表3-5 コホート研究における相対リスクあるいはリスク比の考え方

	発症あり	発症なし	合計
曝露あり	a	b	a+b
曝露なし	c	d	c+d

相対リスク(RR)＝[a/(a+b)]/[c/(c+d)]
　曝露が発症に関連がない：RR＝1
　曝露と発症に正の関連がある：RR＞1
　曝露と発症に負の関連がある（予防的）：RR＜1

り調査など，同時に行う複数の調査結果から総合的に判断します．

1）前向きコホート研究

(1) 人年の考え方

　コホート研究では，最初に設定した集団を継続して一定期間観察し，そのアウトカムを見ます．しかし，数年間にわたる前向きコホート研究では，実施当初に研究に参加した人が転居や何らかの理由で研究対象から外れる例，脱落例が発生します（図3-3）．また，調査期間途中で観察対象の疾患を発症した場合，その時点で調査対象者の観察期間は終了します．

　そこで，コホート研究では，対象者が研究に参加していた期間を合計し，「人年（person year）」を参加合計人数の代わりに用いることがあります．実際の例を見てみましょう．図3-3では，前向きコホート研究として，対象者8人に対して，ある疾患の発症を6年間追跡しました．6年後の調査終了時まで観察を継続できたのは8人中4人でした．このような場合は，研究の途中で追跡が中断された人も含めて観察できた期間を「人年」として用います．この例では，調査期間6年に対し，それぞれの観察期間を足し算した36.5が「人年」となり，発症リスクは，2/36.5＝0.05／人年となります．

2）後ろ向きコホート研究

　すでに発生してしまった事例についても，コホート研究を行うことができます．ただし，以下の2点，「コホートに含まれる人にアプローチできること」「曝露した時点にさかのぼって曝露に関する情報が入手できること」が必要です．事例2のアウトブレイク事例で考えてみましょう．

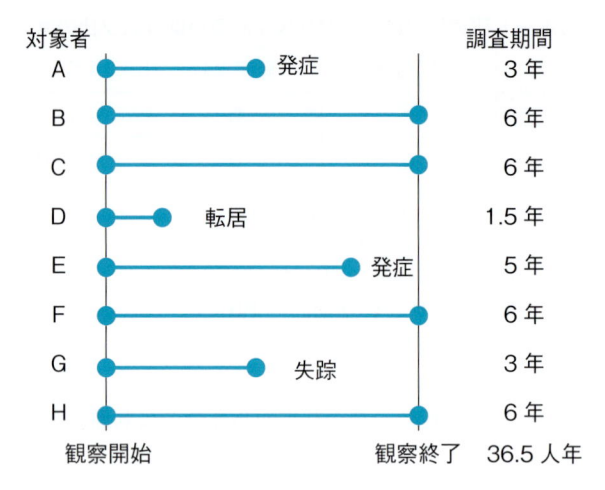

図 3-3　人年の考え方

事例2　貿易フェア開催後に発生したレジオネラアウトブレイク(ベルギー，1999年[3])

　1999年にベルギーで，貿易フェアに関連した93人の発症者(確定例43例，推定例12例，可能性例38例)を含むレジオネラ症アウトブレイクが発生した．この貿易フェアには出展者830人に加え，5万人の訪問者があった．リスク因子を評価するため，出展者とスタッフを対象としたコホート研究が実施された．コンタクトのとれた872人に質問票調査を実施し，回答のあった234人の情報解析の結果，「ホール中央部で働いていたこと」「フェア中通して勤務していたこと」が発症に有意に関連していた．

　1999年にベルギーで開催された貿易フェアでレジオネラのアウトブレイク事例が発生しました．発症者は体調不良を訴え病院で診断を受けた人たちです．感染源，感染経路を調べるためにコホート研究が行われましたがアプローチできた出展者およびスタッフ計872人のうち回答したのは28%であり，この人たちをコホートとして，調査が行われました．
　実験的研究と異なり，アウトブレイク調査のような実地疫学ではすべてのデータが揃わないことが普通です．その中で，コホート研究や次に解説するケースコントロール研究を行うことに疑問を感じる人もいるかもしれません．しかし，特に発症者が継続している(ongoingな)アウトブレイク事例では，得

られた症例の情報とその周囲の人を含んだ分析疫学をまさにその現場で実践することが求められます．発症の直接の原因となる微生物が特定されなくても，関連のある食物や器具などを見つけ出すことが目的です．感染源や感染経路と考えられる因子を少しでも早く見つけて対策をとることが，アウトブレイクの早期終息や再発防止につながります．次に，病院で発生したアウトブレイク事例について考えます．

事例3　汚染されたプロポフォールによる敗血症アウトブレイク（オランダ，2008年[4]）

2008年9月，160床の市中病院で，術後の全身性炎症反応症候群（SIRS）症例が相次いで報告された．7例の発症者はすべて9月25日，26日に手術を受けていたことから，この2日間に当該病院で手術を受けた患者35人を対象に後ろ向きコホート調査が実施された．その結果，発症は「3つの手術室のうち1番以外を使用していたこと」「ICUに入室歴があること」「プロポフォールが投与されたこと」が統計学的に有意差をもってリスクとされた（表3-6）．

　微生物検査の結果，7例のうち2例は血液培養陽性であり，2人とも26日に手術を受けていました．1人は肺炎桿菌の血流感染，もう1人は肺炎桿菌と *Serratia marcescens* が検出されました．また，環境調査から開封済みプロポフォールバイアル，調製に使用したデバイス，プロポフォールの入ったシリンジから同様の菌が検出されましたが，未開封の同ロットバイアルからは検出されませんでした．プロポフォールの調製について聞き取り調査が実施され，分注方法や破棄方法にプロトコール違反が見つかりました．

　今回のアウトブレイクは，単回使用のプロポフォールを複数患者に使用したこと，無菌調製の手技にも問題があったことが原因であると推定されました．その後，手術室では20 mLバイアルを1患者に単回使用することを含めたプロポフォール取り扱いのマニュアル改訂，無菌操作の再教育が行われました．

3）「0(ゼロ)」のセルの取り扱い

　引用論文のデータから相対リスクを計算してみます（表3-6）．プロポフォールの列を見ると，セルに0が含まれていることに気づきます．このままでは，(7/17)/(0/18)となり，相対リスクの計算はできません．医療機関で発生するアウトブレイクのように，対象集団が小さいときにしばしば遭遇する状況で

表3-6 2008年9月25日，26日に手術を受けた患者の背景と危険因子(オランダ)

	曝露あり		曝露なし		相対リスク (RR)	95%信頼区間
	発症	未発症	発症	未発症		
プロポフォール投与	7	10	0	18	7.82*	1.07〜57.26*
手術室1番以外使用	7	12	7	44	2.68	1.09〜6.64
ICUへの入室	6	1	1	27	24.00	3.42〜168.40

＊：参考値

(文献5より，著者改変・加筆)

す．このようなとき，統計学の教科書ではゼロのセルのみ，あるいはすべてのセルに0.5を代入するという方法が記載されています[5,6]．アウトブレイク対応やフィールドでは，「現場でのとりあえずの対応」として，0.5ではなく1を代入して計算する方法もあります．

① 各セルに「0.5」あるいは「1」を加えて計算する(観察集団に2あるいは4を加えることになります)
② ゼロの代わりに「0.5」あるいは「1」を代入する

ここでは，②の方法をとり，ゼロのセルに1を代入して計算しました．詳細な統計学的な対応方法についての説明は専門書にゆだねます．

プロポフォール投与のRR＝(7/17)/(1/19)＝7.82

事例3では医療施設で発生したアウトブレイク調査で行われた後ろ向きコホート研究を取り上げました．公共の場での事例2(☞p36)と異なり，病院やクリニックといった医療機関では，対象となる患者や同時期に入院していた患者を把握することはそれほど困難ではありません．さらに，電子カルテや看護記録をさかのぼることができるため，個人の記憶や協力を求めなくとも，正確で客観的な情報を入手できます．

アウトブレイク発生時の疫学調査では，まず記述疫学で事例の全体像を把握し，次に感染源，感染経路の特定のために分析疫学を実施します．しかし実際には分析疫学だけでそれらが特定されるのではなく，環境調査，スタッフへの聞き取り調査，時には分子疫学調査など，複数の調査結果から総合的に判断することが必要です．とは言っても，アウトブレイクの真っ最中にまずできることは記述疫学と分析疫学です．ここから当たりをつけて対策を進めます(経営

陣へ対策費用を交渉する際の材料にもなります).やみくもに手当たり次第思いつく限りの対応策をとっていくというのでは,早々に現場スタッフも感染管理担当者も疲弊してしまいます.現場でできる記述疫学と分析疫学を実地疫学と呼びますが,これを「使える技術」として身につけているのが,実地疫学者(field epidemiologist)/病院疫学者(hospital epidemiologist)です.

7 症例対照研究(case control study)

症例対照研究とは,名前が示しているように,症例群(病気になった人:case)と対照群(病気にならなかった人,健康な人:control)のそれぞれが,リスク因子に曝露された割合を比較する手法です(図3-4).

症例対照研究では「リスク因子への曝露がどの程度高いのか」をオッズ(odds)という言葉で表現します.オッズは症例群,対照群それぞれに求めることができます(表3-7).

$$症例群のオッズ = \frac{リスク因子に曝露された症例の人数}{リスク因子に曝露されなかった症例の人数}$$

$$対照群のオッズ = \frac{リスク因子に曝露された対照の人数}{リスク因子に曝露されなかった対照の人数}$$

症例・対照それぞれのオッズ比(odds ratio)をとることで,症例の方がどれぐらいリスク因子に曝露されていたかを表すことができます.

$$オッズ比 = \frac{症例のオッズ}{対照のオッズ}$$

図3-4で示した事例を例に考えてみましょう.

例題3 2012年12月,ある病院の2階病棟のスタッフの間でインフルエンザが大流行し,2013年3月までに12人が発症した.アウトブレイク調査を実施した感染担当者は,発症したスタッフ12人を症例群,病棟スタッフ全36人の中からシーズン中の発症しなかったスタッフを12人選び対照群として,「シーズン当初からマスクを着用していたかどうか」を聞き取り調査したところ,以下のような結果が得られた(表3-8).

第1部　基礎編

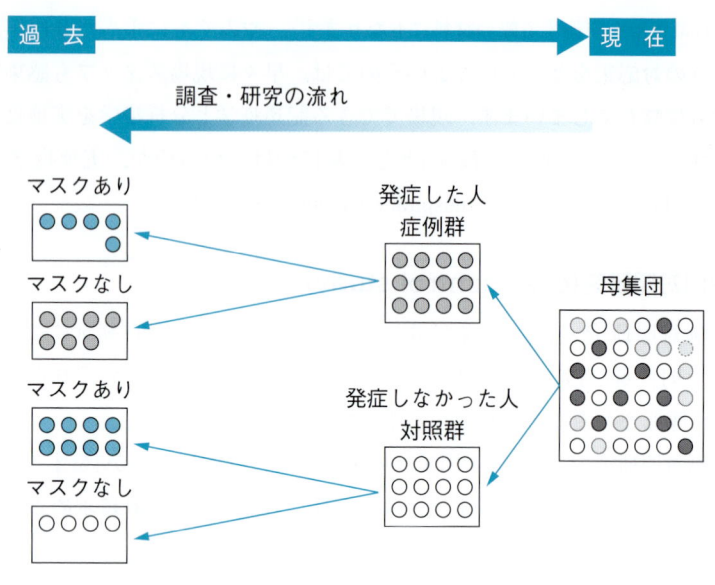

図3-4　症例対照研究の考え方

表3-7　症例対照研究におけるオッズ比の考え方

	発症あり	発症なし
曝露あり	a	b
曝露なし	c	d

オッズ比（OR）＝（a/c）/（b/d）＝（a×d）/（b×c）
　曝露が発症に関連がない：OR＝1
　曝露と発症に正の関連がある：OR＞1
　曝露と発症に負の関連がある（予防的）：OR＜1

Q1　症例，対照のオッズは？

　症例のオッズは，（インフルエンザ発症者のうちマスクを使用した人）/（インフルエンザ発症者のうちマスクを使用しなかった人）＝5/7＝0.71

　対照のオッズは，（インフルエンザ未発症者のうちマスクを使用した人）/（インフルエンザ未発症者のうちマスクを使用しなかった人）＝8/4＝2.0

Q2　オッズ比は？

　対照に比べた症例の曝露率の比を求める．

　インフルエンザ発症者のマスク着用のオッズ/インフルエンザ未発症者12人

表3-8 マスクの着用とインフルエンザ発症(A病院2階病棟スタッフ,2012-2013シーズン)

	症例 (インフルエンザ発症)	対照 (インフルエンザ未発症)	計
マスクをしていた	5	8	13
マスクをしなかった	7	4	11
計	12	12	24

のマスク着用のオッズ = $(5/7)/(8/4) = (5 \times 4)/(7 \times 8) = 0.36$

95%信頼区間の上限 = 1.88

95%信頼区間の下限 = 0.07

Q3 結果の解釈は?

2012-2013年のインフルエンザシーズンにおいて,マスクを着用していた人が発症する確率は着用していなかった人が発症する確率の0.36倍だったが,統計学的有意差はなかった.それでも「マスクをすることはインフルエンザの発生に対して予防的です」と説明すると,病棟スタッフもこれまで以上にきちんとマスクを着用するかもしれません.

1) 症例対照研究とオッズ比

コホート研究では,調査したい全体を曝露された群と曝露されなかった群に分け,それぞれの発症率(incidence rate)を求めます.そして,相対リスクは曝露の有無による発症率の比,つまり「曝露されるとどれぐらい病気になるか(なっていたか)」でした.

症例対照研究では,「発症者」と対照(コントロール)として選ばれた「発症していない群」の過去をさかのぼって,曝露があったかどうかを調べます.分母となる全体の情報がないので,発症率を求めることはできません.オッズ比は曝露率の比,つまり「発症者は非発症者に比べてどれぐらいリスク因子に曝露されていたか」を表したものです.

オッズ比が1よりも高ければ「そのリスク因子は発症に何らかの関連性がある」と言えますが,「曝露されたらどれぐらい発症するか」は説明できません.

2) 対照の選び方

症例対照研究のポイントは「対照をどのように選ぶか」です.例題3(☞ p39)では,症例12人に対して,対照を12人と設定し,病棟の発症していない24

人のスタッフから任意に12人選び出し，調査を行いました．ということは，誰が選ばれるかによって結果が変わってくる可能性があります．加えて，対照の数を何人にするかについては，症例と同数である必要はなく，観察者，研究者が決めることができます．教科書的には「症例：対照＝1：1～1：4」，医療施設や市中のアウトブレイク論文を見ると，多くは「症例：対照＝1：1か1：2」で実施されています[7,8]．症例数が少ないときは対照の数は多いほど理論上は検出力が増しますが，「症例：対照＝1：4」程度でほぼ頭打ちになります．加えて，実際に行う際には，限られた人数の中から選択するため対照数にはそもそも限度があります．数を増やせば増やした分だけ調査に費やす労力と時間も必要になるので，そのあたりも考慮に入れて決めていきます．

では，だれが対照に選ばれるべきでしょうか．ヨハン・ギセックは，「対照（コントロール）は，症例（ケース）が症例でなかった場合にコントロールとして選ばれたであろう同じ確率で選ばれた人であることが望ましい」と書いています[9]．これらについて考えてみます．

海外で実施される疫学調査では，例えば食中毒事例など，コミュニティーで発生した事例の場合，発症者の隣の住人や電話帳で3つめの人，といった方法で対照を選ぶことがあります．比較的生活環境の似た人が選出されることになります．

例題3（☞p39）で取り上げたインフルエンザアウトブレイク事例で考えてみましょう．対照は，「同じ病棟で勤務していたインフルエンザ未発症者」でした．マスク着用とインフルエンザ発症の関連性を知りたいので，対照はマスクのこと以外は同じ条件の「同じ病棟で勤務していた人」になりました．この例のように，同じ病棟という限られた集団を母集団として，その中から症例と対照を選択する手法をコホート内ケースコントロール研究，あるいはネスティッドケースコントロール研究（nested case control study）と呼びます．

アウトブレイク発生時の疫学調査では，記述疫学の段階で危険因子について仮説を想定できます．小さなグループでのアウトブレイクや医療施設での事例では，ネスティッドケースコントロール研究が行われます．

3）マッチドケースコントロール研究

発症には性別や年齢が結果に影響する*こともあるので，対照を選ぶ時に，

＊：これを交絡と呼ぶ．詳しくは「交絡」（p122）を参照．

表3-9 マッチドケースコントロール研究の2×2表

		対照	
		曝露あり	曝露なし
症例	曝露あり	a	b
	曝露なし	c	d

　性別と年齢(あるいは年齢群)をそれぞれの症例に揃えて選ぶという方法があります．このような方法をマッチドケースコントロール研究(matched case control study)と呼びます．マッチドケースコントロール研究では，症例のグループを対照のグループと比較するのではなく，1例毎に「症例と対照のペア」を作り，ペア間での違いを分析します．

　事例1(☞ p29)で紹介した「アフリカツメガエルに関連したサルモネラ症アウトブレイク事例」では，「対照は，今回のアウトブレイクと分子疫学的に関連がない *S. enteritidis* による感染症に最近かかった人で，それぞれの症例と同じ年齢，同じ郡に居住している人．1症例に対して対照は2人とした」となっています．

　マッチドケースコントロール研究では，2×2表は表3-9のようになります．オッズ比は以下のように求めます．例題で実際に計算してみましょう．

$$\text{オッズ比(mOR)} = b/c$$

例題4　2013年12月25日，B病院の感染対策チーム忘年会で焼鳥屋に出かけた．その翌日，数名が嘔吐下痢を訴えた．調べたところ，参加した35人のうち7人が2日以内に嘔吐下痢症状を示し，そのうち2人から *Campylobacter* spp. が検出された．発症者に聞き取り調査をしたところ，ささみ串は中まで火が通っていなかったこと，発症者の多くがささみ串を食べていたことがわかった．そこで，症例対照研究を実施した．症例1人に対して対照は2人とし，参加者の中で発症しなかった人から性別・年齢，座ったテーブルをマッチさせて選択した(表3-10)．

　マッチドケースコントロール研究では，マッチングさせた「症例と対照」の組み合わせを数えていきます．

表 3-10 嘔吐下痢症状のマッチドケースコントロール研究（B 病院感染対策チーム忘年会，焼鳥とりべえ，2013 年 12 月 25 日）

症例	ささみ串	対照 1	対照 2
1	食べた	食べた	食べた
2	食べた	食べなかった	食べなかった
3	食べた	食べなかった	食べなかった
4	食べた	食べた	食べなかった
5	食べた	食べなかった	食べた
6	食べた	食べなかった	食べなかった
7	食べなかった	食べた	食べなかった

表 3-11 マッチドケースコントロール研究の 2×2 表（B 病院感染対策チーム忘年会で発生した嘔吐下痢症状）

ささみ串		対照	
		食べた	食べなかった
症例	食べた	4	8
	食べなかった	1	1

　まず，「症例でささみ串を食べた人」に対応する対照の中で，ささみ串を食べた人は，4 人となります．同様に，「症例でささみ串を食べた人」に対応する対照の中で，ささみ串を食べなかった人は，8 人となります．このようにして完成したのが**表 3-11** です．

$$mOR = 8/1 = 8$$

　この結果から，「ささみ串を食べた人は食べなかった人に比べ，発症のリスクは 8 倍であった」と解説できます．マッチドケースコントロール研究は食中毒事例の疫学調査などでよく用いる手法です．

8 まとめ

　分析疫学は，曝露と結果（発症や死亡）の関連性を数値で表す手法です．この章では，感染症対策によく使われる手法として，後ろ向きコホート研究と症例

表 3-12 感染症疫学で用いるコホート研究と症例対照研究

	コホート研究	症例対照研究
わかること	・相対リスク，発生率	・オッズ比
利点	・発症率がわかる	・複数の曝露について同時に解析できる ・アウトブレイク現場で手軽に実施できる
欠点	・前向きの場合，時間と費用がかかる ・後ろ向きの場合，データが収集できないことがある	・症例の選び方によりバイアスが生じる
調査期間	・前向きの場合は長期間になることもある ・後ろ向きの場合は，過去のデータをさかのぼるのみ	・過去のデータをさかのぼるのみ
疾患の発生頻度	・曝露を起点として発症を追いかけるため，発生頻度の低い疾患には適さない	・発症・非発症を起点とするため，発生頻度の低い疾患に適している
曝露の頻度	・まれな曝露でも実施可能だが，サンプルサイズが大きくなる	・まれな曝露には向いていない ・疾患を起点にするので，曝露により複数のイベントが発生する場合は適さない
偏り，バイアス	・対象集団のデータが揃わない場合は，検討が必要	・コントロールを選択する際に注意が必要

対照研究について解説しました．表3-12は感染症疫学で使用する場合のコホート研究と症例対照研究の主な特徴をまとめたものです．実際に分析疫学を行うときにどちらを選択するか，いつも迷うところです．

この章で学んだ手法を用いて，ケーススタディ（第15章☞p208）にも取り組んでみましょう．

参考文献

1) Hall J, et al：Multistate outbreak of human *Salmonella typhimurium* infections associated with aquatic frogs-United States, 2009. Centers for Disease Control and Prevention (CDC), Morb Mortal Wkly Rep 58：1433-1436, 2009
2) Hennekens CH, et al：Epidemiology in Medicine, p18, Little Brown, 1987

3) De Schrijver K, et al : An outbreak of legionnaire's disease among visitors to a fair in Belgium, 1999. Euro Surveill 5 : 115-119, 2000
4) Muller AE, et al : Outbreak of severe sepsis due to contaminated propofol ; lessons to learn. J Hosp Infect 76 : 225-230, 2010. doi : 10.1016/j.jhin.2010.06.003. Epub 2010 Aug 9.
5) Measures of relative effect : the risk ratio and odds ratio, In Higgins J(ed) : Cochrane Handbook for Systematic Reviews of Interventions, Wiley 2008. http://handbook.cochrane.org/chapter_16/16_9_2_studies_with_zero_cell_counts.htm(2015年2月アクセス)
6) Walter SD, et al : A comparison of several point estimators of the odds ratio in a single 2 × 2 contingency table. Biometrics 47 : 795-811, 1991
7) Gregg MB : Field Epidemiology, 2nd ed. p127, Oxford University Press, 2008
8) Arias KM : Outbreak Investigation, Prevention, and Control in Health Care Settings : Critical Issues in Patient Safety, 2nd ed. p301, Jones & Bartlett, 2010
9) ヨハン・ギセック著，山本太郎ほか訳：感染症疫学―感染症の計測・数学モデル・流行の構造，p42, 昭和堂，2006

(吉田眞紀子)

コラム1　世界中の仲間たち①

　本書の執筆者の多くは実地疫学専門家養成コース(FETP)を修了した方々です．この2年間のコースは1999年，米国CDCからの技術支援の下，米国やEUで経験を積んだ実地疫学者を中心にして，国立感染症研究所に設立されました．これは，全国各地から医師・看護師・獣医師・薬剤師・検査技師など感染症対策に情熱を持つ人たちが集まってチームを作り，感染症危機管理の現場で感染症疫学という考え方に基づいてアウトブレイク対応・疫学調査・サーベイランス・疫学研究などの経験を積むことを目的とした人材養成コースです．2013年度で15期，これまでに60名を超える感染症疫学専門家を養成してきました．この日本の仲間たちは全国各地の感染症対策の現場で活動しています．

　このような感染症疫学の人材養成コースは日本だけではなく，世界中にあります．もっとも歴史があり大規模なのが，日本のFETPを支援してくれた米国CDCのコース(EIS：Epidemic Intelligence Service)です．また，アジアにも20年以上の歴史を持つタイやフィリピンのFETPがあります．現在，全世界で60以上もの国々にFETPがあるそうです．このようなFETPのネットワーク(TEPHINET)も確立されており，国際的な感染症対策の現場でも，異なる国々の感染症疫学専門家が，同じ感染症疫学という考え方を用いて協力活動しています．

(☞ p63に続く)　(大山卓昭)

第4章

サーベイランスに必要な基礎知識

> **POINT**
> - 健康に関わる事象の「発生状況を継続的に監視」するのがサーベイランス
> - サーベイランスでアウトブレイクを探知したらより詳細な調査や対策を行う
> - サーベイランスには「データの収集・解析」だけでなく、「結果の還元・活動の評価」までが含まれる
> - さまざまな種類のサーベイランスの特徴を知ることは、結果の適切な解釈や目的に適したサーベイランスの設計につながる

1 サーベイランスとは

　「監視」を意味するサーベイランス(surveillance)は、公衆衛生分野では、健康に関わる事象の発生状況を継続的に監視することを指します。サーベイランスと聞くと、行政機関の担当者であれば、届出対象疾患の集計・分析を毎週公開している感染症発生動向調査(☞ p79)をまず思い浮かべるでしょうし、医療機関の感染管理に関わる方であれば、耐性菌サーベイランスやデバイス関連感染サーベイランス(☞ p64)を思い浮かべるでしょう。サーベイランスは、収集項目を適切に設定することで、記述疫学の要素である「時」「場所」「人」の情報が継続的に得られるのが大きな利点です。発生数や患者属性、発生場所などの変化を経時的に監視することで、疾病の異常な集積、すなわちアウトブレイクを速やかに把握することができ、患者属性や発生場所の偏りなどを参考にすれば、対策の方針も立てやすくなります。

　もしもサーベイランスがなかったとしたらどうでしょう。アウトブレイクの探知は臨床家1人ひとりの気づきに委ねられてしまうので、時には誰かが素晴らしいひらめきを発揮して小さな手がかりに声を上げるかもしれませんが、おそらくほとんどのアウトブレイクはそれと気づかれずに見逃されるでしょう。

あなたがアウトブレイクを疑ったとしても，それを客観的に示すことができないので，周囲を説得して組織的な動きにつなげることは難しくなります（そして，誰もがアウトブレイクだと直感できるような状況だと，もう手遅れです）．他所で有効だと言われている対策を取り入れてみても，自分たちの環境でも果たして有効だったのかについては何も言えないし，そもそもその対策が本当に必要だったのかさえ不明です．サーベイランスがなければ意味のある公衆衛生活動はできません．サーベイランスは公衆衛生活動のスタート地点です．

2 サーベイランスの目的

サーベイランスは特にアウトブレイクの探知に有効ですが，その結果・解釈を適切に利用すれば，公衆衛生の最終的なアウトカムである疾病の予防やコントロールにつなげられる可能性があります．このような観点から，サーベイランスの目的として以下の項目が挙げられます．

1) 疾病の発生状況の評価

継続的にデータを集計・分析する中で，発生数や発生場所，患者属性などについてベースラインを把握することが，平常時の最初の目的になります．発生状況に季節性変化などの周期性があれば，それを踏まえてベースラインを考える必要があります．また，地域における疾患発生状況の情報は検査前確率（☞p99参照）と見なせるので，医療機関で鑑別診断を行う際の参考にできます．

2) アウトブレイクの探知

発生状況のベースラインから異常な増減や偏りがないかを定期的に分析し，アウトブレイクがないかを検討するのが次の目的です．異常を探知するのと同様，異常が発生していないことの確認も十分意味があります．

3) 調査・対策の優先順位づけ

アウトブレイクを探知した場合，さらに追加調査を行うことも多いのですが，サーベイランス結果を元にすれば，患者属性や場所で調査対象を絞り込むことが可能です．また，拡大防止策を実施するにあたっても，介入対象をある程度特定できれば，効率的な効果が期待できます．誰に，あるいは何に対して調査・対策を実施すればよいのか優先順位づけをすることも，サーベイランスの目的です．

4) 調査・対策の評価

対策として何らかの介入をした場合，継続的に発生状況を監視していれば，

アウトブレイクがまだ続いているのか収束傾向なのか，あるいはその介入に効果があったのかどうかの評価につなげることができます．実際に発生状況の変化を検討する場合は，介入の効果だけでなく，発生に関連しそうな他のさまざまな要因も併せて検討します．

5）公衆衛生学的知見への寄与

より大きい文脈で言えば，サーベイランスの一連のプロセスを実施することで，その疾患の特徴や対策の効果について，それまで仮説や予想のレベルで言われていたことを強化したり，逆に反証となったりするようなエビデンスが得られたり，新たな知見の追加に寄与できたりする可能性があります．特に新興感染症に対して行われるサーベイランスは，このような目的が顕著です．個々のアウトブレイクに対する適切な対応を積み重ねることが，公衆衛生学的知見の検証や追加につながります．

3 サーベイランスの分類

対象の集団が全国的なものでも一医療機関内であっても規模にかかわらずサーベイランスですし，対象の項目が非特異的な症状の場合，検査で検出された病原体名の場合，また，イベントの開催期間に合わせて期間限定で行われる場合でも，継続的に監視されていればサーベイランスです．ここでは，感染症に関連するサーベイランスの一般的な分類を示します．いくつかの異なる視点で分類されているので，実際に運用されているサーベイランスは複数の分類に当てはまることがあります．

1）受動的サーベイランスと積極的サーベイランス

一般に，データ収集を行う際に，サーベイランス担当者ではなく，情報発生元の人や機関が主導するのが受動的サーベイランス（passive surveillance），サーベイランス担当者が主導するのが積極的サーベイランス（active surveillance）とされます（表4-1）．例えば，感染症発生動向調査は医師の判断に基づいて届出が始まるので受動的サーベイランスですし，実地疫学調査として担当者が2週間アウトブレイクの現場に赴き症例をくまなく拾い上げて調査するなら積極的サーベイランスです．

では，感染症発生動向調査からある疾患のアウトブレイクが疑われた際に，保健所が地域の医療機関に発生動向調査よりも広い症例定義で報告するよう求めたとしたらどうでしょう（広い症例定義では特異度が低くなるので，保健所側が

表4-1 受動的サーベイランスと積極的サーベイランス

	受動的サーベイランス	積極的サーベイランス
特徴	・情報発生元の人や機関が主導する ・集計した値を分析する	・サーベイランス担当者が主導する ・個別データの分析も重視 ・アウトブレイク対応として行われる ・症例ではない人の情報も収集することがある(分析疫学のため)
長所	・データ収集に関わる担当者の労力が少なく,長期間運用しやすい	・症例の報告漏れがほとんどない(軽症例や無症状例も含むことができる)
短所	・症例の報告漏れや報告の遅延が起こり得る(医師が対象疾患を知らないことがある,軽症だと医療機関を受診しないなど)	・データ収集に関わる担当者の労力が多い ・人手や検査などで追加コストが発生することがある

併せて確認検査を実施することがあります).報告するかどうか医師に任されているという基本的なフレームは感染症発生動向調査と同じなので,受動的サーベイランスの特徴も持ちますが,平常とは異なる症例定義を付け加えることで報告漏れを少なくしているので,どちらかと言えば積極的サーベイランスに分類されるでしょう.

とはいえ,あるサーベイランスがどちらなのか分類すること自体はさほど重要ではありません.症例以外のデータ収集もするなら積極的サーベイランスであることは明らかですが,記述疫学の実施までを目的としたサーベイランスであれば,受動的か積極的かの分類は他のサーベイランスとの比較による相対的なものになります.重要なのは,これらのサーベイランスの特徴を利用して実践することです.具体的には,アウトブレイクが疑われる状況だけれども平常時の感染症サーベイランスだけでは報告漏れがありそうだという場合に,積極的サーベイランスを行うことで報告漏れを少なくし(より正確な記述疫学の実施),症例以外のデータも収集する(分析疫学実施のため),という流れを理解して実践できればよいと思われます.

2) 全数サーベイランスと定点サーベイランス

該当するすべての症例についてデータ収集するのが全数サーベイランス(case-based surveillance),指定された一部の医療機関・施設から症例のデー

表4-2 全数サーベイランスと定点サーベイランスの特徴

	全数サーベイランス	定点サーベイランス
特徴	・該当するすべての症例についてデータ収集する ・1例1例への対応が必要な場合には必ず実施	・指定された一部の医療機関・施設から症例のデータを収集する ・発生状況の推移を把握するのが目的
長所	・積極的疫学調査につなげやすい	・症例数の多い疾患に適用しやすい
短所	・すべての対象施設に周知されていないと報告漏れがある ・報告者の負担が大きくなりがち	・定点配置がサーベイランスの質や代表性に影響する

タを収集するのが定点サーベイランス（sentinel surveillance）です（☞ p79, 表4-2）.

　感染症発生動向調査では，一類～四類感染症と五類感染症の一部が全数サーベイランスとなっており，その疾患を診断した医師であれば所属する医療機関にかかわらず，すべての症例について保健所に報告します．その他の五類感染症は定点サーベイランスとなっており，指定された医療機関（定点医療機関）のみが，そこで診断した症例を週単位（疾患によっては月単位）で保健所に報告します．全医療機関の約10％が定点医療機関に指定されており，全国で約5,000か所です．

　全数サーベイランスは，1例1例への対応が必要な疾患であれば，必ず実施します．収集データの取り扱いは単純集計がベースなので記述疫学で扱いやすいこと，症例を同定できる情報を含んでいる場合には報告元から追加情報が得られ，積極的疫学調査につなげやすいことも長所です．データを報告する側も受理する側も，症例数にほぼ比例して手間が増えるので，比較的症例数の少ない疾患に向いています．ただし，すべての医療機関・施設に報告を求めている場合でも，周知が徹底していなければ，サーベイランス結果が必ずしも正確な全体像ではないことには注意が必要です．

　定点サーベイランスは，発生状況の推移を把握する目的で用いられます．推移を示す指標としては，1定点医療機関当たりの患者数（定点当たり報告数）や，全外来患者数に占める当該疾患患者数割合などが用いられます（感染症発生動向調査では前者）．サンプリングになるので，母集団の発生数を推計する目的がある場合には，定点配置が母集団の傾向をなるべく正確に反映できるような配慮

が必要です（例えば，受診患者数の多い医療機関ばかり指定すると「定点当たり報告数」は過大評価になってしまいます）．結果についても，ある程度統計的誤差を含めた解釈が必要なことがあります．運用コストを低くできるので，インフルエンザや感染性胃腸炎など，主に症例数の多い疾患に対して行われています．

なお，感染症発生動向調査の定点サーベイランスでは，性別と年齢群別で集計した結果を報告することになっていますが，集計結果を報告すること自体は定点サーベイランスの特徴というわけではなく，症例単位の情報を報告することもあります．実際に，2011年から感染症発生動向調査の一部として行われているインフルエンザ入院サーベイランスでは，基幹定点医療機関が症例単位の情報を報告しています．逆に，集計結果を報告する全数サーベイランスもあります．保育園・幼稚園・小中高校が報告するインフルエンザ様疾患発生報告では，臨時休業（学級閉鎖・学年閉鎖・休校）の対応をとったどの施設でも，症例数を集計して報告することになっています．

3）症候群サーベイランス

診断名に基づいた従来のサーベイランス（disease based surveillance）に対し，診断に至る前の段階で，発熱や咳，発疹といった症状の情報を収集し，その異常な増加を検出することでアウトブレイクの早期探知につなげようというのが症候群サーベイランス（syndromic surveillance）です（表4-3）．国内では，広域的・地域的なものは，国立感染症研究所や研究班が主体となったり，支援したりしながら運用されており，多くの園や学校，医療機関，自治体などが取り組むようになりました．

診断名に依存しないので，既知の疾患の早期探知以外に，新興・再興感染症や未知の感染症の早期探知も目的としています．特に米国では，2001年の炭疽菌事件以降のバイオテロ対策や，2002年の重症急性呼吸器症候群（SARS）の国際的拡大を契機とした新興感染症対策として，研究と実用化が進められました．米国CDCでは，「自動的にデータ収集を行い，統計的にアラートを発生させることで，保健部局のスタッフがリアルタイムかそれに近いタイミングで疾病の各種指標を監視する調査手法であり，従来の方法よりも早期に疾病のアウトブレイクを探知することを目的とする」を症候群サーベイランスの定義としています．

通常，診断には検査結果を確認するなどのために時間がかかり，そこから症例数の異常な増加として探知できるまでにはさらに時間がかかります．感染症

表4-3 症候群サーベイランスの特徴

	症候群サーベイランス
特徴	・診断名ではなく，症状の情報を収集する ・既知の疾患の早期探知，新興・再興感染症や未知の感染症の早期探知が目的
長所	・さまざまな健康情報がデータとして使える（外来受診時の症状，処方箋，救急車搬送，学校欠席者や高齢者施設利用者の症状など） ・診断名によるサーベイランスよりも早いタイミングでアラートが発生する
短所	・アラートの偽陽性が増加しやすい ・アラートが真のアウトブレイクを表すのか検証するステップが必要

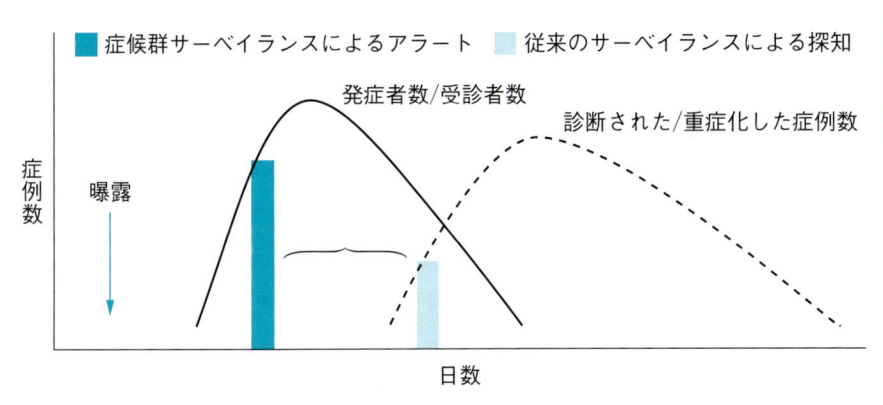

図4-1 症候群サーベイランスによる早期探知のしくみ[1]

発生動向調査においては，医師の報告から週報として集計・公表されるまで，都道府県単位では早くても3日，全国単位では10日以上を要します．しかし，症状であれば外来を受診した時点で把握し，そこからデータ処理を自動化することで，アウトブレイク発生の有無は受診のタイミングからあまり時間を要さずに判断できます（図4-1）．住民に免疫がほとんどない新興・再興感染症や未知の感染症は急速に拡大しやすく，対策の実施が早ければ早いほど被害を低減できるので，症候群サーベイランスによる早期探知が特に重視されます．

症候群サーベイランスの情報源としては，医療機関受診時の症状だけでなく，早いタイミングで収集・解析が可能なさまざまな健康関連情報が考えられており，一般外来や救急外来を受診した患者の症状，薬局での特定の薬効の処方，救急車搬送患者の症状，入院患者の症状，園や学校の欠席者と症状，高齢

者施設利用者の症状などを元にした症候群サーベイランスが実際に運用されています．収集するデータが症状でない場合でも症候群サーベイランスと呼んでいます．

症状をデータソースとする場合は，呼吸器症状，発熱，下痢，嘔吐，発疹などのカテゴリーに分類して集計し，過去のデータから計算される各カテゴリーの期待値と実際の値との乖離の程度を統計的に判定するのが，アラートを発生させる基本的な方法です．これは症状発生の時間的集積性の異常を検出していることになりますが，地理情報システム（GIS：geographic information system）を利用し，地域集積性の異常を統計的に検出する試みもあります（症状・疾患などの発生を地理的分布から扱う疫学を空間疫学と言う）．このように発生させたアラートを元に公衆衛生的対応が開始されます．データ収集からアラート発生，およびその還元までのステップは，自動化するか，入力の労力を少なくして，サーベイランスの迅速性を確保しています．

症候群サーベイランスではアウトブレイクを早期探知できる可能性がある一方，アラートの偽陽性（本当はアウトブレイクが起きていないのにアラートが発生してしまうこと）が増加する傾向にあります．検出感度の増加と偽陽性増加は，統計的な理由のためにトレードオフです．アラートに基づいて公衆衛生的対応を開始する前に，本当にアウトブレイクがあるのかどうかの検証を，より慎重かつ迅速に行う必要があります．偽陽性を減らすために，複数のサーベイランスの結果を総合的に判断する手法がとられることがあります．

2014年1月現在，国内で法的に定められている症候群サーベイランスとして，疑似症サーベイランスがあります．全国約5,000か所の定点医療機関が，①摂氏38度以上の発熱および呼吸器症状，②発熱および発疹または水疱，のいずれかの患者を診察したら直ちに管轄保健所に届け出ることになっており，①は新型インフルエンザなど，②は原因不明の皮膚疾患の探知を想定しています．医療機関からの即時報告とはなっていますが，定点サーベイランスなので，患者数の少ない疾患のアウトブレイク早期探知や積極的疫学調査につなげるには難しい面があります．

4) 期間限定のサーベイランス（強化サーベイランス，ドロップインサーベイランス）

常設のサーベイランス（sustained surveillance）に対し，期間限定で実施されるサーベイランスは，強化サーベイランス（enhanced surveillance）やドロップ

インサーベイランス（drop-in surveillance）と呼ばれます．常設のサーベイランスの収集項目や対象地域，対象症例を一時的に広げる場合は強化サーベイランス，常設のサーベイランスと別に立ち上げる場合はドロップインサーベイランスと呼ぶことが多いようです．

強化サーベイランスが用いられるのは，例えば，常設のサーベイランスで，ある疾患の報告数増加が捉えられたとき，収集項目を追加して，より詳細に原因を検討したい場合です．あるいは，特定の地域に定着していた感染症の報告が，他の地域でも上がってきたので，サーベイランスの実施地域を拡大するというような場合です（この場合，期間限定でなく，そのまま常設される可能性もある）．強化サーベイランスは，アウトブレイクが疑われたり，そのリスクが高まったりした場合に，追加されるサーベイランスです．

ドロップインサーベイランスが行われる主な機会は，大規模なイベントです．国内では，古くは2000年の九州・沖縄サミットや2002年に日本と韓国で開催されたFIFAワールドカップ，その後も2008年の洞爺湖サミットなどで行われてきました．多数の人が集まるイベントでは感染症伝播が起こりやすいし，世界中から参加者が集まれば，開催地にはなかった新たな感染症が持ち込まれる可能性もあります．多数の要人が参加する会議ではバイオテロの可能性も考慮しなければなりません．新たな感染症の可能性，迅速対応の必要性から，この場合のドロップインサーベイランスとしては，症候群サーベイランスがよく行われます．サーベイランス実施期間はイベント開催期間だけでなく，その前後期間も対象にします．平常時のベースラインを確認する必要があるためですが，症候群サーベイランスで統計的処理をするためにベースラインは必須ですし，イベント後も継続することで，指標の自然な推移（季節性の変化など）の影響を除くことができます．

5）病原体検査に基づくサーベイランス

医療機関では，感染症の診断や症状など，感染者の情報に基づくサーベイランス（infection-based surveillance）とともに，患者の生体試料や環境試料の病原体検査に基づくサーベイランス（laboratory-based surveillance）が院内感染対策に利用されます．院内の耐性菌検出状況や，薬剤感受性，医療器具関連感染，手術部位感染などがサーベイランスの対象です．

全国レベルでは，感染症発生動向調査の一部として病原体サーベイランス（infectious agents surveillance）が行われています．これは，病原体定点医療機

関から検体提供を受けた地方衛生研究所の検査結果を元にしたサーベイランスで，地方衛生研究所からの病原体検出報告を受けた中央感染症情報センター（国立感染症研究所）が，報告の集計・解析・評価と公衆衛生関係者や一般国民への情報還元を行っています．病原体定点の医療機関数は，患者定点（五類感染症の定点報告疾患を報告する医療機関）の約10％が指定されており，約500か所です．情報還元は，病原微生物検出情報（IASR：infectious agents surveillance report）の月1回の発行と，主要な病原体の分離・検出状況の速報をウェブサイトに掲載することなどにより行われています．

6）イベントベースサーベイランス

アウトブレイク探知のトリガーとして，症例数など，数値で表される指標を用いるサーベイランスが通常行われますが，これらは一般にインジケーターベースサーベイランス（indicator-based surveillance）と呼ばれます．これに対し特定の指標によらず，ニュースサイトや関係者のディスカッション，公的機関の広報など，発信元も正確性も異なるさまざまな媒体からの大量の情報を系統的に収集・解析・評価し，アウトブレイク探知のトリガーとしているのが，イベントベースサーベイランス（event-based surveillance）です．たくさん飛び交っている，「あの地区で何か変わったことが起きているらしい」という程度の情報の取り扱いを洗練させてシステム化されたもの，と言えばイメージしやすいでしょうか．歴史的には，1997年初頭よりWHOで始められたoutbreak verificationが端緒とされ，当初はルーモア（噂情報）サーベイランス（rumor surveillance）と呼ばれていました．

情報源の多くはインターネット上にあるので，情報収集から還元までの手順はほとんど自動的に，迅速に行われます．近年は，複数ニュースサイトのコンテンツをフィルタリングして提供するアグリゲーションサービス（Google Newsなど）が発達しているので，ニュース一般の情報収集にはこれを利用するのが効率的です．世界各国から感染症関連の情報提供やディスカッションが行われるProMED Mailは，ボランタリーな活動ですが，多くの専門家も利用しています．これらの情報源を利用して，アウトブレイクの地理情報を自動的にマップに落とし込んで表示しているサイトもあります（HealthMapなど）．

イベントベースサーベイランスが特に有効なのは，通常のサーベイランスシステムが整っていない国・地域でのアウトブレイク探知や，国際的に行われるサーベイランスなどで新興感染症や希少感染症を含む多種類の感染症に対応す

る必要がある場合，各地域での症例定義や指標が共通ではない場合のアウトブレイク探知を目的とした場合です．オリンピックなどの大規模な国際的イベントでは，新たな感染症の探知，迅速対応の必要性から，症候群サーベイランスとイベントベースサーベイランスが期間限定で運用されることがあります．

国内ではアウトブレイク関連情報の報道が公式情報より先になることはあまりないので，自分の所属する地域で運用するメリットはあまり感じられないかもしれませんが，日常業務で感染症に携わっているなら海外の動向は決して無関係ではないし，隣接地域の情報を効率的に収集することのメリットもあるので，このように運用されているサーベイランスについても理解しておいた方がよいでしょう．

4 サーベイランスの運用プロセス

サーベイランスを運用する一連の流れは，「データ収集」→「解析・解釈」→「還元」→「対策の立案・実施」→「対策の評価」です（図4-2）．米国CDCは，公衆衛生サーベイランスの定義を，「公衆衛生活動の企画・実施・評価のために不可欠な保健データを，継続的・系統的に収集・分析・解釈し，その結果をタイムリーに還元すること」としており，データの分析や解釈だけでなく，結果の還元や活動の評価までを不可分としていることは，日々サーベイランスに取り組んでいる担当者，あるいはこれからサーベイランスに取り組もうとしている担当者は，特に注目しておくべきポイントです．

以下に，感染症発生動向調査における全数報告疾患の運用プロセスを例として示します．

1）データ収集

届出対象の疾患を診断した医師は，厚生労働省から示されている届出基準に合致していれば，診断したその日のうちに医療機関の所在地を管轄する保健所に所定の様式で報告します．届出基準として，疾患ごとに症状や診断方法が示されており，併せて感染原因・感染経路・感染地域なども報告することになっています．受理した保健所では，その内容を精査した上で，NESID（National Epidemiological Surveillance of Infectious Disease）という感染症サーベイランスシステムに登録します．

なお，届出基準は臨床における診断基準とは別のものなので，例えば医師が臨床的に麻疹と診断しても3症状（発疹，発熱，カタル症状）が揃わなければ届

第1部　基礎編

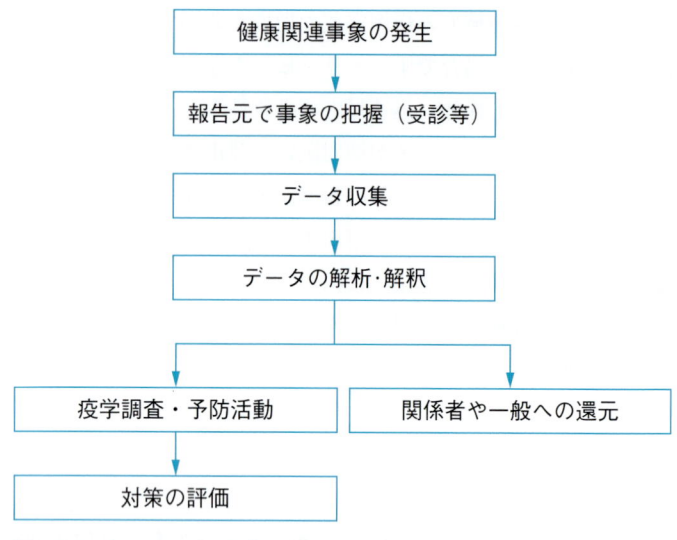

```
健康関連事象の発生
    ↓
報告元で事象の把握（受診等）
    ↓
データ収集
    ↓
データの解析・解釈
    ↓
┌─────────────┬─────────────┐
疫学調査・予防活動   関係者や一般への還元
    ↓
対策の評価
```

図 4-2　サーベイランスの運用プロセス

出対象とはなりません．逆に，医師があまりそれらしくないと判断していても，検査陽性ということで届出をしてもらうことも時にはあります（これは届出基準を満たすか厳密には疑わしいのですが，医師からの届出がないと公衆衛生的対応ができないので，保健所が何らかの対応が必要と判断した場合に，あえて届出を求めることがあります）．

2）解析・解釈・還元

集計・解析は毎週，全国あるいは地域単位で行われます．疾患の症例数推移の他，年齢群，感染原因，感染経路，感染地，ワクチン接種歴などの，疾患ごとに必要な項目についてもレビューされます．この結果は，国立感染症研究所のウェブサイトに週報として掲載されます．

3）対策の立案・実施

毎週の解析の中で，ある疾患の異常な増加，属性の異常な偏りなどが認められた場合には対策が検討されます．対策の内容は厚生労働省から自治体や医療機関に通知され，一般向けの注意喚起，検査・報告体制の強化，補足的なサーベイランスなどが実施されます．場合によっては専門家チームによる実地疫学調査が行われることもあります．

4）対策の評価

基本的には，データの解析で異常のあった指標の推移を対策導入前後で検討

していきます．アウトブレイクをコントロールするためのさらなる対策を導入することもあれば，サーベイランス自体のその後の改善（症例定義の修正や収集項目の追加など）が必要なこともあります．

5 サーベイランスの構成要素

サーベイランスは以下の要素からなります．担当者がサーベイランスシステムを構築する際や改善の見直しをする際には，これらの要素を検討します．サーベイランスの還元を受ける立場の人，結果を閲覧する側の人でも，そのサーベイランスの構成要素を知っておくことで，より適切な解釈ができるようになります．

1）目的

その疾患発生のトレンド把握までを目的とするのか，アウトブレイク探知から積極的疫学調査につなげようとするのか，あるいは不特定の感染症，未知の感染症を探知しようとするのかなど．目的によって，サーベイランスの種類や他の要素をどのようにするかが決まってきます．最初に決めるべき，そして最も重要な要素です．

2）継続的に監視する指標

目的を達成・評価するために必要な，収集データから計算して継続的に監視する指標です．症例数などの頻度や発生率・罹患率，ある属性の割合，あるいは発生しているエリアの分布などが指標として一般に使われます．異常な増加，異常な集積を示す指標として，期待値からの逸脱の程度（±2SD以上，など）や統計的に地理的分布の集積性を示す場合もあります．

時系列で疾患の発生状況を表す場合，発症日，診断日，報告日（受理日）のいずれも用いられますが，サーベイランスの目的によって使い分ける必要があります．発生状況を最も正確に表現できるのは発症日であり，潜伏期間や感染時期の検討に使えるので，アウトブレイクを詳細に調査する際にはこれを用います．診断日，報告日は週単位の集計など，より大まかな傾向の把握に向いています．

3）症例定義

収集しようとする症例の条件設定です．「時」「場所」「人」の要素に分けると整理しやすいでしょう．

「時」については，常設のサーベイランスなら開始以降は特に指定しません

が，イベントに対応したサーベイランスならそれに応じた特定の期間，アウトブレイク探知に応じて行うなら何月何日以降とします．

「場所」については，地域全体あるいは一部の地域，病院全体あるいは特定の病棟を，また地域の中でも全医療機関の症例を対象にするか，一部の指定された医療機関(定点)の症例を対象にするかを示します．

「人」については，症状，検査結果，またはその組み合わせです．病原体検査に基づくサーベイランスなら，患者の診断名や実施された特定の手技(手術名や検査名)です．

感染症発生動向調査では，届出基準が「人」の要素に相当します．

必要により症例定義が変更される場合もありますが，変更前との連続性が損なわれることが多いので，注意が必要です．

4) データ収集の要領

収集項目として，そのサーベイランスで扱う指標を計算するための情報は最低限必要です．症例定義に関連する症状や検査結果の情報も，サーベイランスの精度が重要な場合には収集した方がよいでしょう．加えて，感染原因や感染経路など，原因探索や公衆衛生的対応に資する情報や，積極的疫学調査を行う場合には個人を同定できる情報も，必要に応じて収集します．

これらの項目を網羅した標準的な様式に則って入力が行われます．誰が(報告するのが誰で，収集するのは誰か)，いつ(収集頻度：毎日9時，毎週火曜日午前，毎月3日など)，どのように(オンライン入力，ファクスなどで)収集するかも決めておきます．

収集項目数，収集頻度は，継続しても担当者の負担にならない程度に配慮しなければなりませんが，入力や収集が電子的に自動化されていれば，これらはある程度自由に設定できます．

収集した情報をデータベースとしてどのように保存しておくかは，セキュリティとデータの取り扱いやすさと両方の観点から決められます．

5) 解析・解釈・還元の要領

基本的な指標が決まっていれば，解析の作業はさほど難しくありません．定型的な作業は可能な限り自動化することで，時間の短縮と単純ミス防止につながります．

報告する間隔は，基本的にはデータ収集の間隔と一致します．データ収集してから還元までの期間は，早ければ早いほどよいのですが，そのサーベイラン

スのプロセス次第です．毎日データ収集をしているなら，データ収集してから可及的速やかに，遅くとも翌日までが目安になるでしょう．適宜，中長期のデータをまとめて還元することも有用です．

　還元する内容については，必要な指標の推移を表やグラフで表現することになります．日報ではこれだけでもよいのですが，トレンドやリスク評価など，結果の解釈を入れることができれば，関係者間で状況に対する認識が明確になり，ビギナーにとっては解釈の仕方のトレーニングになります．

　還元する方法としては，迅速性が重視されることから，オンラインで完結させることがほとんどで，地域・広域のサーベイランスならウェブサイトに掲載するのが一般的です．併せて，更新の際に，SNS（twitterなど）やRSSフィード，Eメールなどで通知することも行われています．

　その疾患に罹患するリスクのある一般の方への還元ももちろん必要ですが，特に，データを報告する人・施設にとって有用な情報を届けることが，報告者がサーベイランスに参加するモチベーションを維持することにつながります．

6 サーベイランスシステムの評価方法

　そのサーベイランスがシステムとしてよいサーベイランスなのかどうか，つまり，公衆衛生的課題を効率的・効果的に監視できているかどうかを評価するためのポイントを示します．米国CDCが2001年に示したガイドライン[3]に沿って評価することが標準的です．

1) 単純性（Simplicity）

　システム自体のわかりやすさ，操作しやすさです．収集するデータの種類や量，症例定義のわかりやすさ，データ収集方法や分析方法などが含まれます．許容性や適時性にも関連します．

2) 柔軟性（Flexibility）

　ちょっとしたデータの変更があっても柔軟に対応できることです．収集項目の追加や症例定義の変更に対応できること，データフォーマットが他のシステムでも利用可能であることなどが含まれます．

3) データの質（Data quality）

　データが正確で漏れのないことを示します．簡易的には，不明やブランクの項目が少ないことなどが指標となります．感度や陽性的中度にも関連します．

4) 許容性(Acceptability)

サーベイランスに関わる人や機関がどれだけ受け入れているかを示します．報告率や報告の迅速性，報告様式が漏れなく記載されていることなどが指標となります．

5) 感度(Sensitivity)

真の発生をサーベイランスで捉えられる割合です．感度の計算のための分母は，報告漏れも含めた，症例定義に該当する人や事象のすべてになるので，例えば，真の発生を示すことのできる他の研究との比較を行うことで評価します．これが低いと，積極的サーベイランスにつなげようという場合や，その疾患を排除しようと活動している時には特に問題になります．

6) 陽性的中度(Predictive value positive)

報告・届出が真の発生を示している割合です．陽性的中度の計算のための分母は全報告数になり，分子はその中で真に症例定義を満たしている数です．これが低いと，例えばサーベイランスでの探知をもとに積極的疫学調査を開始しようとしても，結局アウトブレイクではなかったという結果が増えることになります．

7) 代表性(Representativeness)

症例の属性や地域分布などを正確に反映することを示します．端的には，「母集団の『時』『場所』『人』の要素がサーベイランスにきちんと反映されているかどうか」です．特に定点サーベイランスではこのポイントが重要で，これも真の発生を示すことのできる他の研究との比較を行うことで評価します．

8) 適時性(Timeliness)

収集しようとしている事象(発症，診断など)の発生から，収集・分析・還元・対応までの各ステップが適時に行われることを示します．事象が発生(例：患者が症状を自覚)してから受診までの時間，受診してから診断されるまでの時間は，サーベイランスシステムで介入できない部分ですが，システムの適時性を評価する上では重要です．

症候群サーベイランスで，アラート発生までが自動化されて24時間常時処理できる場合でも，スタッフが夜間休日に対応できなければ迅速性がスポイルされてしまうので，常時対応できる体制整備も考慮します．適時性はこのようなオーバーヘッドも含めて評価します．

9) 安定性(Stability)

データ収集から還元までの一連の処理をミスなく実施できる信頼性，必要な

時にいつでも運用できる可用性を示します．メンテナンスによるシステムの停止や，修理コストなどが含まれます．

●参考文献

1) CDC：Framework for Evaluating Public Health Surveillance Systems for Early Detection of Outbreaks, 2004
2) Grein TW et al：Rumors of disease in the global village：outbreak verification. Emerg Infect Dis 6：97-102, 2000
3) CDC：Updated Guidelines for Evaluating Public Health Surveillance Systems, 2001

〈阿保　満〉

コラム2　世界中の仲間たち②　（☞ p46から続く）

また，これからFETPを設立しようとする国々に対し，日本のFETPは技術支援を実施しています．例えば，モンゴルは2009年からFETPをスタートさせました．その際，世界保健機関（WHO）と協力して日本のFETPからコンサルタントを派遣し，自らの国でFETPを開設・運営した経験をもとに支援を継続しています．さらに，ベトナム，ラオスなど他のアジアの国々の新しいFETPにも，コンサルタントの派遣などで支援を実施し，アジアにおける感染症疫学専門家のネットワーク確立を目指しています．

このように，感染症疫学を学んだ専門家たちが多くの国々で活動しています．そして，世界中の異なる地域で，同じ感染症疫学という方法や考え方を用いて感染症対策を実施しています．皆様も本書で学ぶことのできる感染症疫学を武器に感染症疫学専門家のネットワークに参加すれば，世界中に仲間ができて，いつかどこかで一緒に活動するチャンスが必ずあるはずです．

〈大山卓昭〉

第5章

医療施設におけるサーベイランス

POINT

- 医療施設におけるサーベイランスの目的は医療関連感染を減らすこと
- サーベイランスの主な役割は、感染制御活動を効果的に行っていくための基準を作ることとアウトブレイクを発見すること
- JANISやJHAISなどのサーベイランスシステムを利用することで、各施設での医療関連感染の発生状況について客観的な評価が可能になる
- 医療関連感染症の発生率を評価するには、感染リスクを考慮した適切な分母を選択することが重要

■ はじめに

　病院内での感染症の発生は古くから大きな問題であり，院内感染（Nosocomial infection）と呼ばれてきました．しかし近年は医療を提供する場が病院にとどまらず療養型施設や在宅医療などへと多様化してきたことで，「院内感染」という呼び方にそぐわない状況が増えてきました．そこで2004年に米国CDCは病院だけでなく医療の場で治療を受ける間に感染症に罹患することを広く医療関連感染（HAI：Healthcare-associated infection）と呼ぶことを提唱し，現在はこの呼び方が定着しつつあります．

　市中感染と比べると医療関連感染を発生する患者では点滴ラインなどの医療器具を使用している割合が高かったり，原因病原体も薬剤耐性菌である可能性が高いといった特徴があります．医療関連感染は患者が病原性の細菌やウイルスなどに曝露された結果引き起こされるのですが，曝露の原因として医療従事者の手指や環境表面の汚染，患者同士の接触，医療器具（カテーテルなど）の処置などが挙げられます．

　医療関連感染を防ぐには，手指衛生を励行して患者が病原体に曝露される機会を減らしたり，感染の原因となる医療器具を適正使用するなどの感染防止対

策を行うことが重要です．感染防止対策を適切に行うには医療関連感染がどの程度発生しているのか，感染防止対策がどの程度機能しているのか評価する必要がありますが，その根拠となるのがサーベイランスです．適切な感染防止対策をとることは医療機関の義務であり，多くの病院に感染制御チームが設置されています．感染制御チームの業務は多岐にわたっていますが，中でもサーベイランスの重要性は広く認識されており，医療機関が感染防止対策加算を算定するための，感染制御チームの業務の1つとしても規定されています．

米国ではMRSA（メチシリン耐性黄色ブドウ球菌）などの耐性菌の増加などを受け，1960年代から医療機関でサーベイランスを実施することを推奨していましたが，1970年に全国規模のサーベイランスシステムとしてNNIS（National Nosocomial Infections Surveillance）が導入されました〔現在はNHSN（National Healthcare Safety Network）に移行〕．このシステムでは各病院内での感染率，病原体検出状況などのデータ収集を行い，データベースとしてフィードバックすることで各医療機関でのサーベイランスをサポートする役割を担っていました．

1974年には有名なSENIC（Study on Efficacy of Nosocomial Infection Control）プロジェクトによりサーベイランスを含めた感染制御活動を行うことで病院感染の割合が大きく減少することが報告されて，その後のサーベイランス推進の強い根拠となりました[1]．医療機関でのサーベイランスを支援するこのような米国の取り組みはその後，ヨーロッパなど世界各地に広がりました．1990年代後半以降になると日本でもサーベイランスに対する認識が高まり，日本環境感染学会によるサーベイランスシステムなどが開始されました．

サーベイランスとは疾病の頻度と決定要因とを明らかにする疫学手法であり，さまざまな疾患に対して実施できますが，医療機関では主に感染症に対して行われています．医療施設が関与するサーベイランスとしては感染症法に基づく感染症発生動向調査などもありますが，本章では医療施設が主体となって医療関連感染対策に活用するためのサーベイランスを中心に紹介します．

1 サーベイランスの目的

医療施設におけるサーベイランスは感染制御活動の一部として医療関連感染から患者や職員を守ることが最終的な目的です．その目的を達成するためにサーベイランスには疾患発生の推移，耐性菌の頻度，感染リスクなどの基準

（ベースライン）を作る役割，感染制御活動がうまくいっているかの判断基準となる役割，そしてアウトブレイクを探知する役割などがあります．

　施設内の感染症発生数のベースラインや感染リスクなどを明らかにすれば，効果的な予防につなげることができます．感染制御活動には手間も費用もかかりますが，サーベイランスから得られたデータを基に優先順位を決定しリソースを適切に分配できますし，その成果も評価することができます．自施設の状況，感染防止策へ取り組んだ結果などが具体的な数値となることでスタッフのモチベーション向上にもつながります．

　アウトブレイクを発見し制御する役割も重要です．アウトブレイクは「感染症が時，人，場所の要因から予測される頻度以上に発生している状態」と定義されていますが，「予測される頻度」を把握していないとうまくアウトブレイクを発見できません．

　実際には「病院機能評価の評価項目だから」「感染防止対策加算のため」といったインセンティブをきっかけにサーベイランスを開始した医療施設も少なくはありませんが，データを収集するだけではなく，分析，解釈をしてフィードバックを行い，感染防止のための行動につなげるという本来の目的を見失ってはいけません．

2　サーベイランスの種類

　医療機関で行われるサーベイランスには多くの種類があります（表5-1）．サーベイランスの分類にはいくつかの方法がありますが，大きく「包括的サーベイランス」と「ターゲットサーベイランス」に分けられることが多いようです．

　「包括的サーベイランス」では，施設で発生するあらゆる医療関連感染を対象にデータを収集します．施設内での医療関連発生状況を把握できますが，その半面，莫大な労力が必要になります．以前はこの「包括的サーベイランス」が推奨されていましたが，労力に見合うだけの効果に乏しく非効率的であることが明らかになり，現在ではこれに代わって「ターゲットサーベイランス」が推奨されています．ターゲットサーベイランスでは感染のリスクが高い処置，医療器具の使用などに関連して発生する感染症をターゲットにしています．ターゲット以外の感染症は把握できませんが，発生頻度が高い重篤な感染症あるいは予防可能な感染症にターゲットを絞ることで，効率のよい対策がとれます．

　「ターゲットサーベイランス」の代表例としては，中心静脈カテーテル関連血

流感染(CLABSI：central line associated blood stream infection)，尿路カテーテル関連尿路感染(CAUTI：catheter associated urinary tract infection)，人工呼吸器関連肺炎(VAP：ventilator associated pneumonia)，手術部位感染(SSI：surgical site infection)サーベイランスの4つがあり，病院機能評価の評価項目としても挙げられています．

　その他にも「感染症の発生数」という結果(アウトカム)を数える「アウトカムサーベイランス」と，医療従事者がどれだけ真面目に手指衛生などの感染を予防するための過程(プロセス)を遵守しているかを調べる「プロセスサーベイランス」とに分けられることもあります．医療関連感染の場合は「アウトカム」と「プロセス」は関連していることが多く，いい加減な感染防止対策を行っていれば感染者数は増加します．プロセスサーベイランスは感染症発生の原因として感染対策のプロセスに何か問題がないか評価する際などに役に立ちます．

3 サーベイランスシステム

　医療関連感染に関する問題は各施設で異なるので，独自のサーベイランスを行うことも重要ですが，自施設のサーベイランスデータだけでは結果をどのように評価してよいのか判断に困る場合があります．「自分の病院では医療関連感染が多く発生しているのか」といった疑問に答えるには，他施設の状況と比較する必要があります．

　サーベイランスシステムでは，標準化された手法でデータを収集，解析を行ってデータベースとすることで，他施設のデータとの比較(ベンチマーキング)が可能になります．このようなサーベイランスシステムとして最も有名なのが米国のNHSNです．このデータベースは公開されているのでNHSNに直接参加していなくても各施設のデータと比較できますが，医療関連感染は背景にある医療システムなどに大きく左右されるので，米国の医療施設と日本の医療施設の直接のデータ比較は適切ではない場合も考えられます．

　日本国内でのデータベースとして利用できる代表的な医療関連感染サーベイランスシステムとしては，厚生労働省の主催するJANIS(Japan Nosocomial Infections Surveillance)と日本環境感染学会のJHAIS(Japanese Healthcare-Associated Infections Surveillance)があります．職業感染サーベイランスのシステムとしては，米国で発祥したEPINet(Exposure Prevention Information Network)の日本版を利用できます．

表5-1 サーベイランスの種類

種類	例	内容
デバイス関連サーベイランス	中心静脈カテーテル関連血流感染サーベイランス	中心静脈カテーテルは留置期間も長く，汚染されるリスクは高い．カテーテルは血管内にあるため，汚染されると血流感染（菌血症）に至る．中心静脈カテーテルが適切に使用，管理されているか評価するためのサーベイランス
	人工呼吸器関連肺炎サーベイランス	人工呼吸器装着により気道が汚染されやすくなり，肺炎のリスクは高くなる．肺炎予防策が正しく行われているか評価するためのサーベイランス
	カテーテル関連尿路感染サーベイランス	尿量測定などを目的として，重症患者には尿道カテーテルが留置されることが多い．簡単に留置できるため安易に使用されている場合が多いが，カテーテルが汚染されるリスクは非常に高く，時に尿路感染症に至る．カテーテルが適切に使用，管理されているか評価するためのサーベイランス
手技関連サーベイランス	手術部位感染サーベイランス	手術中の汚染，創部の不適切な管理などが原因となって手術後しばらくして創部の軟部組織感染などを合併症としてきたすことがある．手術に関連する合併症発生状況を評価するためのサーベイランス
	術後肺炎サーベイランス	手術時の全身麻酔使用に伴う誤嚥，人工呼吸器装着によって，肺炎のリスクが高まる．手術に関連する合併症発生状況を評価するためのサーベイランス
病原体サーベイランス	耐性菌サーベイランス	抗菌薬の過剰使用，感染対策の不備などにより耐性菌のリスクは高まる．感染対策の評価，耐性菌によるアウトブレイクの探知などを目的としたサーベイランス
薬剤サーベイランス	抗菌薬の使用状況サーベイランス	抗菌薬が適切に使用されているか評価するためのサーベイランス
	消毒薬の使用状況サーベイランス	手指衛生のために適切に手指消毒剤が使用されているか評価するためのサーベイランス

（つづく）

表5-1 （つづき）

種類	例	内容
職業感染サーベイランス	曝露事故サーベイランス（針刺し・切創など）	事故件数だけでなく，どのような状況で曝露事故が発生したのか評価し，予防に結びつけるためのサーベイランス
	各種ウイルス抗体検査，ワクチン接種状況に関するサーベイランス	職業感染を防ぐために必要な情報を事前に集めておくことで，麻疹患者が発生した時や，血液曝露事故などが発生した時に適切な対応を可能にするためのサーベイランス

　このようにサーベイランスシステムの利用は自施設と他施設の状況を比較するのに最もよい方法ですが，サーベイランス参加医療施設は一様ではなく，急性疾患の多い救急病院，慢性疾患の多いリハビリテーション病院，癌患者へ高度医療を提供する大学附属病院など抱える患者層，入院期間，規模といった感染リスクに影響する背景要因に違いがあるのでデータの解釈には注意が必要です．

1) NHSN：National Healthcare Safety Network

　世界各国のお手本とされる米国のサーベイランスシステムです．2006年に院内感染サーベイランスであるNNIS，職業感染サーベイランス（NaSH：National Surveillance System for Hospital Health Care Workers），外来透析患者感染サーベイランス（DSN：Dialysis Surveillance Network）の3つを統合したシステムとして開始しました．デバイス・手技関連感染サーベイランスなどについて，NHSNは基本的には前身のNNISのサーベイランスを継承しています．しかし，NNISシステムは入院患者のみを対象とする「院内感染サーベイランス」であったのに対し，NHSNでは医療を受けるすべての患者に対象が拡大した「医療関連感染サーベイランス」となっています．

　NHSNホームページ（http://www.cdc.gov/nhsn/）．

2) JANIS：Japan Nosocomial Infections Surveillance

　主に薬剤耐性菌による感染症の発生状況を調査することでわが国の医療関連感染の概況を把握し，各医療機関での院内感染対策への支援を目的として，厚生労働省によって2000年から開始されました．2013年度には1,079医療機関が参加しています．「検査部門」「全入院患者部門」「手術部位感染部門」「集中

治療室部門」「新生児集中治療室部門」の5部門でサーベイランスを実施し，医療機関は希望する部門に参加できます．JANISでは他施設と比較できるように箱ひげ図を用いて情報を還元しており，自施設の位置づけが視覚的，客観的に確認できるようになっています．

厚生労働省院内感染対策サーベイランスホームページ
http://www.nih-janis.jp/

3）JHAIS：Japanese Healthcare–Associated Infections Surveillance

医療関連感染を扱う国内最大の学会である日本環境感染学会のJHAIS委員会が実施するサーベイランスシステムです．1999年に旧称のJNIS（Japanese Nosocomial Infections Surveillance）委員会として設立されました．手術部位感染と医療器具関連感染のサーベイランスを行うことで感染症の発生状況に関する情報を提供し，感染対策の推進を支援することを目的としています．データベースはインターネットに公開されています．

日本環境感染学会JHAIS委員会
http://www.kankyokansen.org/modules/iinkai/index.php?content_id=4

4）エピネット日本版

エピネット日本版は職業感染制御研究会から発行されている血液・体液曝露報告書式です．医療現場で発生する血液・体液曝露の実態を正確に把握し，その発生を減少させることを目的としています．米国で行われているEPINetを基に作成されていますが，血液・体液曝露の予防に活用できる優れた報告書式として，欧州やアジアなどの世界各国で活用されています．

職業感染制御研究会
http://jrgoicp.umin.ac.jp/index_epinetjp.html

4 サーベイランスで用いられる疾患定義，指標など

医療施設であっても基本的なサーベイランスの用語に特別なものはありませんが，「医療施設」という背景から注意する点，特徴について説明します．

1）疾患定義について

疾患定義はその疾患患者を過不足なく把握できるものが望ましいのですが，サーベイランスを長期にわたり継続し，信頼性のあるデータとするためにはで

きるだけ簡便で，担当者や状況が異なっても判定がぶれないことが重要です．そもそも目的が異なるので臨床での診断基準とサーベイランスの疾患定義が異なることも多くあり，同じ患者でもサーベイランス上の判定と，臨床診断が食い違うことも十分にあり得ます[2,3]．

医療関連感染を対象としたサーベイランスの場合，市中感染と区別するための判定基準が含まれていることが必要ですが，潜伏期間を考慮に入れて入院後48～72時間以降に発症した感染症を便宜上，医療関連感染症とすることが一般的です．

JANIS，JHAISなど各サーベイランスシステムでは，それぞれ明文化された疾患定義が使用されています．疾患定義は各サーベイランスシステムによって異なりますが，NHSNの定義を基に各国の背景に合わせて若干の修正を加えたものを使用している場合が多いようです．例えばNHSNの行う中心静脈カテーテル関連血流感染(CLABSI)サーベイランスでは成人の血流感染の判定基準として血液培養検査による確認が必須であるのに対し，JHAISの医療器具関連感染サーベイランスでは「成人用の臨床的敗血症判定基準」を含み，血液培養検査を必須とはしていません．これは血液培養を採取することがまだまだ一般的でない日本の状況を考慮したものです．またNHSNとJHAISによるサーベイランスシステムではデバイスとして中心静脈カテーテルのみを対象としていますが，JANISのカテーテル関連血流感染サーベイランスでは中心静脈カテーテルに加え，末梢カテーテルも含んでいます．

疾患定義が異なる場合には数字の単純比較はできないので，各サーベイランスシステムのデータベースを使用する際にはどのような定義を用いているのか確認が必要です．

2) 各指標について

医療施設でのサーベイランスプログラムに用いられる指標として，頻度(率，比など)，疾患の分布に関連する指標(平均値，分散，パーセンタイル)などがあります．医療関連感染の発生状況を評価するためには，一定の感染リスク当たりの発生頻度として表現することが重要です．率(Rate)はあるイベントがどのくらい起こりやすいのか頻度を表現する指標ですが，医療関連感染サーベイランスでは発生率(Incidence rate)，有病率(Prevalence)，発生密度率(Incidence density rate)がよく用いられています．

(1) 発生率(Incidence rate)

ある特定の期間内の新規感染数を分子に，感染リスクを持つ集団(入院患者数など)を分母として算出したもので，ある母集団に一定期間内に発生する事象の頻度です．

例)病院(病棟)での薬剤耐性菌新規陽性率

$$\text{MRSA 新規陽性率}(\%) = \frac{\text{特定期間中の新規 MRSA 陽性者数}}{\text{特定期間中の入院患者数}} \times 100$$

(2) 有病率(Prevalence)

ある時点，ないしは特定の期間内に存在する感染者数を分子に，感染リスクを持つ集団(入院患者数など)を分母として算出したものです．発生率との違いは分子に期間内のすべての感染者数が含まれていることです．つまり新規感染者だけではなく，以前に感染したものの特定期間中にまで感染が持続している者もすべて含みます．病院内で感染症を発症した場合は発症しなかった場合と比べて入院期間が必然的に長くなるので，一般人口を対象としたサーベイランスと比べると有病率が過大評価されがちであることに注意が必要です．

薬剤耐性菌サーベイランスなど保菌(Colonization)と感染(Infection)を区別＊しない状況では「有病率」という日本語では語弊があるので「MRSA 陽性率」などと呼び変えて表現することもあります．集団内で MRSA などの陽性率が高くなると接触感染する機会が増え，新たな感染伝播が生じるリスクが高まるのでこれを保菌圧と呼ぶこともあります[4]．

＊保菌(Colonization)と感染(Infection)の区別：「保菌」とは病原微生物が体表面などに存在するが有害な反応を生じていない状態を，「感染」とは病原微生物が体内に侵入して有害な反応を生じている状態を指す．髄液や血液など本来無菌であるべき検体から病原体が検出された時には感染を生じていると考える．しかし喀痰，咽頭粘液，便，尿などもともと常在菌などが存在し，無菌でない検体から細菌などが検出された場合には臨床症状と照らし合わせて総合的な判断をすることが必要になり，保菌か感染か区別することは大変困難である．JANIS の全入院患者部門サーベイランスでは感染か保菌かの判断基準として，①主治医以外のサーベイランス担当医，感染症専門医が「感染症」と診断した場合，② MRSA 分離患者の場合は感染部位の炎症所見あるいは全身性の炎症マーカーが陽性で抗 MRSA 薬が投与されている場合を感染症とするとしている．

例)病院(病棟)での多剤耐性菌陽性率

$$\text{MRSA陽性率}(\%) = \frac{\text{特定期間中の MRSA 陽性者数}}{\text{特定期間中の入院患者数}} \times 100$$

(3) 発生密度率(Incidence density rate)

　ある特定の期間内に新規感染した患者数を分子に，感染リスクを持つ集団の入院患者日数，あるいはデバイス使用日数を分母として算出したものです．発生率と異なる部分はデバイス使用期間などの「感染のリスクに曝されている期間」が考慮されていることです．

　リスクに曝されている期間が長ければ長いほど感染する確率がパラレルに高くなる場合に有用な指標です．例えば多剤耐性菌の場合には入院が長引けば長引くほど感染する確率は高まるので入院期間を考慮した指標，つまり発生密度率で表現する方が適切な場合があります．デバイス関連感染症では医療器具(デバイス)の留置が感染のリスクになります．一般にデバイス留置の期間が長いほど感染する確率は高くなるのでこの場合にも発生密度率を指標に用います．

例)病院内での新規耐性菌陽性密度率

$$\text{新規MRSA陽性密度率} = \frac{\text{特定期間中の新規 MRSA 陽性者数}}{\text{特定期間中の延べ入院患者日数}} \times 1000$$

　(単位は対 1,000 入院患者日数や 1,000 patient days など)

5 医療施設で行われる代表的なサーベイランス

1) デバイス関連感染症サーベイランス

　病院内で使用されるカテーテルやチューブなどの医療器具(デバイス)に関連した感染症は患者が重症化しやすいこと，頻度が比較的高いこと，感染予防策が存在することなどから非常に重要視されているサーベイランスです．中心静脈カテーテル関連血流感染(CLABSI)，尿路カテーテル関連尿路感染(CAUTI)，人工呼吸器関連肺炎(VAP)がその代表です．CLABSI，CAUTIサーベイランスにおいては中心静脈ラインやカテーテルの留置延べ日数 1,000 日 (1,000 device-days) あたりの感染発生数，つまり発生密度率としてデータを表すことが一般的で下記の式により算出されます．

$$発生密度率 = \frac{特定期間中に発生したデバイス関連感染件数}{特定期間中の延べ医療器具使用日数} \times 1000$$

デバイス関連感染症を減らすためのサーベイランスなので，データを評価する際には感染のリスクとして知られているいくつかのポイントを押さえておく必要があります．まず，デバイス関連感染症はデバイスがなければ生じません．カテーテルなどのデバイスはそれ自体が感染の原因であり，不必要なデバイスは可能な限り早期に抜去することが重要ですが，同じような病態の患者でもデバイス留置の適応は施設や担当医師によって大きく異なります．特に尿路留置カテーテルは感染の原因になるという認識が不十分で，漫然と使用されていることがよくあります．

デバイスの使用が適切に行われているのか，他施設と比べて無駄な使用が多いのではないかと思った場合に，指標の1つになるのがデバイス使用比です．デバイス使用比は以下の式によって算出できます．

$$デバイス使用比 = \frac{特定期間中の医療器具使用日数}{特定期間中の延べ入院患者日数}$$

デバイス使用比は病棟などに占める感染ハイリスク患者の割合を示します．重症患者が多い場合には使用比は当然高くなるので一概には言えませんが，使用比が高いようなら不必要なデバイス留置が行われていないかどうか検討が必要です．医療機関でデバイス関連感染患者数が増加している場合は，発生密度率とデバイス使用比を併せて評価することで，その増加がデバイス留置患者の増加によるものなのか，実際に発生密度率が高まっているのかが明らかになります．

デバイス関連感染の発生密度率が高い場合には，デバイスの管理が適切か確認することが必要です．例えば中心静脈カテーテル関連血流感染の場合には挿入部位，挿入時の清潔操作などが感染に関連していることが知られています．中心静脈カテーテルは内頸静脈，鎖骨下静脈，大腿静脈のいずれかから挿入されることが多いのですが，大腿静脈（鼠径部）からの挿入は汚染されやすく感染のリスクが高くなるので，感染管理の面からは好ましくありません．

また挿入時のカテーテル汚染は感染の重要な原因とされ，マキシマル・バリア・プリコーション（Maximal sterile barrier precautions）と呼ばれる高度な無菌

操作を行うことが推奨されています[5]．デバイス関連感染サーベイランスと併せてプロセスサーベイランスを行うことでマキシマル・バリア・プリコーションなど予防策の実施率が把握できれば，より効果的な対応につなげることができます．

2) 手技関連サーベイランス

手技関連サーベイランスにおける「手技」とは，主に「手術」のことです．具体的には手術後の代表的な合併症である手術部位感染(SSI：surgical site infection)や術後肺炎を対象としたサーベイランスがありますが，日本では主にSSIサーベイランスが行われています．手術に関連した感染症なので感染率は手術件数あたりの感染件数で示され，下記の式で算出されます．

$$感染率(\%) = \frac{特定期間中に発生したSSIの件数}{特定期間中の手術件数} \times 100$$

SSIの発生リスクは手術の種類(疾患や手技)，患者の基礎疾患によって大きく左右されることが知られています．感染リスクを評価するためにSSIサーベイランスでは患者をリスク別に分類し，それぞれリスク別に調整した発生率を用います．リスク分類についてはNNISのリスクインデックスを参考にしたものが多く，①創の汚染度を表す創分類(表5-2)，②手術時間，③患者の全身状態を表すASAスコア(表5-3)の3つを組み合わせて4段階に分類します(表5-4)．

創分類は清潔創から感染創の4段階に分類されています．整形外科や心臓血管外科領域の手術は創部が汚染されることが少ない清潔創に分類され，消化管穿孔など高度に汚染，あるいはすでに感染を生じている疾患に対する手術は汚染創，あるいは感染創に分類されます．手術時間が長時間に及ぶ場合には感染率が上昇するとされていますが，ここでは外科手術が長時間か短時間かを判断するためのカットオフ値としてサーベイランスシステムに報告されている手術時間の75パーセンタイル値にあたるT値が用いられています[6]．

このT値は術式によって異なります．全身状態のよくない患者では術後の回復が遅く感染を生じやすくなります．ASAスコアは米国麻酔科医学会(American Society of Anesthesiologists)による術前身体状態の評価方法でSSI発生と相関することが知られています[7]．

表 5-2 創分類

清潔創(クラス I)	清潔創とは，まったく炎症のない非汚染創のことを示す
準清潔創(クラス II)	準清潔創とは，気道・消化管・生殖管・尿路が制御された状態で開けられ，異常な汚染を伴わない手術の創のことを示す
汚染創(クラス III)	汚染創とは，開放創，新鮮創，偶発的創傷，あるいは消化管から大量に液の流出を生じた手術の創のことを示す
感染創(クラス IV)	感染創とは術後感染を引き起こす病原体が術前よりすでに手術領域に存在しているような状態の創のことを指す

表 5-3 ASA スコア

1. 通常健康な患者
2. 軽い全身疾患の患者
3. 重篤な全身疾患はあるが，活動不能ではない患者
4. 生命に対して継続的な脅威であるような活動不能な全身疾患を持つ患者
5. 手術の有無にかかわらず 24 時間生きることが期待できない瀕死の患者
6. 脳死状態の患者

表 5-4 NNIS リスクインデックス

項目	基準	点数
創分類	クラス III, IV	1 点
手術時間	>T 値	1 点
術前身体状態(ASA スコア)	3,4,5	1 点

各項目に対して基準を満たした場合は点数を加算し，0〜3 点の 4 グループに分類する．

3) 病原体サーベイランス

　病原体サーベイランスでは，分離菌の検出頻度の監視，薬剤感受性パターンの監視を行います．医療施設内には薬剤耐性菌が多く存在しますが，薬剤耐性菌の種類や頻度は施設や地域により大きく異なります．医療施設内に微生物検査室があり，すでに検査結果の集計が行われている場合にはサーベイランスシステムに加入することは比較的容易です．JANIS の細菌検査部門の場合，2014 年 8 月時点で 923 医療機関が参加しており，5 部門ある同サーベイランスの中でも参加医療機関数は最多となっています．

　多剤耐性菌感染症の発生状況の把握は感染防止策をとる上で非常に重要で

す．病原体サーベイランスにより施設内での多剤耐性菌の発生状況がわかれば適切に抗菌薬を選択できます．例えば，MRSA の発生率が高い病棟に患者が入院し，中心静脈カテーテル感染などのブドウ球菌による感染症を発症した場合には，MRSA の可能性が高いので病原体の同定前からバンコマイシンなどの抗 MRSA 薬を投与することが妥当と考えられます．多剤耐性菌，*Clostridium difficile* など接触感染予防策の対象となる病原体が検出された場合には，主治医，病棟，感染対策チームなどに報告を行い，感染拡大防止につなげることができます．特定の多剤耐性菌の分離頻度が通常より高い場合には施設内伝播によるアウトブレイクや，不適切な抗菌薬使用などを疑うことができます．

　病原体サーベイランスでは病原体の検出件数を適切な分母で割った発生頻度で表します．医療機関での検体のほとんどは感染症を疑われる患者から診断の目的で採取された検体ですが，アウトブレイク発生時や多剤耐性菌保菌リスクの高い患者に対しては保菌の有無を確認する目的で積極的監視培養(Active surveillance culture)が行われている場合もあります．

　サーベイランスでは病原体の検出件数は感染症を発症している患者から採取した検体のみを対象としている場合と，発症していない保菌者から採取した検体も含む場合とがあるので対象検体，カウントの方法を確認し，その用途に合わせたデータを選択する必要があります．実際には感染症発症者と保菌者を区別することは手間がかかり困難であること，感染管理の面からは両者とも同様な感染予防策が必要となることから多くの臨床検体分離菌ベースの病原体サーベイランスでは感染症発症者と保菌者を区別していません．

参考文献

1) Haley RW, et al : The efficacy of infection surveillance and control programs in preventing nosocomial infections in US hospitals. Am J Epidemiol 121 : 182-205, 1985
2) Emori TG, et al : Accuracy of reporting nosocomial infections in intensive-care-unit patients to the National Nosocomial Infections Surveillance System : a pilot study. Infect Control Hosp Epidemiol 19 : 308-316, 1998
3) Sexton DJ, et al : Current definitions of central line-associated bloodstream infection ; Is the emperor wearing clothes? Infect Control Hosp Epidemiol 31 : 1286-1289, 2010
4) Williams VR, et al : The role of colonization pressure in nosocomial transmission of methicillin-resistant Staphylococcus aureus. Am J Infect Control 37 : 106-110, 2009
5) Guidelines for the Prevention of Intravascular Catheter-Related Infections, 2011. Available at; http://www.cdc.gov/hicpac/pdf/guidelines/bsi-guidelines-2011.pdf(2015 年 2 月アクセス)
6) Leong G, et al : Duration of operation as a risk factor for surgical site infection ; Compari-

son of English and US data. J Hosp Infect 63 : 255-262, 2006
7) Prevention and treatment of surgical site infection-NICE guideline. Available at ; http://www.nice.org.uk/guidance/cg74（2015年2月アクセス）

（古宮伸洋）

コラム3　グローバルな感染症危機管理時代のWHOのアウトブレイク対応①

　感染症は突然人の命を奪います．現代医学より以前，人類が感染症の脅威から逃れるためには，祈るしかありませんでした．しかし，19世紀から20世紀にかけ，原因微生物の発見，ワクチンの開発，抗生物質の発見，衛生管理の向上などがあり，感染症は科学的に予防，治療できるものとなりました．先進国を中心に感染症の患者や死亡者が激減した結果，米国公衆衛生局長官William H. Stewartは1967年，議会で「感染症の教科書を閉じる時がきた（感染症の時代は終わった）」と発言したと言われています．感染症は恐れる対象でなくなったのです．

　ところが，人々は感染症の制圧は簡単でないということにも同時に気がつき始めました．新たな感染症の出現や一度は制圧したかに思えた感染症の流行などは人類の脅威となり，新興・再興感染症と名づけられました．2003年に発生したSARSのように，突然世界のある地域で発生した感染症が世界の人々の健康を脅かす存在になるかもしれず，スピード感を伴った対策が求められる時代，すなわち感染症危機管理の時代になりました．

　世界保健機関（WHO）は，2005年，10年間の議論を経て国際的な感染症対策の唯一の法的枠組みである国際保健規則（IHR）を改正しました．改正IHRは，リスト化された対象疾患に対し定型的な対応を行う「マニュアル型」ではなく，あらゆる国際的な公衆衛生上の危機事件をリスク評価によって検出し，状況に応じた対応を行う「臨機応変型」の仕組みとなっています．WHO加盟国は，IHRに準じた感染症危機事例の探知，リスク評価，対応，情報共有の能力を持たなければならないとされました．

（☞ p106に続く）　（中島一敏）

第6章

わが国の公衆衛生における感染症サーベイランス

> **POINT**
> - わが国では感染症法に基づいてシステム化されたサーベイランスが実施されている
> - 対象疾患には，全数把握する疾患と指定医療機関から報告を求める定点把握疾患がある
> - 感染症の発生情報は医師，医療機関から保健所へ送られ，システムに入力される
> - 国と地方自治体には感染症情報センターが設置され，そこではサーベイランス情報の集計，解析，公表を行っている
> - サーベイランスデータの蓄積により感染症の流行状況の評価や異常発生の探知が可能となる

1 感染症発生動向調査の概要

　感染症発生動向調査とは，1981年7月より全国で行われている調査事業です．1999年4月に「感染症の予防及び感染症の患者に対する医療に関する法律」（感染症法）が施行されたことにより，感染症発生動向調査は感染症対策の1つとして位置づけられました．

　感染症法に基づき，人および動物の感染症の発生情報が収集されるとともに，患者由来検体を集め，病原微生物の検査が行われます．国や地方自治体では，国全体や地域での感染症の発生状況，病原体の検索結果から感染症の発生や流行の実態を把握し，その情報を速やかに国民（住民）に公表することで，感染症のまん延の防止に役立てています．この一連の感染症情報の収集から公表までを感染症発生動向調査（感染症サーベイランス）と呼びます（図6-1）．感染症サーベイランスでは，医師・獣医師に全数届出を求める「全数把握対象疾患」と指定届出機関（定点医療機関）で診断された患者の報告を求める「定点把握対象

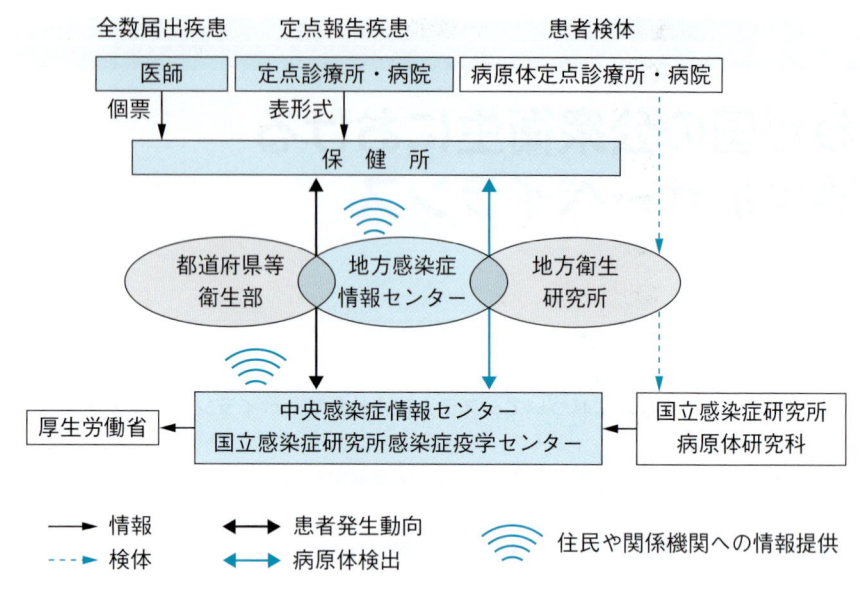

図 6-1　感染症サーベイランスの実施体制

疾患」をそれぞれ定めています．一部の定点医療機関は，病原体定点として患者検体を提出する役割を担っています．病原体定点から収集された検体の病原体検索が地方衛生研究所で実施され，検出された一部の病原体について，型別や薬剤耐性などの詳しい検査が国立感染症研究所で行われています．

　情報の集約と還元は，国に設置されている中央感染症情報センター，各自治体の地方感染症情報センター，地方衛生研究所，保健所などを情報ネットワークで接続した感染症サーベイランスシステム(NESID：National Epidemiological Surveillance of Infectious Diseases)を介して行われます．この NESID は，2006年4月より運用されており，感染症に関するすべてのデータは国の中央のデータベースに蓄積され，患者などの個人情報の保護がなされています[1]．また，通信回線には，総務省が総括する地方行政機関広域ネットワーク(LGWAN：Local Government Wide Area Network)が採用され，セキュリティの強化とより安定した通信が確保されています．

2　対象となる感染症

　感染症法では，感染力と罹患した場合の重篤性に基づく総合的な観点から疾患を一〜五類等感染症に類型化しています[2]．

1）全数把握対象疾患

全数把握が求められる疾患は，比較的報告数が少なく，患者数の動向よりも個々の症例の疫学調査に重点が置かれ，周囲への感染拡大防止を図ることが必要な疾患です（表6-1, 2）．

(1) 医師からの届出

全数把握対象疾患については，患者が発生するごとに診断した医師が最寄りの保健所に届出を行います．五類の全数把握対象疾患を除き「診断後直ちに」届出をすることになります．この際，疾患の定義を確認の上，設定された届出基準を満たしている必要があります．形式は個票を用いた事例ごとの届出です．また，疑似症や無症状病原体保有者の届出が必要な疾患もあります．届出用紙，届出基準については，国や一部の自治体のホームページからダウンロード可能です[3,4]．改訂もあるので常に最新のものを用いることが大切です．

感染症サーベイランスは，医師からの届出がなければ成立しません．医師の理解や協力が不可欠ではありますが，周囲の医療従事者の協力があると届出への後押しになります．届出用紙の事前準備や発生届の保健所へのファクスなど，医師以外が担える部分もいくつかあります．

五類の「侵襲性髄膜炎菌感染症」「風しん」「麻しん」については，曝露者への対応など迅速な行政対応が求められるため，できる限り24時間以内に届出をすることとされています．

(2) 獣医師からの届出

政令で定める動物の感染症については，獣医師により届出がなされます[5]．

＜獣医師が届け出る動物の疾患＞

エボラ出血熱のサル，マールブルグ病のサル，ペストのプレーリードッグ，重症急性呼吸器症候群のイタチアナグマ・タヌキ・ハクビシン，細菌性赤痢のサル，ウエストナイル熱の鳥類，エキノコックス症の犬，結核のサル，鳥インフルエンザ（H5N1，H7N9）の鳥類，中東呼吸器症候群のヒトコブラクダ

2）定点把握対象疾患

定点把握を行っている疾患は，身近に存在し報告数が多く，その流行状況を把握するため患者数の動向把握に重点が置かれています（表6-2, 3）．個別の対応を目的としませんが，予防，拡大防止につなげるために公衆に広く周知する必要があるものです．独自に疾患を設定して動向を把握している自治体もあります（例えば東京都では独自に指定する定点把握対象疾患として，不明発しん症と

表 6-1 感染症法での全数把握対象疾患一覧（2016 年 2 月現在）

類型	No	疾患名	届出の要否			届出方法		備考
			患者確定	疑似症	病原体保有者	届出者	時期	
一類	1	エボラ出血熱	○	○	○	医師	直ちに	
	2	クリミヤ・コンゴ出血熱	○	○	○			
	3	痘そう	○	○	○			
	4	南米出血熱	○	○	○			
	5	ペスト	○	○	○			
	6	マールブルグ病	○	○	○			
	7	ラッサ熱	○	○	○			
二類	1	急性灰白髄炎	○	×	○	医師	直ちに	
	2	結核	○	○	○			
	3	ジフテリア	○	×	○			
	4	重症急性呼吸器症候群（病原体がベータコロナウイルス属 SARS コロナウイルスであるものに限る）	○	○	○			
	5	中東呼吸器症候群（病原体がベータコロナウイルス属 MERS コロナウイルスであるものに限る）	○	○	○			
	6	鳥インフルエンザ（H5N1）	○	○	○			
	7	鳥インフルエンザ（H7N9）	○	○	○			
三類	1	コレラ	○	×	○	医師	直ちに	
	2	細菌性赤痢	○	×	○			
	3	腸管出血性大腸菌感染症	○	×	○			
	4	腸チフス	○	×	○			
	5	パラチフス	○	×	○			
四類	1	E 型肝炎	○	×	○	医師	直ちに	
	2	ウエストナイル熱（ウエストナイル脳炎を含む）	○	×	○			
	3	A 型肝炎	○	×	○			
	4	エキノコックス症	○	×	○			
	5	黄熱	○	×	○			
	6	オウム病	○	×	○			
	7	オムスク出血熱	○	×	○			
	8	回帰熱	○	×	○			
	9	キャサヌル森林病	○	×	○			
	10	Q 熱	○	×	○			
	11	狂犬病	○	×	○			
	12	コクシジオイデス症	○	×	○			
	13	サル痘	○	×	○			

（つづく）

表6-1 （つづき）

類型	No	疾患名	届出の要否			届出方法		備考
			患者確定	疑似症	病原体保有者	届出者	時期	
四類	14	ジカウイルス感染症	○	×	○	医師	直ちに	
	15	重症熱性血小板減少症候群（病原体がフレボウイルス属SFTSウイルスであるものに限る）	○	×	○			
	16	腎症候性出血熱	○	×	○			
	17	西部ウマ脳炎	○	×	○			
	18	ダニ媒介脳炎	○	×	○			
	19	炭疽	○	×	○			
	20	チクングニア熱	○	×	○			
	21	つつが虫病	○	×	○			
	22	デング熱	○	×	○			
	23	東部ウマ脳炎	○	×	○			
	24	鳥インフルエンザ（鳥インフルエンザH5N1およびH7N9を除く）	○	×	○			
	25	ニパウイルス感染症	○	×	○			
	26	日本紅斑熱	○	×	○			
	27	日本脳炎	○	×	○			
	28	ハンタウイルス肺症候群	○	×	○			
	29	Bウイルス病	○	×	○			
	30	鼻疽	○	×	○			
	31	ブルセラ症	○	×	○			
	32	ベネズエラウマ脳炎	○	×	○			
	33	ヘンドラウイルス感染症	○	×	○			
	34	発しんチフス	○	×	○			
	35	ボツリヌス症	○	×	○			
	36	マラリア	○	×	○			
	37	野兎病	○	×	○			
	38	ライム病	○	×	○			
	39	リッサウイルス感染症	○	×	○			
	40	リフトバレー熱	○	×	○			
	41	類鼻疽	○	×	○			
	42	レジオネラ症	○	×	○			
	43	レプトスピラ症	○	×	○			
	44	ロッキー山紅斑熱	○	×	○			
五類	1	アメーバ赤痢	○	×	×	医師	7日以内	
	2	ウイルス性肝炎（E型肝炎およびA型肝炎を除く）	○	×	×			

（つづく）

表6-1（つづき）

類型	No	疾患名	届出の要否 患者確定	届出の要否 疑似症	届出の要否 病原体保有者	届出方法 届出者	届出方法 時期	備考
五類	3	カルバペネム耐性腸内細菌科細菌感染症	○	×	×	医師	7日以内	
五類	4	急性脳炎（ウエストナイル脳炎，西部ウマ脳炎，ダニ媒介脳炎，東部ウマ脳炎，日本脳炎，ベネズエラウマ脳炎およびリフトバレー熱を除く）	○	×	×	医師	7日以内	
五類	5	クリプトスポリジウム症	○	×	×	医師	7日以内	
五類	6	クロイツフェルト・ヤコブ病	○	×	×	医師	7日以内	
五類	7	劇症型溶血性レンサ球菌感染症	○	×	×	医師	7日以内	
五類	8	後天性免疫不全症候群	○	×	○	医師	7日以内	
五類	9	ジアルジア症	○	×	×	医師	7日以内	
五類	10	侵襲性インフルエンザ菌感染症	○	×	×	医師	7日以内	
五類	11	侵襲性髄膜炎菌感染症	○	×	×	医師	7日以内	できる限り24時間以内に届出
五類	12	侵襲性肺炎球菌感染症	○	×	×	医師	7日以内	
五類	13	水痘（入院例に限る）	○	×	×	医師	7日以内	入院患者の報告
五類	14	先天性風しん症候群	○	×	×	医師	7日以内	
五類	15	梅毒	○	×	○	医師	7日以内	
五類	16	播種性クリプトコックス症	○	×	×	医師	7日以内	
五類	17	破傷風	○	×	×	医師	7日以内	
五類	18	バンコマイシン耐性黄色ブドウ球菌感染症	○	×	×	医師	7日以内	
五類	19	バンコマイシン耐性腸球菌感染症	○	×	×	医師	7日以内	
五類	20	風しん	○	×	×	医師	7日以内	できる限り24時間以内に届出
五類	21	麻しん	○	×	×	医師	7日以内	
五類	22	薬剤耐性アシネトバクター感染症	○	×	×	医師	7日以内	
指定感染症		（該当なし）						
新型インフルエンザ等感染症		新型インフルエンザ	○	○	○	医師	直ちに	
新型インフルエンザ等感染症		再興型インフルエンザ	○	○	○	医師	直ちに	
新感染症		（該当なし）	新感染症にかかわっていると疑われる者			医師	直ちに	未知であり危険性が極めて高い感染症

最新の疾患情報は http://idsc.tokyo-eiken.go.jp/survery/kobetsu/ を参照．

表6-2 感染症法における各疾患別届出方法

疾患		時期	様式	届出・報告
全数把握対象疾患		直ちに（一部は7日以内＊）	個票形式	すべての医師
定点把握対象疾患	小児科疾患・インフルエンザ・眼科疾患・基幹定点疾患（髄膜炎，肺炎など）	翌週月曜日	表形式	定点医療機関の管理者
	性感染症・基幹定点疾患（薬剤耐性感染症）	翌月初日	表形式	
	疑似症	直ちに	表形式	

＊五類全数把握対象疾患については7日以内の届出

川崎病を小児科疾患に追加し，腟トリコモナス症と梅毒様疾患を性感染症疾患に加えています）[6]．

(1) 定点医療機関

　定点把握対象疾患を報告する定点医療機関については，小児科定点，内科定点，眼科定点，基幹定点，疑似症定点に分類されます．内科定点の報告疾患はインフルエンザのみとなり，小児科定点と内科定点を合わせたものがインフルエンザ定点となります．また小児科定点と内科定点は，疑似症定点としての機能も果たしています．

　国が定めた感染症発生動向調査事業実施要綱では，基幹定点以外の定点に関して，種類ごとに保健所管内の人口に比例した定点数の計算式を示しており，各自治体ではこの計算式に基づいて定点数を決定しています．また，基幹定点については，2次医療圏域ごとに1か所以上の設置となり，300床以上ある病院から選定されます．全国的には，小児科定点が約3,000か所，内科定点が約2,000か所，眼科定点が約600か所，基幹定点が約500か所設定されています．小児科定点と内科定点を合計した約5,000か所がインフルエンザ定点となります．

(2) 報告

　小児科定点，内科定点，眼科定点および基幹定点からの報告は週単位で，性感染症定点からの報告は月単位でなされます．ただし，基幹定点から報告され

表6-3 感染症法での定点把握対象疾患一覧（2016年2月現在）

類型	No	疾病名	届出の要否 患者確定	疑似症	病原体保有者	報告方法 定点種別	時期	備考
五類	23	RSウイルス感染症	○	×	×	小児科定点	次の月曜	
	24	咽頭結膜熱	○	×	×			
	25	A群溶血性レンサ球菌咽頭炎	○	×	×			
	26	感染性胃腸炎	○	×	×			
	27	水痘	○	×	×			
	28	手足口病	○	×	×			
	29	伝染性紅斑	○	×	×			
	30	突発性発しん	○	×	×			
	31	百日咳	○	×	×			
	32	ヘルパンギーナ	○	×	×			
	33	流行性耳下腺炎	○	×	×			
	34	インフルエンザ（鳥インフルエンザおよび新型インフルエンザ等感染症を除く）	○	×	×	インフルエンザ（内科・小児科）定点	次の月曜	患者数の報告
						基幹定点		入院患者の報告
	35	急性出血性結膜炎	○	×	×	眼科定点	次の月曜	
	36	流行性角結膜炎	○	×	×			
	37	性器クラミジア感染症	○	×	×	性感染症定点	翌月初日	
	38	性器ヘルペスウイルス感染症	○	×	×			
	39	尖圭コンジローマ	○	×	×			
	40	淋菌感染症	○	×	×			
	41	感染性胃腸炎（病原体がロタウイルスであるものに限る）	○	×	×	基幹定点	次の月曜	
	42	クラミジア肺炎（オウム病を除く）	○	×	×			
	43	細菌性髄膜炎（髄膜炎菌、肺炎球菌、インフルエンザ菌を原因として同定された場合を除く）	○	×	×			
	44	ペニシリン耐性肺炎球菌感染症	○	×	×			
	45	マイコプラズマ肺炎	○	×	×			
	46	無菌性髄膜炎	○	×	×			
	47	メチシリン耐性黄色ブドウ球菌感染症	○	×	×	基幹定点	翌月初日	
	48	薬剤耐性緑膿菌感染症	○	×	×			
疑似症		摂氏38度以上の発熱および呼吸器症状（明らかな外傷または器質的疾患に起因するものを除く）	定義を満たす者を診察したとき			疑似症定点	診断後直ちに	法第4条第1項
		発熱および発疹または水疱						

最新の疾患情報は http://idsc.tokyo-eiken.go.jp/survery/kobetsu/ を参照．

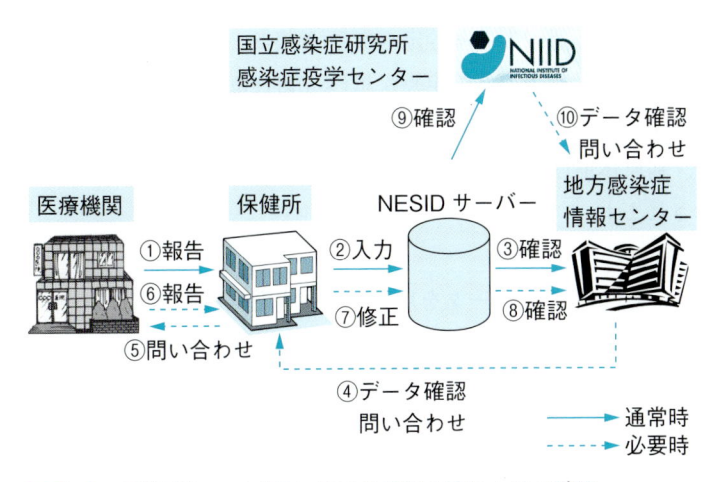

図6-2　感染症サーベイランスでの情報の流れとその確認

る一部の疾患（薬剤耐性菌による感染症）については月単位となります．週単位報告疾患については，月曜日から日曜日までに診断した患者数を性別・年齢別に集計し（一部の疾患では症例一覧として報告），翌週の月曜日までに保健所に報告します．また，月単位報告疾患については，その月に診断した患者数を同様に集計し（一部の疾患では症例一覧として届出），翌月の初日までに保健所に報告します．疑似症については直ちに保健所に報告します．

3 感染症サーベイランスの運用

1）保健所と感染症情報センターの役割

　保健所では届出された情報をNESIDへ入力し，都道府県，政令指定都市，中核市などに設置された地方感染症情報センターでデータの確認作業が行われます．記入漏れ，誤記入，誤入力がないか，特に全数把握対象疾患では届出基準を満たしているか，初診日，診断日，発症日の日付の整合性はどうか，潜伏期間や推定感染地域に矛盾はないかなどについて確認します．何か問題があれば保健所に問い合わせ，修正入力を依頼します．保健所では医療機関に問い合わせ，問題点を明らかにします．また，中央感染症情報センターである国立感染症研究所感染症疫学センターでも同様にデータの確認作業を行っています．このような流れにより，データの信頼性が担保されています（図6-2）．

2）感染症サーベイランス情報の集計

　全数把握対象疾患および定点把握対象疾患のうち，インフルエンザ，小児科

疾患，眼科疾患，週報告の基幹定点疾患（髄膜炎，肺炎など）は週単位で集計され，性感染症，月報告の基幹定点疾患（薬剤耐性菌による感染症）は月単位で集計されます．

また，病原体定点から収集された検体の検査結果は病原体種別，臨床診断別に集計されます．

3）情報の公表

NESIDに登録されたデータを用い，中央感染症情報センター（国立感染症研究所感染症疫学センター）および各自治体の地方感染症情報センターでは，地域の感染症患者情報と病原体情報を集約し，流行状況の総合的な評価と解析を行います．この結果については，週報，月報，年報としてホームページなどの媒体を利用し，住民や地区医師会，教育委員会，区市町村などの関係機関へ還元しています．

週報の発行回数は1年に52回または53回となり，各地方感染症情報センターでは，前週分の週報を毎週水曜日あるいは木曜日に発行しています．この他，感染症情報を電子メールを用いて配信する所や公表の前に速報として還元する所もあります．国立感染症研究所感染症疫学センターでは，毎週金曜日に前々週分の週報を発行し，毎週火曜日に速報データを公開しています．

4）注意報と警報の解釈

定点医療機関からの患者報告数が一定のレベルを超える場合，迅速に注意喚起を行うために保健所が住民に対して注意報・警報を発信します．「注意報」開始基準値および「警報」開始・終息基準値とは，その疾患の『定点医療機関あたり患者報告数』の数値であり，保健所単位で計算します（表6-4）．

『定点医療機関あたり患者報告数』とは，対象となる感染症について定点医療機関からの患者報告数を定点数で割った値のことで，言い換えると1医療機関当たりの平均患者報告数のことです．定点当たり患者報告数は，他の地域や全国レベルで流行状況を比較する場合などに有効です．また，過去には感染症法の改正に伴い定点数が変更されており，同じ地域でも過去のデータと比較する場合は，実数ではなく定点当たり患者報告数を用いる必要があります．

表6-4 注意報・警報の基準値(単位:患者報告数/定点医療機関数)

疾病	警報レベル		注意報レベル
	開始基準値	終息基準値	開始基準値
インフルエンザ	30	10	10
咽頭結膜熱	3	1	—
A群溶血性レンサ球菌咽頭炎	8	4	—
感染性胃腸炎	20	12	—
水痘	7	4	4
手足口病	5	2	—
伝染性紅斑	2	1	—
百日咳	1	0.1	—
ヘルパンギーナ	6	2	—
流行性耳下腺炎	6	2	3
急性出血性結膜炎	1	0.1	—
流行性角結膜炎	8	4	—

表中の「—」は,基準値が特に定められていないことを示す
資料:厚生労働科学研究「効果的な感染症サーベイランスの評価ならびに改良に関する研究」

> 例:A保健所管内の3つの定点医療機関からインフルエンザの患者33人の報告があった場合,定点医療機関あたりの報告数は「11」となります.注意報開始基準値の10を超えているため,A保健所管内では注意報レベルを超えたことになります.

「注意報」は流行の発生前であれば,「今後,4週間以内に大きな流行が発生する可能性が高いこと」,流行の発生後であれば,「流行が継続していると疑われること」を示します.「警報」は「大きな流行が発生または継続しつつあると疑われること」を示します.

都道府県レベルでは,上記の基準に人口の条件を加味して,注意報・警報を発信します(ただし,これによらない場合もあります).例えば東京都全体として注意報・警報を発信するのは以下の場合です.

・「注意報・警報発信の基準値を超えた保健所」の「管轄する人口」の総計が,東京都全体の人口の30%を超えた場合

> 例：A市保健所・B市保健所・C保健所(複数市管轄)でインフルエンザの注意報開始基準値を超えた．A市・B市・C保健所管内複数市の人口を合計し，それが東京都全体の人口の30%を超えた場合に東京都全体として注意報を発信します．

4 施設での感染症流行の把握

1) インフルエンザ施設別発生状況

　学校などでインフルエンザ様疾患による休業対応をした施設数と患者発生状況を調査するものです．保育所，幼稚園，小学校，中学校，高等学校などにおいて休校，学年閉鎖，学級閉鎖があった場合に，その施設数を把握するとともに，当該措置をとる直前の学校，学年，学級における在籍者数，患者数，欠席者数を集計します．この調査は，厚生労働省の通知に基づいて，インフルエンザシーズンに各都道府県，各政令指定都市で実施され，週単位で集計されます．

2) 麻疹施設別発生状況

　各学校より最寄りの保健所に対して連絡のあった麻疹による休校などの情報を厚生労働省の通知に基づき，各都道府県・政令指定都市において取りまとめるものです．

5 感染症サーベイランス情報の活用

　まず1つには，過去と比較して現在の流行状況を判断できます(図6-3)．例えば，「都内において2012年は前年の同時期に比べると感染性胃腸炎の流行規模は大きくなっている(図6-4)」「2013年は前年と比べ手足口病の患者からコクサッキーウイルスA6型(CA6)が多く検出されている(図6-5)」といった評価が可能です[7,8]．通常の発生時の感染症データを日々データベースに保管し，データ蓄積することで判断や評価に活用できます(図6-3)．

　もう1つは，アウトブレイクの探知です．データから事例集積が疑われる兆候がみられることがあります．例えば，「国内感染が疑われる腸チフス事例が2013年夏から多数発生している(図6-6)」という事象を捉えることができます[9]．また，保育所，学校，社会福祉施設，病院など施設内での集団発生の他，ツアー旅行参加者，同一飲食店利用者，同一地域居住者からの発生などに

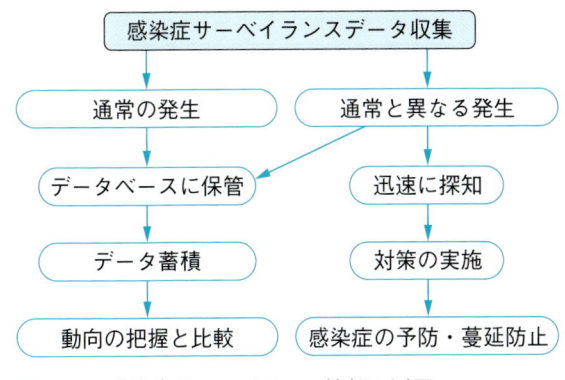

図6-3 感染症サーベイランス情報の活用

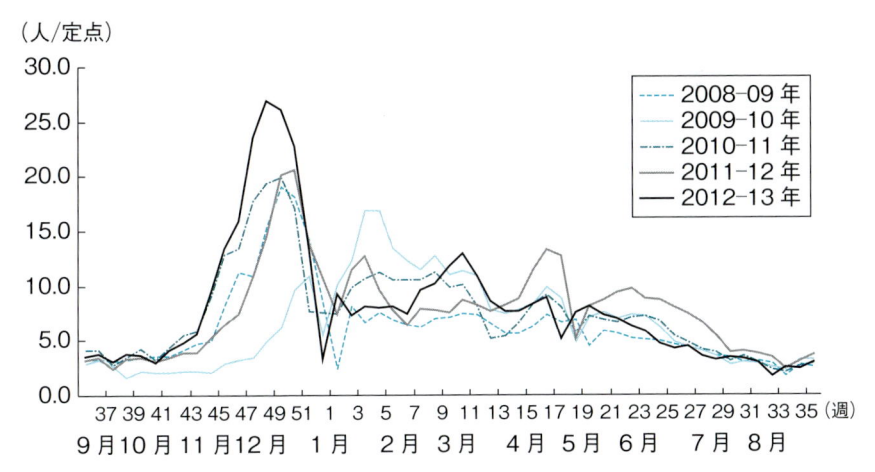

図6-4 東京都における感染性胃腸炎の週別患者報告数(「2008-09」〜「2012-13」シーズン)
Y軸：都内264の小児科定点医療機関から報告された患者数を報告機関数で除したもの

ついて早期探知が可能です．さらに，共通曝露により発症した事例が地理的に離れた所で単発事例として発生する広域散発事例を探知するのにも有効です．このように通常と異なる発生が見られた場合，迅速に探知することで対策に結びつけることができます．実際には保健所が行う感染症法による積極的疫学調査あるいは食品衛生法による食中毒調査によって原因究明がなされます．

　インフルエンザでは患者の発生動向，病原体情報，施設内発生状況などのさまざまなサーベイランス情報を還元し，注意喚起を行っています（図6-7, 8,

第1部　基礎編

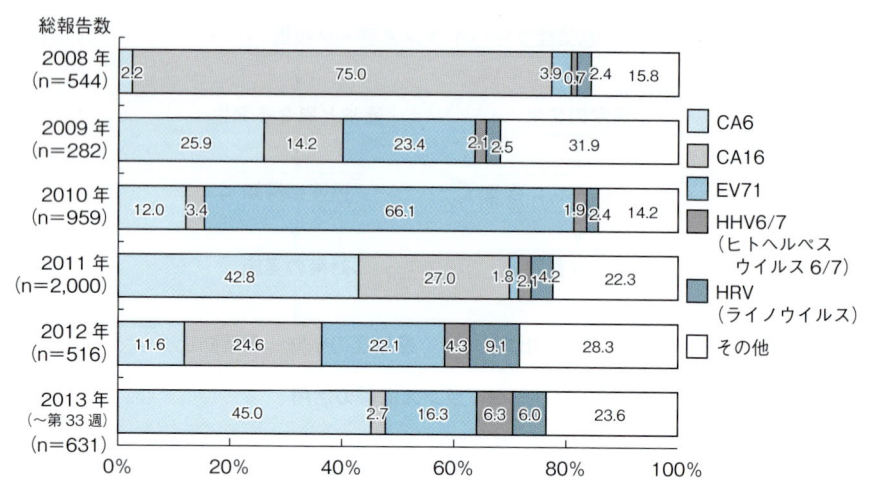

図6-5　わが国における手足口病由来ウイルス分離・検出報告割合（2008～2013年第33週）

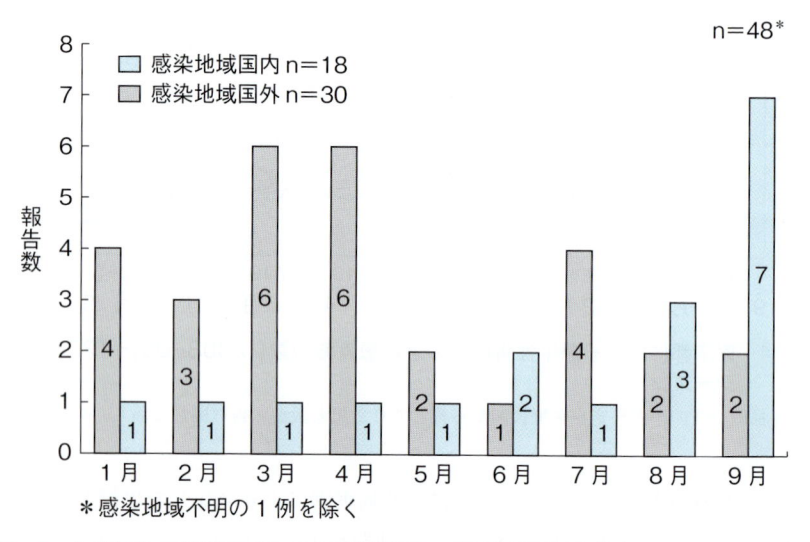

図6-6　わが国における腸チフスの診断月別・感染地域別報告数（2013年1～9月）

＊感染地域不明の1例を除く

9)10)．このようにそれぞれの感染症サーベイランスの特徴をつかみ，時間の情報，人の情報，場所の情報，検査の情報を組合わせて，解釈していくことでより質の高い分析，評価が可能となります．

第 6 章　わが国の公衆衛生における感染症サーベイランス

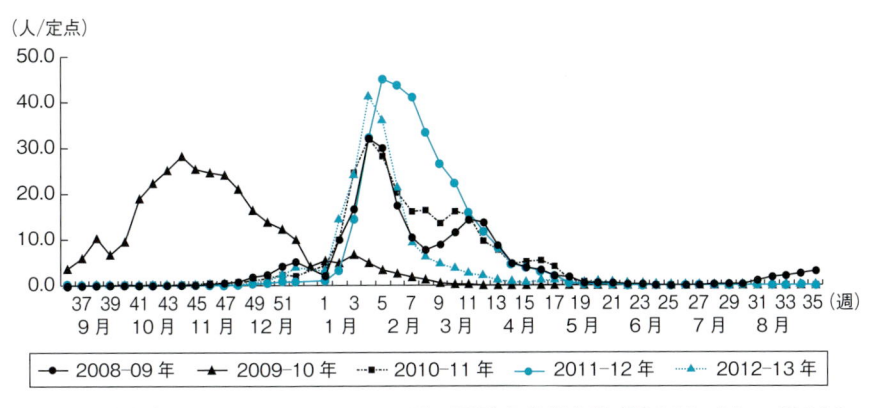

図 6-7　東京都におけるインフルエンザの週別患者報告数（「2008-09」～「2012-13」シーズン）
Y軸：都内419のインフルエンザ定点医療機関から報告された患者数を報告機関数で除したもの

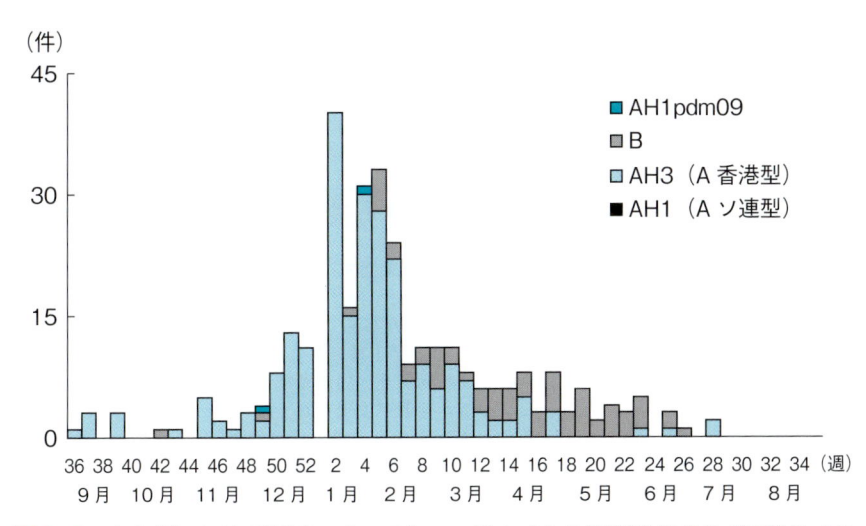

図 6-8　東京都における週別・インフルエンザウイルス型別検出件数（「2012-13」シーズン）

　未知の感染症をはじめ，既知の感染症でも感染症法に盛り込まれていない感染症は感染症サーベイランスでは捕捉できません．しかし，日頃から感染症サーベイランスシステムを運用していれば，新たな感染症をそのシステムに組み入れることは容易であり，患者動向を把握する体制を混乱なく構築可能となります．インフルエンザ・パンデミックの脅威が迫る中，日々の感染症情報の

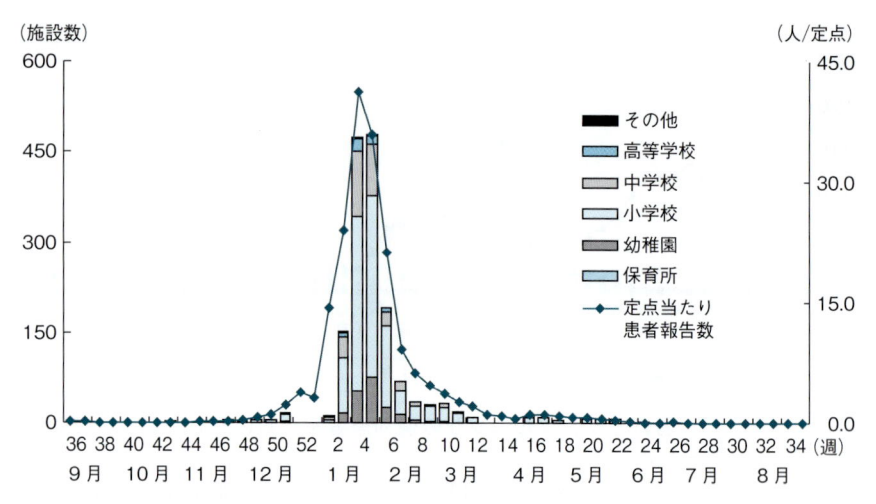

図6-9 東京都におけるインフルエンザの週別・発生施設別件数と週別インフルエンザ患者報告数（「2012-13」シーズン）

取扱いや評価が，未来の感染症対策への布石となります．

参考文献

1) 横山裕之，中野道晴，本間寛：感染症発生動向調査に関する北海道の新システムについて．道衛研所報 56：45-48，2006
2) 東京都新たな感染症対策委員会監修：東京都感染症マニュアル 2009．東京都福祉保健局健康安全部感染症対策課，2009
3) 厚生労働省：感染症法に基づく医師の届出のお願い．http://www.mhlw.go.jp/bunya/kenkou/kekkaku-kansenshou11/01.html（2015年1月アクセス）
4) 東京都感染症情報センター：感染症発生動向調査　届出基準および届出様式．http://idsc.tokyo-eiken.go.jp/survey/kobetsu/（2015年1月アクセス）
5) 厚生労働省：感染症法に基づく獣医師が届出を行う感染症と動物について．http://www.mhlw.go.jp/bunya/kenkou/kekkaku-kansenshou11/02.html（2015年1月アクセス）
6) 東京都福祉保健局：東京都感染症発生動向調査年報　平成24年（2012年）．
7) 東京都WEB版感染症発生動向調査―定点報告疾病週報告分　推移グラフ．http://survey.tokyo-eiken.go.jp/epidinfo/weeklychart.do（2015年1月アクセス）
8) 国立感染症研究所：〈注目すべき感染症〉手足口病．感染症発生動向調査週報（IDWR）2013年第33号
9) 国立感染症研究所：〈注目すべき感染症〉腸チフス 2013年―国外渡航歴のない感染者の増加．感染症発生動向調査週報（IDWR）2013年第39号
10) 東京都健康安全研究センター：東京都インフルエンザ情報（2012〜2013年シーズン）第18号，2013（平成25）年5月

（杉下由行）

第7章

疫学調査に必要な検査の基礎知識

> **POINT**
> - 検査は目的に応じて，診断検査とスクリーニング検査に分けられる
> - 検査の良し悪しを評価する代表的な指標には，感度・特異度，陽性的中率・陰性的中率，陽性尤度比・陰性尤度比がある
> - 疫学調査における検査は，サーベイランスに用いる場合とアウトブレイク調査に用いる場合に分けて考えると，適切な検査を検討しやすくなる
> - アウトブレイク調査における代表的な検査はPFGE法だが，利点と限界を理解して，常に疫学調査の結果と併せて解釈する必要がある
> - 医療関連施設および公衆衛生機関にとって，耐性菌感染症と新興・再興感染症は重要な課題

はじめに

　微生物検査は，感染症診療，医療関連感染対策，アウトブレイク調査において重要な役割を果たしており，さまざまな判断をする上で欠かせないものです．客観性が高く，結果に信頼が置けるという点から頻用されていますが，結果を過信してしまうと，全体の文脈を踏まえずに誤った解釈をする危険があります．例えば，臨床的な情報を考慮せずに疾患の有無を判定しようとすること，疫学的な関連を考慮せずにアウトブレイクの原因を説明しようとすることは，検査結果の適切な解釈という観点から勧められることではありません．

　本章は「疫学調査に必要な検査の基礎知識」というテーマですが，微生物学的な検査の方法ではなく，疫学的な検査の解釈に関する基礎知識の理解を目的としています．そこで，検査の解釈に欠かすことができない基本として，「検査の目的は何か」「検査の良し悪しを評価する指標は何か」を考えることから始めます．次に，疫学調査における検査の基本として，「疫学的な検査の目的は何か」「代表的検査であるPFGE法とは何か」について概要を説明します．最後

に，疫学調査で検査対象となる数多くの微生物のうち，重要な課題として認識されている耐性菌感染症，新興・再興感染症について紹介します．

1 検査の基本を考える

1）なぜ検査を行うか

(1) 診断検査とスクリーニング検査[1]

　日常臨床では，問診，身体所見，検査を組み合わせて患者を診断しています．問診と身体所見から，見逃してはいけない疾患や可能性が高い疾患を含めた鑑別診断を挙げて，それらの除外および確定のために適切な検査を選択します．一度に実施できる検査は限られており，すべての疾患に対して真の確定診断を行う手段があるわけではないことから，問診と身体所見から「より可能性が高い」疾患を絞り込んでおくことが，適切な検査の選択には必要です．

　このように，1人の患者に対して，複数の鑑別疾患から診断を除外および確定することを目的とした検査を診断検査（diagnostic test）と呼びます．一方で，症状の有無にかかわらず，ある特定の疾患（または微生物）の有無を調べるために検査を行う場合があります．がんやHIVなどの検診，アウトブレイクにおける保菌調査などが代表的な例です．

　このような検査は，診断検査と異なり対象が集団であること，1つの疾患ないし微生物の有無を調べることを目的としており，スクリーニング検査（screening test）と呼ばれています．同じ検査を行う場合でも，目的が診断であるかスクリーニングであるかによって良し悪しの基準が変わるため，何のための検査であるかを意識しておくことが重要です．

2）この検査は役に立つか

　検査はさまざまな条件によって影響を受けるため，その限界を理解しておくことが大切です．では，検査の良し悪しを判断するにはどのような指標があるのでしょうか．検査結果の解釈に影響を与える事項はさまざまですが，例として表7-1のようなものが考えられます．これらは状況に応じて与える影響が異なるため，客観的な指標を用いて判断する必要があります．表7-2に代表的な方法を紹介しますが，数字の裏側にある前提を意識して考えてみて下さい．

(1) 感度と特異度[2,3]（表7-2）

　代表的な方法の1つに，感度（sensitivity）と特異度（specificity）という考え方があります．これは，疾患の有無があらかじめわかっている人に対して検査を

第7章 疫学調査に必要な検査の基礎知識

表7-1 検査結果の解釈に影響を与えるもの

人による影響	・患者の選び方 ・検体採取・保管方法 ・検査手技
検査の質による影響	・検査方法(培地，試薬，機器など)
疫学的な影響	・検査前確率 ・標準的検査(reference or gold standard)

表7-2 疾患の有無と感度，特異度

	疾患あり	疾患なし	
検査陽性	(a)真陽性	(b)偽陽性	a+b
検査陰性	(c)偽陰性	(d)真陰性	c+d
	a+c	b+d	a+b+c+d

指標	求め方
感度	a/(a+c)
特異度	d/(b+d)

したときに，正しく判定されるかどうかを知るために用いる指標です．ですので，表7-1の事項で言えば，人による影響，疫学的な影響がないと仮定して，検査自体の質を評価したいときに役立ちます．

感度(水色の欄に注目)とは，疾患を持つ人のうち，検査結果が陽性となる人の割合であり，特異度(グレーの欄に注目)とは，疾患を持たない人のうち，検査結果が陰性となる人の割合です．この指標は，検査自体の質を客観的に評価するという目的で有用ですが，いくつか注意しておくべき点があります．

まず，人による影響はないと仮定しましたが，実際の現場では検体採取・保管方法，検査手技のバラツキは無視できない場合があります．また，大前提である疾患の有無は標準的検査を元に判断されることが基本ですが，そもそも「標準的検査がない」「複数の標準的検査がある」といった場合もあるため，確認しておくことが重要です．さらに，臨床現場であらかじめ疾患の有無がわかっていることはなく，得られる情報は検査結果のみです．したがって，「検査陽性(陰性)の場合に，本当にその結果が信用できるのか」という質問に対し

表7-3 検査結果と陽性的中率，陰性的中率

	疾患あり	疾患なし	
検査陽性	(a)真陽性	(b)偽陽性	a+b
検査陰性	(c)偽陰性	(d)真陰性	c+d
	a+c	b+d	a+b+c+d

指標	求め方	感度，特異度，有病率から求める方法
陽性的中率	a/(a+b)	感度×有病率/〔感度×有病率＋(1－特異度)×(1－有病率)〕
陰性的中率	d/(c+d)	特異度×(1－有病率)/〔(1－感度)×有病率＋特異度×(1－有病率)〕
有病率	(a+c)/(a+b+c+d)	—

て，感度と特異度の考え方は答えを与えてくれません．

(2) 陽性的中率と陰性的中率[2,4] (表7-3)

前述の疑問に対する答えの1つとして，陽性的中率(positive predictive value)，陰性的中率(negative predictive value)という考え方があります．これは，検査結果がわかっているときに，正しく疾患の診断ないし除外ができるかどうかを知るために用いる指標です．

陽性的中率(ブルーの欄に注目)とは，検査結果が陽性の人のうち本当に疾患を持つ人の割合であり，陰性的中率(グレーの欄に注目)とは，検査結果が陰性の人のうち本当に疾患を持たない人の割合です．この指標は検査の臨床的な有用性を評価するという目的で有用ですが，対象としている疾患の有病率(prevalence)に応じて数値が変わるという点を忘れないことが重要です．例えば，患者数が少ない疾患ではいかに質のよい検査(高い感度と特異度)であっても，検査陽性でも信用できない(偽陽性)可能性が高まります．また，患者数が変動する疾患の流行期では，検査陰性でも信用できない(偽陰性)可能性が高まります．ですので，感度と特異度に問題があり，かつ検体採取方法も問題となり得る検査キットでは検査結果のみで疾患の診断と除外を行うことは不適切であると言えます．

(3) 陽性尤度比と陰性尤度比[5] (表7-4)

陽性的中率と陰性的中率は，「検査の結果から疾患の有無を考える」という質

表7-4 疾患の有無と陽性尤度比，陰性尤度比

	疾患あり	疾患なし	
検査陽性	(a)真陽性	(b)偽陽性	a+b
検査陰性	(c)偽陰性	(d)真陰性	c+d
	a+c	b+d	a+b+c+d

指標	求め方	感度，特異度から求める方法
陽性尤度比	〔a/(a+c)〕/〔b/(b+d)〕	感度/(1－特異度)
陰性尤度比	〔c/(a+c)〕/〔d/(b+d)〕	(1－感度)/特異度

問に答えてくれる指標でしたが，有病率の影響という制限がありました．もう1つ，検査の結果から疾患の有無を考える指標として，陽性尤度比(positive likelihood ratio)，陰性尤度比(negative likelihood ratio)という考え方があります．

これは，検査結果が疾患の診断にどの程度の「影響」を与えるかを知りたいときに用いる指標です．臨床診断は，問診と身体所見から「より可能性が高い」疾患を挙げて，検査を行うことでさらに絞り込むということを行っています．目の前の患者にとって疾患Aを持つかどうかは二択ですが，実際は100％確実な検査(感度100％，特異度100％)はないことから，頭の中でより可能性が高い疾患を絞っていくという作業が必要です．言い換えると，鑑別診断を挙げた段階での疑いの程度(検査前確率)は，検査の有用性を踏まえる(陽性尤度比，陰性尤度比)ことで，疑いの程度が変化する(検査後確率)ということになります．

陽性尤度比とは，疾患を持つ人のうち検査結果が陽性となる人(真陽性)の割合と，疾患を持たない人のうち検査結果が陽性となる人(偽陽性)の割合の比です．陰性尤度比とは，疾患を持つ人のうち検査結果が陰性となる人(偽陰性)の割合と，疾患を持たない人のうち検査結果が陰性となる人(真陰性)の割合の比です．この指標は，有病率の影響を受けずに検査の臨床的な有用性を評価できるという特徴があります．ただし，陽性(陰性)尤度比が高い有用な検査であっても，検査後確率は検査前確率の見積もりが前提となります．したがって，診断検査では問診や身体所見による評価，スクリーニング検査では有病率が高い集団を対象にするなど，検査前確率を高める努力が検査を適切に選択して解釈するためには必要となります．

2 疫学調査における検査

1）なぜ検査を行うか

(1) サーベイランスとアウトブレイク調査

　疫学調査において微生物検査はさまざまな状況で実施されますが，ここではサーベイランス，アウトブレイク調査の2つに分けて考えてみましょう．

　サーベイランスにおける微生物検査は，対象微生物の罹患率や有病率を知ること，アウトブレイクを早期に発見することが重要な目的です．通常は臨床的な疑いに基づく診断検査の結果を見ているため，すべての患者を網羅しているわけではありません．しかし，サーベイランス対象となっている集団において，該当する微生物が与え得る影響の検討（リスクアセスメント），必要な介入の検討と実施，介入効果の評価という視点で整理することにより，検査結果を有効に役立てることが可能です．

　一方，アウトブレイク調査における微生物検査は，アウトブレイクした微生物に疫学的なリンクがあるかどうか，微生物学的な視点から貢献することが主な目的です．アウトブレイク調査では，未報告の患者や保菌患者など，水平伝播に関与し得るすべての患者を探し出す作業（積極的症例探査）が行われます．その過程で，「より適切なスクリーニング検査の方法は何か」「スクリーニング陽性患者の菌株は同一か」といった疑問を明らかにする検査方法を選択する必要があります．

2）どのような検査があるか

　疫学調査における微生物検査にはさまざまな方法があります．大きく分けると，形態や生化学的性質などから微生物の表現型を調べる方法（phenotypic typing methods），分子生物学的な手法を用いて微生物の遺伝子型を調べる方法（genotypic typing methods）があり，これらのタイピング法は型別能力，識別能力，再現性，実行の容易さ，解釈の容易さという5つの観点から評価されます（表7-5）[6]．

　実際の疫学調査では，それに加えて対象となる微生物の種類や調査の目的（サーベイランス，アウトブレイク調査）を踏まえ，適切な検査方法を選択する必要があります．例えば，日常的な微生物検査は表現型を調べる方法が中心ですが，さまざまな環境にさらされることで表現型は影響を受けやすいことが知られています．したがって，分離株の地域的な特徴を調べたいサーベイランス

表7-5 タイピングの有用性を評価する指標

型別能力（typeability）	菌株の型別を明確にできること
識別能力（discriminatory power）	疫学的関連のない菌株を異なる型に型別できること
再現性（reproducibility）	複数回の検査結果が同一になること
実行の容易さ（ease of performance）	技術的難易度，検査負荷，試薬・機器の入手，経費などが適切であること
解釈の容易さ（ease of interpretation）	検査結果が疫学的に解釈しやすいこと

や，疫学的関連が示唆される分離株の相同性を調べたいアウトブレイク調査では，遺伝子型を調べる方法が選択されることが多くなっています．

ここでは，多くの細菌に適応することが可能であり，型別能力，識別能力，再現性に優れる検査法としてアウトブレイク調査で利用されることが多い，パルスフィールド電気泳動（PFGE：Pulsed-Field Gel Electrophoresis）法について端的に紹介します．

(1) PFGE法とは？[7]

疫学調査では，共通の曝露源から伝播したことが示唆される患者から喀痰，尿，便などの検体を採取して培養することで，原因微生物の分離株を収集します．これらは疫学的関連がある分離株（epidemiologically related isolates）と呼ばれますが，アウトブレイクの原因株（outbreak strain）であることを示すには，微生物学の視点で遺伝学的関連がある分離株（genetically related isolates）であることを確認する必要があります．

PFGE法は，この遺伝学的関連を評価するために用いられる代表的な検査法の1つです．具体的には，①特定の遺伝子配列だけを認識してその部位で切断する制限酵素を用いて分離株のゲノムDNAを切断する，②パルスフィールド電気泳動という巨大DNA分子専用の電気泳動により切断断片を分離する，③異なる分子量のDNA断片の数の違いにより株の分別を行う——という手順で行われます．

(2) PFGE法の結果と解釈の仕方

PFGE法の結果は，図7-1のようなバンドパターンとして示されます[8]．このとき，基準株と比較したい株においてパターンが異なるバンド数を確認し，Tenoverらが提唱した基準（表7-6）で解釈する方法が知られています[7]．

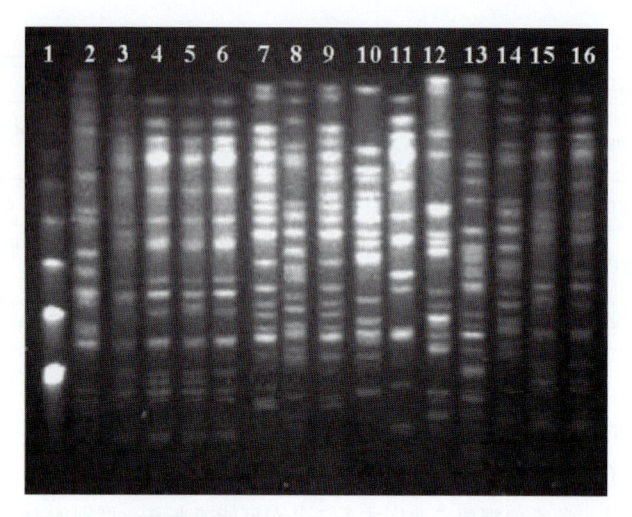

図7-1 PFGE法のバンドパターン（*Enterobacter cloacae*）

（文献8より引用）

　例えば，多剤耐性緑膿菌のアウトブレイクにおいて，疫学的関連が示唆される分離株15株をPFGE法で調べた結果，①パターンが完全に一致したものが5株，②異なるバンド数が1から3本であるものが5株，③異なるバンド数が4本から6本であるものが5株だったとします．この場合，①と②を足した10株はアウトブレイク関連株と考えられるものの，③の5株は疫学的関連の強さに応じて判断することになります．また，PFGE法で遺伝学的関連が示唆された場合であっても，疫学的関連がまったくないと考えられる分離株同士であった場合は，その解釈をよく検討する必要があります．

(3) PFGE法の利点と限界

　PFGE法は多くの微生物に適応可能であり，型別能力，識別能力，再現性に優れ，疫学的関連と遺伝学的関連の高い一致を認めるという利点を持っています．その一方で，時間がかかる，訓練を受けた検査技師が必要，検査技師ごとにわずかな結果のバラつきが見られる，真の系統学的な関連とは異なる，バンドパターンの解釈に若干の基礎知識が必要，などの限界についても理解しておく必要があります．

　これまで繰り返し述べてきましたが，検査には利点の陰に限界があり，絶対的な結論を提示するものではありません．したがって，アウトブレイク調査に

表7-6 PFGE法の解釈基準

分類	アウトブレイク株との遺伝的差異	アウトブレイク株と異なるバンド数	疫学的解釈
一致（Indistinguishable）	0	0	分離株はアウトブレイクの一部である
密接に関係（Closely related）	1	2〜3	分離株はアウトブレイクの一部である可能性が高い
関係する可能性（Possibly related）	2	4〜6	分離株はアウトブレイクの一部であるかもしれない
不一致（Different）	≧3	7	分離株はアウトブレイクの一部でない

（文献7より，筆者訳）

おける分子生物学的検査の解釈は，常に疫学調査の結果と併せて検討し，過去に蓄積された知見を加味して最終的に妥当な結論を下す，という姿勢を忘れないようにして下さい．

3 問題となる微生物

　感染症領域において，検査対象が「単一種のヒトとは異なる」微生物であるということは，当たり前ですが改めて意識しておきたい点です．対象となり得る微生物の種類は膨大であるため，すべてを丁寧に把握することは不可能です．そこで，自分が対象としている集団において「どのような微生物が」「どのぐらいの頻度で」「どの程度影響を与えているか」という視点で重みづけを行い，優先度が高いものから理解を深めていくとよいかもしれません．

　ここでは，医療関連施設および公衆衛生機関にとって重要な課題と考えられる，耐性菌感染症，新興・再興感染症をテーマに概要を紹介したいと思います．

1）薬剤耐性菌感染症

　近年，これまでの感染症対策の中心であった地域の流行性疾患に加え，治療や感染対策に難渋することがあるさまざまな耐性菌の増加が問題となっています．当初は医療関連施設内の問題と考えられていましたが，医療関連施設を超えた地域でのアウトブレイクや，国境を越えた伝播が数多く報告され，耐性菌感染症の問題は公衆衛生上の大きな問題として認識されています[9,10]．

例えば，英国の保健省と環境食糧農林省は，"UK Five Year Antimicrobial Resistance Strategy 2013 to 2018"と題して耐性菌問題を最重要課題の1つとして位置づけ，耐性菌拡散防止に向けた今後5年間の目標と必要な対策について発表しています[11]．また，米国のCDCは"ANTIBIOTIC RESISTANCE THREATS in the United States, 2013"において，問題となっている18種類の耐性菌を具体的に挙げています[12]．この報告の特徴は，さまざまな疫学データを用いたリスクアセスメントに基づいて，対策の重要性に関する重みづけがなされているという点です．

わが国では，耐性菌のリスクアセスメントに必要となる疫学的な視点で整理されたデータはまだ不足しているため，今後は国家レベルでこの問題に取り組んでいくためのデータが蓄積されることが期待されます．また，耐性菌の多くは医療関連感染と密接に関係しているため，蓄積されたデータの分析と解釈に長けた医療関連感染を専門とする疫学者の育成と配置が重要な課題です．

2）新興・再興感染症

感染症はさまざまな方法で分類されますが，新興感染症（emerging infectious diseases）と再興感染症（re-emerging infectious diseases）という捉え方があります．新興感染症とは，歴史的に初めて人を宿主とする疾患として認識されたもの，とされています（例：HIV/AIDS，ニパウイルス，重症急性呼吸器症候群）[13]．一方，再興感染症とは，歴史的に人を宿主とする病気として知られていたもののうち，①新たな地域で流行を認めたもの（例：米国のウエストナイルウイルス），②新たな耐性を獲得したもの（例：インフルエンザ，メチシリン耐性黄色ブドウ球菌，耐性マラリア），③以前に制御または排除したもの（例：アフリカのポリオ，ハイチのコレラ，フロリダのデング），④通常では起こらないもの（例：炭疽菌によるバイオテロリズム），とされています[13]．

1967年，当時の米国公衆衛生局長官であったWilliam H. Stewartは，"It's time to close the book on Infectious Diseases."と述べたとされています．しかし，その後も数々の感染症に関する新たな問題が続く中で，1992年に新興・再興感染症という言葉が生まれました．新興感染症の原因微生物は，1967年以降から現在に至るまで数多く報告されています[14]．また，気候変動，人の移動や物流の劇的な変化，抗菌薬使用量の増加と新規抗菌薬の減少，バイオテロリズムなど，この50年間に世界で起きているさまざまな変化は，再興感染症の問題に大きな影響を与えています．これらは私たちにとっても決して縁遠

い話ではなく，新型インフルエンザの発生，わが国で過去に診断されたことがない輸入感染症の報告，国内での発生が確認された重症熱性血小板減少症候群（SFTS：severe fever with thrombocytopenia syndrome），耐性菌による医療関連感染症のアウトブレイクなど，身近に起きている問題の多くは新興・再興感染症と言えます．

これら過去の経験を踏まえると，新興・再興感染症がなくなるということはなく，問題がより大きくなる可能性も考えておく必要があります．現在，公衆衛生上の問題が大きい感染症については，国立感染症研究所の感染症疫学センターがリスクアセスメントを行っています．今後，問題となっている感染症の特徴によっては，各医療機関や地域レベルでリスクアセスメントを行い，適切な対応が検討できる体制を実現していくことが期待されます．

参考文献

1) Wilson JMG, et al：Principles and practice of screening for disease. World Health Organization, 1968
2) Loong TW：Understanding sensitivity and specificity with the right side of the brain. BMJ 327：716-719, 2003
3) Altman DG, et al：Diagnostic tests 1：sensitivity and specificity. BMJ 308：1552, 1994
4) Altman DG, et al：Diagnostic tests 2：predictive values. BMJ 309：102, 1994
5) Deeks JJ, et al：Diagnostic tests 4：likelihood ratios. BMJ 329：168-169, 2004
6) Tenover FC, et al：How to select and interpret molecular strain typing methods for epidemiological studies of bacterial infections：a review for healthcare epidemiologists. Molecular Typing Working Group of the Society for Healthcare Epidemiology of America. Infect Control Hosp Epidemiol 18：426-439, 1997
7) Tenover FC, et al：Interpreting chromosomal DNA restriction patterns produced by pulsed-field gel electrophoresis：criteria for bacterial strain typing. J Clin Microbiol 33：2233-2239, 1995
8) Manzur A, et al：Nosocomial outbreak due to extended-spectrum-beta-lactamase-producing *Enterobacter cloacae* in a cardiothoracic intensive care unit. J Clin Microbiol 45：2365-2369, 2007
9) Naas T, et al：VEB-1 extended-spectrum beta-lactamase-producing *Acinetobacter baumannii*, France. Emerg Infect Dis 12：1214-1222, 2006
10) Kumarasamy KK, et al：Emergence of a new antibiotic resistance mechanism in India, Pakistan, and the UK；a molecular, biological, and epidemiological study. Lancet Infect Dis 10：597-602, 2010
11) Department of Health and Department for Environment Food and Rural Affairs：UK five year antimicrobial resistance strategy 2013 to 2018, 2013
12) Centers for Disease Control and Prevention：Antibiotic resistance threats in the United States, 2013
13) Fauci AS, et al：The Perpetual Challenge of Infectious Diseases. N Engl J Med 366：454-461, 2012

14) Olano JP, et al : Diagnosing emerging and reemerging infectious diseases : the pivotal role of the pathologist. Arch Pathol Lab Med 135 : 83-91, 2011

〈関谷紀貴〉

コラム4　グローバルな感染症危機管理時代のWHOのアウトブレイク対応②

（☞ p78から続く）

　IHRの下，WHOは194の加盟国政府とともに世界のアウトブレイクの監視と対応を行っています．WHO本部では，政府当局から届け出られる公式の報告とともに，メディア情報や各国の専門家から寄せられる情報，国境なき医師団などのNGO発の情報などの非公式情報も用いてアウトブレイクを探知し，モーニングミーティングと呼ばれる会議を毎朝開催し，リスク評価を行い，対応方針を決定しています．緊急事態と判断した場合にはStrategic Health Operation Center (SHOC)と呼ばれる緊急オペレーションセンターを立ち上げ対応します．

　アウトブレイク対応には，疫学，実験室検査，ロジスティックス，コミュニケーションなどさまざまな専門性が要求されますが，WHOを含め世界のどの組織も単独ですべての要求に答えることはできません．そこで，2000年，アウトブレイク対応に必要な専門性を備える世界中の組織が，WHO本部に事務局を置く，Global Outbreak Alert and Response Network(GOARN)というネットワークを設立しました．WHOは世界中のアウトブレイク対応の際に必要な専門家を，GOARNを通じてリクルートし現地に派遣していますが，実地疫学は必須の専門性の1つとされています．専門家を有する世界中の組織が，情報を交換し，WHO下に迅速に連携して対応する，これがグローバルな感染症危機管理時代のWHOのアウトブレイク対応です．

〈中島一敏〉

第8章

疫学調査に必要な統計学

> **POINT**
> - 疫学調査では統計学はツールの1つ
> - 記述疫学ではグループの特徴を把握するために用いられる記述統計を活用する
> - 分析疫学ではグループ間を比較するために用いられる推測統計を活用する
> - 疫学調査で誤った解釈を導く要因としてバイアスがある

1 疫学調査では統計学はツールの1つ

　統計学と疫学は混同して理解されることが多いようですが，もちろん両者は同義語ではありません．疫学は集団における疾病の分布や疾病に関連する要因を研究し，疾病のコントロールに応用する学問です．一方で統計学は数学の応用分野です．共通する考え方は多くありますが，両者の目的はまったく異なります．

　本章では疫学調査を実践するための道具の1つとして統計学を取り扱います．確率論や専門的な数式を含めて統計学を数理的に理解することは重要ですが，現実的には数式を使った解析には統計解析ソフト等を利用することが多いでしょう．統計学の数理的な理論の重要性を踏まえた上で，道具として統計学を利用する際のルールを理解すると，「疫学調査の実践」という目標への最短コースになるはずです．

2 統計学を利用する目的

　ある居酒屋を利用した10人のうち，数日後に4人が消化器症状を訴えたケースを考えます．4人のうち3人には「メニューXを食べた」という共通点がありました．そこで，「メニューXを食べたか否か」でこの10人を分けると，メニューXを食べた5人のうち3人が発症し，食べなかった5人のうち1人

が発症しました．発症した1人が「メニューXによる食中毒ではないか」と保健所に相談に来た場合に，すぐにメニューXによる食中毒事例と断定できるでしょうか．

この時点における仮説の1つですが，「ただちにメニューXが原因と断定することは難しい」と直感的に感じるでしょう．ただし，この直感というのは個人によって異なります．そこで，個人の直感に頼ることなくすべての人が得られた結果を同じように解釈するための材料を得る道具として，統計学を利用します．また，統計学を利用する他の目的は特徴の把握です．例えば，メニューXを食べている割合が高いことは，発症した人たちの特徴と言えます．統計学はこのような特徴を把握したり，特徴を示したりする時にも利用します．

以下では，統計学を記述統計と推測統計の2つに分類して考えます．

3 記述統計

集団発生事例に対する疫学調査では，各症例からデータを収集した後，解析の初期の段階でデータを整理し，発症群の特徴を把握するための記述疫学を実践します（☞p9）．このデータとは，文字や数字が並んでいるだけの意味を伴わない状態，すなわち文字列です．文字列の状態では発症群の特徴を把握できません．そこで，データを個々ではなく，「発症群」と「非発症群」のようにグループ（群）として取り扱い，その特徴を把握します．

1）平均値と中央値

グループの特徴を把握する方法には平均値などの指標の利用，分割表の利用，ヒストグラムや散布図の利用がありますが，ここでは平均値と中央値の利用方法について述べます．

表8-1は，ある企業の運動部に所属する部員が職場の調理室で料理し食事会を行った結果，多くの参加者が消化器症状を訴えた食中毒疑い事例のデータです．食事会に参加したすべての部員の症状の有無，年齢，メニューAとBの喫食の有無についての調査結果が記されています．

まず，発症群の年齢データの特徴を把握します．年齢のような連続的な数値で表されているデータを使って特徴を把握する場合には，データの分布の中心を示す平均値と中央値がよく利用されます．平均値は症例群の21人分の年齢データをすべて足し，人数（21人）で割って算出します．中央値はデータを小さい値から順に並べて，(1)，(2)，(3)と番号を付与して，中央にくる番号の値

第8章 疫学調査に必要な統計学

表8-1 食中毒疑い事例における発症群と非発症群のラインリスト

発症群					非発症群				
ID	発症[1]	年齢	メニューA[2]	メニューB[2]	ID	発症[1]	年齢	メニューA[2]	メニューB[2]
1	1	16	2	2	1	2	18	2	2
2	1	18	2	2	2	2	19	1	2
3	1	19	2	1	3	2	19	1	2
4	1	19	2	1	4	2	20	2	2
5	1	20	1	1	5	2	21	1	2
6	1	20	1	1	6	2	21	2	1
7	1	22	2	2	7	2	21	1	2
8	1	22	1	1	8	2	21	2	2
9	1	23	1	1	9	2	22	1	2
10	1	23	1	2	10	2	22	1	1
11	1	23	2	1	11	2	23	1	2
12	1	24	1	1	12	2	23	1	2
13	1	24	2	2	13	2	23	1	2
14	1	25	1	2	14	2	23	1	1
15	1	25	1	1	15	2	23	2	2
16	1	26	2	2	16	2	24	2	2
17	1	26	2	1	17	2	24	1	2
18	1	27	1	1	18	2	24	1	2
19	1	28	1	2	19	2	26	1	1
20	1	29	1	2	20	2	26	1	2
21	1	31	1	2	21	2	26	1	2
					22	2	26	1	2
					23	2	28	1	2
					24	2	28	2	2
					25	2	29	2	1
					26	2	29	1	2
					27	2	30	2	2
					28	2	31	2	2
					29	2	31	1	1
					30	2	31	1	2
					31	2	32	2	2
					32	2	33	2	2
					33	2	34	2	2

1)「発症」列の1は発症,2は非発症を示す.
2)「A」と「B」列はメニューAとBの喫食歴を示し,1は喫食あり,2は喫食なしを示す.

です．

平均値	$(16 + 18 + 19 + \cdots 28 + 29 + 31) \div 21 = 23.3$ 歳
中央値	(1) 16，(2) 18，(3) 19，…(19) 28，(20) 29，(21) 31

このように番号を付与すると，中央値は11番目の23歳です．

中央値は付与した番号に基づいて求めますが，平均値はデータをそのまま計算式に利用して求めるので，データの影響を直接的に受けます．例えば，表8-1の発症群のID 21番が95歳であった場合は，平均値と中央値は下のようになります．

平均値	$(16 + 18 + 19 + \cdots 28 + 29 + 95) \div 21 = 26.4$ 歳
中央値	(1) 16，(2) 18，(3) 19，…(19) 28，(20) 29，(21) 95

このように番号を付与すると，中央値は11番目の23歳です．

中央値に変化ありませんが，平均値はより高い値になりました．このようにデータに偏りが存在する場合には，平均値は偏りがある方向に増減します．したがって，データに偏りがない場合は平均値，データに偏りがある場合は中央値がグループの特徴を把握する際の情報として利用されます．「データに偏りがない場合」とは，統計学では「正規分布を仮定できる場合」と言い換えることができます．

Check

平均値：正規分布を仮定できるデータに利用する
中央値：正規分布を仮定できないデータに利用する

2）標準偏差と四分位範囲

平均値，もしくは中央値の次に知りたくなるのはデータの分布です．表8-1のデータを用いて発症群の年齢の分布の中心（平均値もしくは中央値）はわかりましたが，各症例の年齢がどのように分布しているかはわかりません．そこで，年齢を図8-1のようにヒストグラムにしてみました．

横軸には観察された値，縦軸には頻度としてヒストグラムを作成した場合，正規分布を仮定できるデータは平均を中心として左右対称の釣鐘状を示します．図8-1では，平均値の23.3歳を中心としておおよそ左右対称にデータが分布していることが確認できました．一方で，ヒストグラムを用いずに分布を

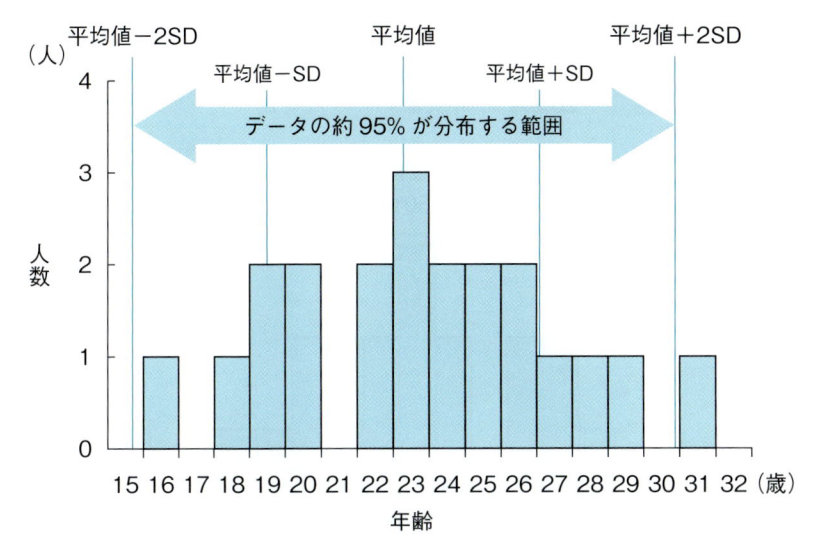

図 8-1 症例群の年齢分布と標準偏差(SD)

イメージできる便利な指標として標準偏差(SD：Standard Deviation)があります．標準偏差を理解する上で重要な事柄は，次の特徴です．

Check
- 「平均値±標準偏差」の範囲に約 68％のデータが分布する
- 「平均±2×標準偏差」の範囲に約 95％のデータが分布する

ここで，表 8-1 のデータを考えてみます．発症群の年齢の平均値は 23.3 歳，標準偏差は 3.8 歳と算出したとすると，「平均+2×標準偏差＝23.3＋2×3.8 ＝30.9 歳」「平均−2×標準偏差＝23.3−2×3.8＝15.7 歳」と算出され，発症群の約 95％の人は 15.7〜30.9 歳に分布すると推測できます(図 8-1)．「平均±2×標準偏差」の範囲に約 95％が分布するのは正規分布するデータの特徴です．したがって，標準偏差は平均とともにデータが正規分布を仮定できる場合に利用します．

サーベイランスデータから集団発生を探知する際の基準として「平均値+2×標準偏差」を利用します．過去の報告数より「平均値±2×標準偏差」を算出すると，過去の報告数データの約 95％は「平均値±2×標準偏差」の範囲に分布していたことが推測できます．そこで，「平均値+2×標準偏差」は過去にはあまり経験していない報告数，すなわち異常な状態である可能性を疑う基準として利

第1部 基礎編

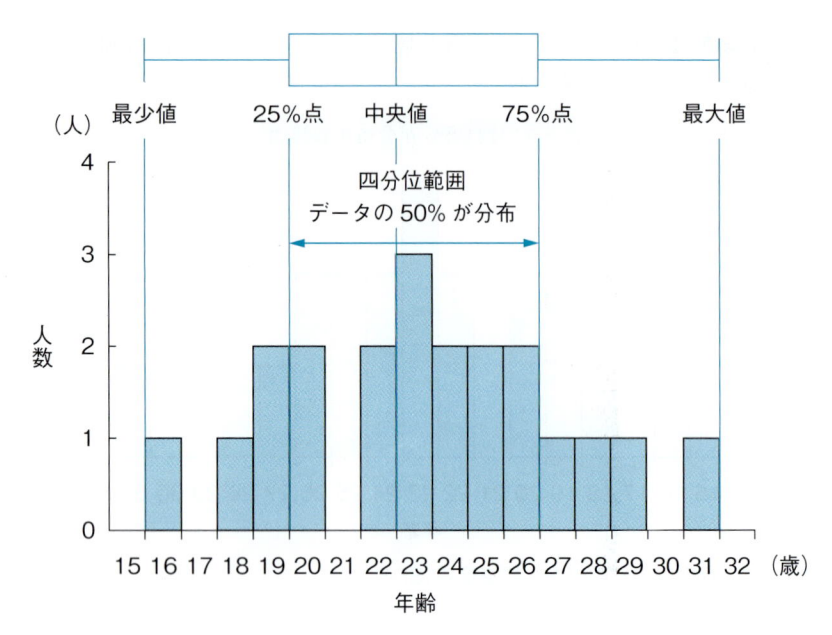

図8-2 症例群の年齢分布と四分位範囲

　用されてます．
　データに正規分布を仮定できない場合には，グループの特徴を把握するために中央値，範囲と四分位範囲を利用します．範囲はデータの最大値と最小値で示します．また，四分位範囲は小さい値から25％のデータと大きい値から25％のデータを除外した中心部分の50％を示します．
　表8-1の症例群のデータは正規分布を仮定できますが，便宜的に年齢の範囲と四分位範囲を確認します．最年少者が16歳，最年長者が31歳なので，範囲は16～31歳です．発症群は21例なので，5.25例が25％分のデータ，すなわち5症例分のデータです．ID 1番～5番と17番～21番を除外して，6番～20番，すなわち20～26歳が四分位範囲となり，この範囲にデータの50％が含まれます．中央値，範囲と四分位範囲を用いて，分布を図示したものが箱ひげ図です（図8-2）．

Check
平均値と標準偏差：正規分布を仮定できるデータに利用
中央値と範囲・四分位範囲：正規分布を仮定できないデータに利用

上記のように，平均値と中央値を使い分けるため，正規分布するか否かの確認（正規性の確認）は解析の初期の段階で実施します．正規分布を仮定するためには，ヒストグラムが平均値を中心におおよそ左右対称であることを確認します．データを収集した人の数が大きい場合はこの方法で正規分布を仮定できますが，小さい場合は正規分布の仮定が困難な場合があるので，統計解析ソフトに用意されている正規性の検定を行うとよいでしょう．

3）データの種類

正規分布を仮定できるか否かはデータの種類によっても異なります．したがって，データの種類を確認することは，平均値と中央値を利用する際の前提です．

データとは，実際に調査を行って得た数値（文字列）です．また，データは研究対象者全体の集合である母集団（多くの場合，実際には観察することはできない架空の集団）から無作為に抽出された人々の集合で構成されるグループ（標本）から収集されたと仮定します．したがって，標本は母集団の縮小版，すなわち標本と母集団はそれぞれに属する人々の人数に違いはあるものの，例えば年齢分布や男女比などは同じような特徴を持っていると仮定します．標本を用いた調査は，母集団（真の値）を推測することが調査の目的であり，この推測に統計学が利用されます．データには量的データと質的データの2種類があり，正規分布を仮定できるか否かは，量的データを対象として確認します（表8-2）．

4 推測統計

発症群と非発症群の間で異なる特徴があるか否か，発症と曝露に関連があるか否かは疫学調査の結果を解析する上での重要なテーマです．推測統計は疫学調査における分析疫学を実践する際に用いられ，その目的は「差があるか否か」や「関連があるか否か」などを判断するための材料を得ることです．

表8-1のデータを使って，発症群と非発症群の年齢に違いがあるか（差があるか）を確認します．年齢は量的データです．また，発症群と非発症群の年齢分布をヒストグラムで確認すると両者で正規分布を仮定できたので，特徴を把握するために平均値と標準偏差を算出しました．

表8-2 量的データと質的データ

データ	分類	特徴	例
量的データ	間隔尺度	・間隔に意味があるデータ ・数値間の比率に意味がないため，掛け算や割り算で得られた値に意味はない	・温度（10〜20℃と20〜30℃の間隔をともに10℃と表現可，10℃から15℃へ上昇した場合に50％の上昇とは表現しない） ・時刻（10時と11時の間隔を1時間と表現可，10時と11時を比較した場合に10％多いとは表現しない）
	比率尺度	・間隔とともに比にも意味があるデータ ・原点が「0」なので常に正の値を示す ・データが連続的な数値なので四則計算に意味がある	・体重が50kgから60kgに増加した場合を20％の増加，100kgから110kgに増加した場合を10％の増加と表現。同じ10kgの増加でもそれぞれで比を求められる ・時間（10時間と11時間の間隔を1時間と表現可，10時間と11時間を比較した場合に10％多いと表現可）
質的データ（カテゴリカルデータ）	名義尺度	・カテゴリーを区別するために数値を割り当てたデータ ・平均値や合計数を求めることに意味はない	・性別（男性：1，女性：2） ・血液型（A型：1，B型：2，AB型：3，O型：4）
	順序尺度	・カテゴリーを区別するために数値を割り当てたデータ ・大小関係（一定の順序）があるが，間隔に意味はないデータ ・四則計算を行うことや平均値を求めることに意味はないが，大小関係（一定の順序）があるのでカテゴリーに割り当てられた数値を使って中央値を求めることは可能	・理解していない：1，理解している：2，よく理解している：3

> 年齢の平均値±標準偏差(歳)
> 発症群：23.3±3.8
> 非発症群：25.2±4.4

　発症群と非発症群の年齢の平均値には約2歳の違いがありますが，年齢の平均値に差があると言えるでしょうか．このように標本間を比較する際に用いる推測統計には，統計学的推定（推定）と統計学的仮説検定（検定）があります．

1）推定（95％信頼区間の利用）

　疫学調査で得たデータには常に説明できないデータのバラツキ（偶然誤差）が存在します．偶然誤差が存在する標本のデータから母集団の値（真の値）を推定することが統計学的推定（推定）です．したがって，解析の結果を示す場合には，これらの偶然誤差の量，すなわち平均値やオッズ比などの指標の信頼性を示します．

　平均値やオッズ比はある1点の値で示されるため点推定値と言いますが，点推定値のみでは平均値やオッズ比などの指標の信頼性を示すことはできません．そこで信頼区間を用います（習慣的に95％信頼区間をよく用います）．

　95％信頼区間は，「95％の確率で真の値を含む値の範囲」を示します．このような範囲を推定することを区間推定と言い，推定された範囲を信頼区間と言います．信頼区間の幅が狭い場合は，偶然誤差の影響は少なく，平均値やオッズ比の信頼性は高いと評価できます．また，95％信頼区間は区間推定なので標本間の平均値の差を推定する場合，平均の差が「どの程度」あるかを示していることに注目して下さい．

Check
- 95％信頼区間は95％の確率で真の値を含む値の範囲を示す．
- 信頼区間は「どの程度」という定量的な情報を持つ．

2）検定（p値の利用）

　検定では，p値が0.05未満であれば「統計学的に有意な差がある」と解釈します．これだけでも統計解析ソフトで得られるp値は解釈できますが，p値の意味について理解しましょう．

　検定を実施する場合は，統計学的に有意な差があるか否かを判断する基準（有意水準）としてp値の値を定め（医学分野においては多くの場合0.05），比較し

たい2つの標本に差がないこと(標本間の差は偶然によって生じていること)を仮定した仮説(帰無仮説)を立てます．発症と曝露(メニューAの喫食など)の関連性を検定したい場合は関連がないという帰無仮説を立てます．

帰無仮説の逆の仮説は「差がある」もしくは「関連がある」という対立仮説です．p値は帰無仮説を前提として，調査において得られた結果と同等，もしくは結果より大きな差(関連)が偶然によって生じる確率を意味します．実用的には，以下のように考えるとわかりやすいでしょう．

> **Check**
> ・p値が有意水準よりも高い場合($p \geqq 0.05$)：帰無仮説と結果が合致する
> ・p値が有意水準よりも低い場合($p < 0.05$)：帰無仮説と結果が合致しない

表8-1のデータに戻って，発症群と非発症群の年齢の平均値に差があるか否かを検定する場合，帰無仮説は「発症群と非発症群の年齢の平均値に差はない」，対立仮説は「発症群と非発症群の年齢の平均値に差がある」となります．

3) 検定方法の選択

検定方法には多種多様な方法がありますが，ここでは疫学調査で用いられることが多い平均の差の検定と分割表の検定について述べます．

(1) 平均の差の検定

ここまで述べてきたデータの種類やデータの正規性は検定方法を選択するために必要な情報です．また，標本数が3つ以上になると検定方法が異なるので，標本数も検定方法を選択するための重要な情報です．

疫学調査でよく実施する2標本の平均を比較する場合は，図8-3に示した通り，①標本数，②データの種類，③データの正規性，④データの等分散性を確認することによって検定方法を決定できます．詳細は他の専門書に委ねますが，比較したい2つの標本の等分散性によって，「2標本t検定(studentのt検定)」，もしくは「Welchの2標本t検定」を選択することが推奨されています．

表8-1のデータに戻り，発症群と非発症群の年齢の平均に差があるか否かを検定します．図8-3に従って，「標本の数が2つ」「量的データ」「等分散を仮定できる」と確認し，2標本t検定を選択しました(表8-3)．

年齢の平均値の差は1.8歳，95％の確率で年齢の平均値の真の差を含む範囲は－4.2歳から0.5歳であることが推測されました．したがって，年齢の平均値の真の差が「0」，すなわち年齢の平均値に差がない可能性も示しています．

症例対照研究やコホート研究では，オッズ比や相対リスクの95％信頼区間が算出されますが，オッズ比と相対リスクが「1」の場合は，発症と曝露に関連性がない可能性を示します．既述の通り，95％信頼区間は偶然誤差の量を示します．年齢の平均値の差の95％信頼区間が「−4.2歳〜0.5歳」の場合と，例えば「−12.6歳〜1.5歳」の場合とでは，後者の方がより偶然誤差の量が大きかったと推測できるので，相対的に信頼性は低くなります．偶然誤差（説明できないデータのバラツキ）は，標本の大きさを大きくするとその影響が低下します．結果的に信頼区間の範囲も狭くなり，より信頼性の高い結果が得られます．次に，p値を確認すると0.05未満ではないため，「発症群と非発症群の年齢の平均値に差はない」と解釈します．

　ある1つのグループに属している人々に，異なるタイミングで2回（術前と術後，教育前と教育後など）の測定を行い，データ間にペア関係（対応関係）がある場合は，正規分布を仮定できれば「対応のあるt検定」，正規分布を仮定できなければ「Wilcoxonの順位和検定」（Mann−WhitneyのU検定とも呼ばれる）を選択します．

　データの等分散性や対応のあるt検定の詳細については他書に委ねますが，分散性，標本数やデータ間に対応があるか否かで検定方法が異なることは理解しておきましょう．

(2) 分割表の検定

　記述疫学を実践すると仮説につながる発症群の特徴を把握できます．また，平均の差の検定によって，定量データについての発症群の特徴（例えば，非発症群に比べて年齢が高いなど）を確認できます．次に，それらの特徴は発症（保菌）と関連しているか否か，もしくはどの程度関連しているかが知りたくなるでしょう．第3章「分析疫学」で解説されたコホート研究と症例対照研究は，曝露と発症（保菌）との関連性の有無と程度を考える材料を得るために実施されます．すなわち分析疫学の目的は記述疫学で得られた仮説の確認です．コホート研究と症例対照研究では，2×2分割表と分割表の検定を利用します．第3章で2×2分割表について解説しているので，ここでは表8-1の発症とメニューAの喫食，発症とメニューBの喫食のそれぞれの関連性について説明します．

　表8-1のデータはこの食中毒疑い事例に関わる部員すべての情報なので，コホート研究が可能です．発症とメニューAとBは名義尺度です．発症とメニューA，もしくはBの関連性を考えたいので，表8-4のような分割表を作

第1部 基礎編

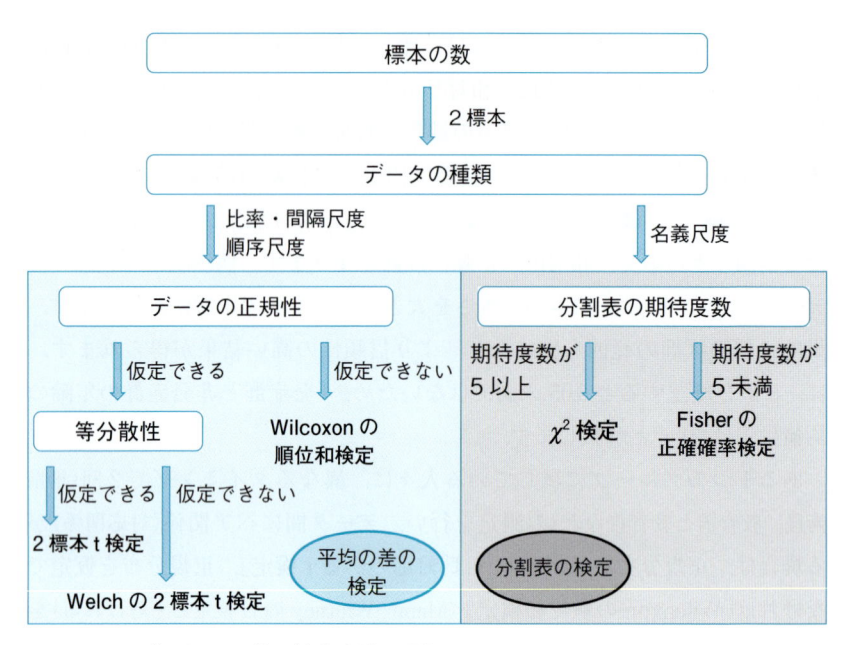

図8-3 2群における差の検定方法の選択

表8-3 2標本t検定

年齢の平均値±標準偏差(歳)	発症群：23.3±3.8　　　　非発症群：25.2±4.4
帰無仮説	発症群と非発症群の年齢の平均値に差はない
対立仮説	発症群と非発症群の年齢の平均値に差がある
年齢の平均値の差(歳)	−1.8
年齢の平均値の差の95％信頼区間(歳)	−4.2−0.5
p値	0.12（p＞0.05 ではなく算出された値を示す）

成しました．分割表を作成したときに，データを収集した人の数を分割表のセルの数で割った値である期待度数（セルの実際の値ではないことに注意して下さい）が5未満である場合，すなわち2×2分割表では期待度数が1つでも5未満であれば正確なp値が算出されないため，χ^2検定ではなくFisherの正確確率検定を選択します（図8-3）．

表8-1のデータでは期待度数が5以上なので，図8-3に従ってχ^2検定を

表8-4 解析結果

1) 発症とメニューAの2×2表と解析結果

メニューA	発症	非発症	合計
喫食あり	12	21	33
喫食なし	9	12	21

χ^2値：0.2
p値：0.6
相対危険度：0.8
95%信頼区間：0.4-0.7

2) 発症とメニューBの2×2表と解析結果

メニューB	発症	非発症	合計
喫食あり	11	6	33
喫食なし	10	27	21

χ^2値：7.0
p値：0.008
相対危険度：2.4
95%信頼区間：1.3-4.5

行いました．χ^2検定の帰無仮説は「発症とメニューA，もしくはメニューBの喫食には関連性がない」です．有意水準を0.05とすると，「発症とメニューBの喫食は関連性がある」と解釈できます．次に，相対リスクよりメニューBを喫食した人たちは喫食しなかった人たちと比べて2.4倍（95%の確率で真の相対リスクを含む範囲は1.3～4.5倍）発症しやすかったと解釈できます．

以上の分割表の検定方法は2つの標本の比率の検定と基本的に同様です．なお，平均の差の検定と同様にデータ間に対応がある場合，かつ名義尺度である場合は，マクネマー検定を選択してもよいでしょう．

4) 95%信頼区間とp値，どちらに注目するべきか

p値を解釈する際に，p値が小さいほど「より関連がある」や「より差がある」といった効果の量については解釈できないことに注意して下さい．p値は，統計学的に差があるか否か，もしくは関連があるか否かのように質的な解釈のみが可能です．一方で，信頼区間は，「0」を含むか否か（もしくは「1」を含むか否か）によって，p値のように有意な差（関連）の有無を確認するために利用することもできますが，信頼区間の幅と信頼区間の位置の双方によって定量的に解釈されるべきです．したがって，p値よりも信頼区間により注目して検定結果を解釈します．

5 バイアス

1) 誤差の影響

症例対照研究やコホート研究で得られたオッズ比や相対リスクが高い場合

に，因果関係と解釈したくなりますが，残念ながら必ずしも関連性や因果関係を意味するとは限りません．考えられることは大きく次の4つです．

①入力ミスなどの単純ミス
②偶然（偶然誤差）によって関連性があるように見えた
③系統誤差（選択バイアス，情報バイアスと交絡）の影響を受けて関連性があるように見えた
④本当に関連性がある

誤差とは疫学調査・研究において誤った結果を導く可能性がある要因のことなので，疫学調査を実施する上での大きな問題になります．誤差の影響を完全に除去することは不可能ですが，研究をデザインする段階において誤差の影響を抑制させるための努力と，結果に対する誤差の影響を考察した上で疾病の原因となる要因を推論することが求められます．

2）誤差の種類

疫学調査に影響する誤差には大きく偶然誤差と系統誤差（バイアス）の2種類があります．偶然誤差と系統誤差にはそれぞれ影響を抑制させるための方法があるため，両者を区別して理解しましょう．

標本の規模が小さい場合には偶然誤差と系統誤差（バイアス）の両者が，標本の規模が大きい場合には系統誤差（バイアス）が存在する可能性があります．

3）偶然誤差

偶然誤差は「説明が困難なデータのバラツキ」のことで，標本の大きさを無限大と仮定した場合に，影響が限りなく小さくなると考えられる誤差です．

4）系統誤差（バイアス）

「研究デザイン，実施，もしくは解析におけるあらゆる誤差で，疾患と関連があると考えられる因子に対する曝露の効果について誤った推測の原因となるもの」と定義されています．系統誤差（バイアス）は標本の大きさに依存することなく一定の影響を与えます．

バイアスは，選択バイアス，情報バイアスと交絡の3つに分類されます．

（1）選択バイアス

選択バイアスは，調査対象を選択する過程から発生するバイアスです．例えば，症例対照研究におけるケース群とコントロール群を選択する場合に，ある要因を保有する割合が一方の標本で偏った結果として，実際は関連性がないにもかかわらず疾病とある要因の間に誤った関連性の存在を示唆することがあります．

(2) 情報バイアス

　情報バイアスは，収集したデータが誤って分類されることによって発生するバイアスです．症例の定義に実験室診断の結果を含める目的は，調査対象としている疾患以外の患者を症例として，または症例を非症例として誤分類することを避けるためです．想起バイアス（リコールバイアス）は代表的な情報バイアスの原因です．疾病が起こった後に疾病と関連する要因を研究する場合に，データを調査対象者の記憶に依存して収集する症例対照研究や後ろ向きコホート研究においてリコールバイアスが発生します．例えば，食中毒事例において，多くの発症者は発症前の喫食歴を振り返り，発症した原因を個人的に考えるはずです．一方で，非発症者は発症者と比べると喫食歴を振り返る機会は少なく，発症者と比べると記憶が曖昧なことが多いでしょう．結果的に，保健所等による疫学調査の際に非発症者はある食材を喫食したにもかかわらず，喫食していないと回答（誤分類）する可能性が高いと考えられます．

(3) 交絡

　交絡とは結果の混同によって生じるバイアスです．交絡を理解するために，喫煙，飲酒と肺がんの関係を考えてみます．喫煙者は飲酒する方が多いので，飲酒と肺がんはおそらく統計学的に有意な関連性を示します．しかし，もちろん飲酒は肺がんの原因ではありません．喫煙，飲酒と肺がんの例では，喫煙を交絡因子と言い，①交絡因子（喫煙）は疾病（肺がん）と関連していること，②交絡因子（喫煙）は疾病（肺がん）に関連する他の因子（飲酒）に関連していること，③交絡因子（喫煙）は疾病（肺がん）と関連する他の因子（飲酒）の結果ではないことの3つの関連性があります．したがって，曝露と疾患の間に統計学的に有意な関連性が示された場合も，ただちに因果関係を示すとは限りません．

　交絡の影響を制御するためには，①マッチング，②層化，③ロジスティック回帰分析などの回帰モデルの利用の3つの方法が主に用いられます．

　交絡は，ロジスティック回帰分析を用いて分析疫学の際に制御することも可能ですが，選択バイアスと情報バイアスに対しては，標本の選択方法や情報収集の方法など研究を計画する段階で制御するための対策を検討しておく必要があります．

6 標本の大きさ

　疫学調査，特に症例対照研究を実施する場合に，標本をどの程度の大きさに

するべきか悩むことがありますが，データの質が揃うのであれば，標本サイズは大きければ大きいほど精度の高い結果を得ることができます．

すでに述べたように，標本の大きさは，データの正規性，標準偏差，推定や検定に影響します．したがって，推定や検定において統計学的に有意な差があるか否かは，標本の大きさと標本間の真の差の大きさ(真の関連の大きさ)に依存します．真の差(真の関連性)が小さい場合，統計学的に有意な差を得るためには大きな標本が必要です．

真の差(真の関連性)がある場合に，検定によって有意な差(関連性)を示す確率を「検出力」と言います．すなわち，検出力とは検定結果を正しく示すことができる確率です．真の差(真の関連性)はないにもかかわらず検定によって誤って有意な差(関連性)を示す確率を α エラー(第1種の過誤)，真の差(真の関連性)はあるにもかかわらず検定によって誤って有意な差(関連性)を示さない確率を β エラー(第2種の過誤)と言います．この α とはすでに述べた p 値(有意水準)を示します．また，検出力と β エラーには「β エラー＝1－検出力」の関係があります．標本の大きさをあらかじめ算出するためには，習慣的に検出力を80％に設定します．この場合，統計学的な有意差が認められないという結果には最大で20％の誤りがあるので，「有意な差がない」を「差がない」と容易に解釈することはできません．

標本の大きさを計算によってあらかじめ求めることは有用な方法と言えますが，そのためには得られる結果を予想することが必要です．例えば，症例対照研究におけるケース群とコントロール群において関連性を確認したい要因の保有(曝露)率を予想して計算します．この予想値と上記で述べた α，検出力などを用いて標本の大きさを計算します．結果的に，関連性を確認したい要因の保有(曝露)率が低い場合は，より大きな標本数が算出されます．標本の大きさの計算には，交絡などの影響は加味されないという欠点もあります．結論的に，あらかじめ算出した標本の大きさは，標本の大きさを決めるときの参考値として考えましょう．

症例対照研究における標本の大きさは，「ケース群：コントロール群」を「1：1」「1：2」「1：3」もしくは「1：4」を目安として設定することがあります．ケース群の数が少ない場合は，検出力を上げるために，より多くのコントロール群の数が必要となりますが，概して，ケース群とコントロール群の数を1：4以上としても検出力に大きな影響はありません．

疫学調査を実施する場合，特に感染拡大防止のための根拠を得るための疫学調査の場合は，できる限り早期に結果を得て感染拡大防止策を実施することが重要です．したがって，できる限り標本を大きくするという理想のもとで，調査を実施する職員の数，必要な経費，調査に費やすことができる時間などの現実的な要素と情報収集を行う対象者との交渉の結果で標本の大きさが決まることは少なくありません．

参考文献
1) Gregg MB：Field Epidemiology. 3rd ed, Oxford University Press, 2008
2) Motulsky H 著，津崎晃一訳：数学いらずの医科統計学．第 2 版，メディカル・サイエンス・インターナショナル，2011
3) ヨハン・ギセック著，山本太郎ほか訳：感染症疫学．昭和堂，2006
4) Rothman KJ 著，矢野栄二ほか監訳：ロスマンの疫学．第 2 版，篠原出版新社，2013
5) Gordis L 著，木原正博ほか訳：疫学―医学的研究と実践のサイエンス．メディカル・サイエンス・インターナショナル，2010
6) 浅井　隆：いまさら誰にも聞けない医学統計の基礎のキソ 第 1 巻―まずは統計アレルギーを克服しよう！　アトムス，2010
7) 古川俊之監，丹後俊郎著：医学への統計学．第 3 版，朝倉書店，2013
8) 対馬栄輝：SPSS で学ぶ医療系データ解析．東京図書，2007
9) 中村好一：基礎から学ぶ楽しい疫学．第 3 版，医学書院，2013

〔鈴木智之〕

第9章

情報の収集と活用

> **POINT**
> - 感染症の情報は噂から公式発表まで多岐にわたり，それらの特徴と限界を知っておくことが重要
> - 分析の前段階として，情報を目的や確認頻度によって整理する
> - 情報のリスクアセスメントを行い，次の行動につなげる目で情報を見る
> - 情報共有の対象，ルールをお互いに明確にしておく
> - 間違った情報や古い情報は随時修正する

1 感染症に関する情報――何をどれくらい集め，読むかを吟味する

　感染症に関する情報は，街角の噂話から，医療機関でキャッチしている地域での発生動向，WHOの公式発表まで多岐にわたります．

　大まかに分類をすると，①自分のライフワークや関心を持っているテーマ，②専門職として業務遂行上必要なこと，③急ぐ必要はなく変更頻度は高くないが定期的に確認が必要なこと，④必要性は高くないが見落としたくない（出遅れたくない）周辺情報――があります．それぞれにどのルートから情報を得るのか選択するのが第1段階です．この整理をせずに気の向くままニュース配信などにメールアドレスを登録すると収拾がつかなくなり，その後の整理にも無駄な時間がかかります．まず①～④を整理し，定期的に情報の棚卸しをして，枠組み自体を見直しましょう．基本的な情報源を表9-1に示します．

　表9-1以外にも，動物由来感染症，渡航者の健康に関連した感染症など，特定のテーマに特化したリソースがあるので，情報源としてリスト化しておくことをお勧めします．

第 9 章　情報の収集と活用

表 9-1　基本的な情報源

	リソース	活用の仕方
速報性の高い情報源	米国　ミネソタ大学CIDRAP http://www.cidrap.umn.edu/	メールニュースの配信を登録しておく
	ProMed http://www.promedmail.org/	
感染症の週報	日本　国立感染症研究所 IDWR http://www.nih.go.jp/niid/ja/idwr.html ※自治体の感染症週報	更新日タイトルをチェック．急いで読むものとそれ以外を区別．周辺のアジア各国の感染症情報センターや公衆衛生局のウェブサイトのリンク集を作っておくと便利
	WHO　The Weekly Epidemiological Record（WER） http://www.who.int/wer/	
	米国 CDC　Morbidity and Mortality Weekly Report（MMWR） http://www.cdc.gov/mmwr/	
	ヨーロッパ CDC　Eurosurveillance http://www.eurosurveillance.org/	
	英国 Public Health England Health Protection Report : latest infection reports http://www.gov.uk/government/collections/health-protection-report-latest-infection-reports	
	香港　Center for Health Protection http://www.chp.gov.hk/en/index.html	
	台湾 CDC http://www.cdc.gov.tw/english/index.aspx	
	シンガポール　Weekly Infectious Diseases Bulletin http://www.moh.gov.sg/content/moh_web/home/statistics/infectiousDiseasesStatistics/weekly_infectiousdiseasesbulletin.html	
アウトブレイク情報の確認	世界地図上で流行情報をリアルタイムに表示 Health Map http://healthmap.org/en/	
	ワクチンで予防できる感染症の流行マップ Vaccine Preventable Outbreaks http://www.cfr.org/interactives/GH_Vaccine_Map/	

表9-2 感染症疫学情報チェックと整理の1週間

	月	火	水	木	金	土	日
朝	感染症ニュースのチェック					メールボックスで見落としがないか確認．移動時間などを利用して，ツイッターや専門ウェブサイトで特定テーマでの最新情報を確認	
午前	1）必要時，関係部署*への問い合わせ 2）速報で共有すべきことへの対応						
午後	今週発表が予定されている案件や会議の予定の確認	院内の感染管理会議．施設内で共有や迅速対応が必要なことの確認	地域のウェブ速報確認	国内の感染症発生動向（週報）確認	海外の週報を確認．厚生労働省感染症エクスプレスで通知や決定事項の確認		

月曜日は海外が日曜日のためニュースが少ないので，金曜日にピックアップした報告を読む
＊東京都は感染症発生動向調査の一部を水曜日の午後にウェブ速報として掲載

2 情報の整理法──メールアドレスやタグで分類し，チェック頻度を決める

　各種のメールニュースなど，配信される情報をどのように整理するかですが，主たるメールアドレスにすべてを集めると，メールボックスが雑多な情報で埋まってしまい，重要なメールへの対応が遅れるリスクがあります．そのようなミスを避けるために，情報収集専用のアドレスを作成し，その中でさらにタグで情報分類をする方法があります．例えば，下記の情報があった場合，(1)や(3)は早く読めるようにし，(4)～(7)は週に1度確認すればよいアドレスに整理することです．例として，表9-2に感染症疫学情報チェックと整理の1週間を示します．

1）受動的に集めることができる情報

(1) 参加者限定，情報も外部秘のメーリングリスト
　　例：院内会議の共有メール
(2) 申請によって参加可能な専門領域のメーリングリスト（一定のルールの元で運営）
　　例：IDATENや所属する専門学会・団体のメール
(3) 速報・ニュース・アラートなどの情報源
　　例：ProMed，Googleキーワード検索登録[*2]

(4) 感染症週報などの定期的な発生動向レポート
　　例：国立感染症研究所（感染症週報 IDWR），地域の感染症情報センター（地方衛生研究所）の週報，米国 CDC の MMWR，欧州 CDC の Eurosurveillance，周辺国の感染症週報など
(5) 診療や業務に影響するガイドラインとその更新情報
　　例：学会ホームページの更新情報 RSS[*3] 登録
(6) 法律や仕組みの変更・改訂に関わる情報
　　例：厚生労働省結核感染症課「感染症エクスプレス」登録
(7) 学術的な報告が掲載される媒体の情報
　　例：ジャーナルごとのウェブサイトを RSS で読む，学術雑誌のレビューを行う専門サイトのニュースメールを登録

2) 積極的に探して得る情報

　ある特定の感染症の情報を積極的に得る必要が生じた場合に行う作業です．関心事項によって方法が変わってきます．

(1) サーベイランスのデータ（感染症発生動向調査）

　感染症法に基づいて医師，医療機関が保健所に報告をして集計されるデータです．決められた感染症については定期的なデータが公表されますが，診断された日と公表されるタイミングに時差があるので，リアルタイムで把握することができないのが難点です．自治体によっては東京都のようにウェブ速報を水曜日午後に公表するなど工夫をしているところもあります．

(2) インターネットを使った噂サーベイ

　インターネットの検索サイトを使うことで，特定のキーワードを含むニュースが増えていないか，特定のリスク層や地域での症例集積がないかなどを調べることができます．

　また，この検索機能を使ってトレンドを見ることも可能です．ある感染症が流行すると，その症状や治療を検索する人が増えるので，社会へのインパクト

[*2]: Google にはキーワードで「メールアラート」を作成できます．自動的に関連キーワードを扱うニュースを検索し，一覧にしてメール送信する機能があるので，「食中毒」「麻疹」「結核」「ワクチン」などのキーワードと，頻度（1日1回，週に1回など）を決めての受信設定をしておくと便利です．

[*3]: RSS とはそのサイトが更新されたかどうかを確認するために，わざわざサイトにアクセスする必要はない仕組みで，更新情報や記事の要約などを素早くチェックすることが可能です．

を検討することができるからです．「Googleトレンド」などがその例です．

また，インターネットに140文字以内の短い投稿ができるツイッターにも検索機能があり，特定の感染症キーワードで一般社会での情報をキャッチすることができます．

(3) 関係者へのヒアリング

地域のネットワークや知人ルートを使って，地域や臨床での実感として増えているかどうかを確認します．信頼関係の下に行われるので，特定の地域，個人や医療機関の固有名詞と合わせた情報として流れないような配慮が必要です．

その時点での公開・共有レベルをお互いに確認しておくと，誤解やトラブルの防止につながります．

(4) 行政や医療機関による公式発表

地域や施設で起きた感染症の集団発生などについて，現況や調査・介入後の結果がウェブサイトなどで公表されることがあります．「報道発表」というカテゴリーや「新着情報」から探します．

報道発表を契機に一般メディアが取り上げることもあります．

3) ソーシャルメディアを使った感染症流行の探知

インターネット上の書き込み情報の増加を観察し，特定の感染症の流行を探知する試みは多方面で行われています．実際に感染症のトレンドをキャッチできるのか，具体的にどのような情報が得られるのかを考えてみましょう．

例えば，インフルエンザでは，トレンドを把握する仕組みは2つあります．

①感染症発生動向調査
②処方箋薬局の処方箋サーベイランス

①は定点医療機関からの数字を集計して公表されるまでにタイムラグがあり，昨日や今日の状況を知ることが難しく，②はオンライン化された薬局でどれくらい抗インフルエンザ薬の処方が出ているかを把握する仕組みで，リアルタイム性に優れています．

140字以内で投稿できるツイッターでも，インフルエンザ流行期には「インフルエンザ」というキーワードで検索をするとたくさんの書き込みがヒットし，それはおおよそ発生動向調査のグラフと相関するという報告があります．

さらに，ソーシャルメディアは単純に相関を見るだけでなく，質的な理解を深めることも可能です．2012〜2013年に都市部の成人を中心に風疹が流行し

ましたが，流行のピークとなった4～6月には書き込み数も当然増加しました．この時に風疹について経時的に検索を行ったところ，次のようなことが把握できました．

(1) 発症している人の属性を把握できる

全員ではありませんが，多くの人が本人アカウントのプロフィール欄に居住地情報，社会人か学生か主婦かといった個人情報を記載しています．

(2) 発症の経過を把握できる

体調不良の最初の症状から，受診時の様子を含めた経過を報告している人たちが一定数おり，頭痛やリンパ節の腫れ，発熱，発疹消失までのタイムスパンを知ることができました．また，多くの人が携帯電話のカメラで自らの発疹を撮影して投稿しており，成人の感染症の教科書にはないリアルな症例情報を得る手がかりになりました．

(3) 国や行政の政策，ニュースへのリアクションが把握できる

ワクチンの在庫不足，接種費用補助のニュースに連動して戸惑ったり接種行動に動く様子が把握できました．

(4) アウトブレイク探知

ある地域の大学の運動部で複数の風疹症例が発生していることが把握できました．その大学の保健管理センターに連絡することで学内での早期対応につながりました．

3 情報の吟味——リスクアセスメント，行動計画

感染症の情報を集める中で，自分の仕事との関連性の中で，あるいは地域や社会にとって重要性の高いものについては次のアクションが重要になります．

14章（☞ p192）で学ぶように，感染症のアウトブレイクをキャッチし，迅速に行動することで，感染症の影響を受ける人の数や，対応に必要な時間・マンパワー・費用を減らすことができます．ですから，情報を収集する段階から，「自分はそもそも何のためにこの作業をしているのか」「情報をどう行動につなげるべきか」を考えておくことが重要になります．

ここで重要なのが「リスクの評価」です（詳細は12章（☞ p160）．ある感染症が特定の地域で発生しているという情報を得たときには，以下の点を検討します．

①その病原体・感染症としての特性（新規性，感染経路，感染力，重症化率，死

亡率，リスク層，検査や治療があるかなど），「時」「場所」「人」情報が重要
②その感染症が関わる地域や対象に影響を及ぼす可能性
③影響を受けるとしたら，どのような時間軸，ルートか
④この情報を誰と共有すべきか
⑤具体的にとるべき対策の有無，対策に関わる機関への連絡，優先順位
⑥上記⑤が急務ではない場合，再度リスク評価をすべきか，するとしたらそれはいつが適切か

具体的な行動としては，「保健所に問い合わせてみる」「次のICT（infection control team）のミーティングで話題提供する」「夕方にメーリングリストで共有する」「次のニュースレターで記事にする」などを検討してみて下さい．

緊急を要さない場合でも，とりあえずのリスク評価を公表・共有することはコミュニケーションとしては重要です．

新しい感染症の問題が発生したときに，欧州疾病予防管理センター（ECDC：European Centre for Disease Prevention and Control）では，Rapid Communicationとして「その感染症がEU地域にリスクを及ぼすのか」「何か注意すべきことがあるのか」を発表します．初期には十分な情報がありませんが，この情報は定期的に更新されるため，人々は「専門家が適切に観察と評価をしている」と信頼することができます．このような評価がない場合，人々はインターネットなどで一般メディアの情報のみを見ることになります．一般メディアは，総じてリスクや脅威を過剰に伝える傾向がありますので，誤解や人権問題などにつながる恐れがあります．このため，自分たちだけで納得や安心をして終わるのではなく，どのような形で伝えていくかということも合わせて検討することが重要です．

4 見ている数字・現象の解釈

1）情報の特徴と限界

入手した情報をもとに次の行動を計画することが必要なのですが，そもそも見ている情報は何を意味しているのか，限界は何かを知っておく必要があります．そうしないと，報道記事に一喜一憂したり，判断を誤ったりする危険があるからです．

　1次情報：調査の素データ，症例情報ならばカルテ
　2次情報：1次情報を解釈・加工したもの（例：専門誌の報告，学会発表）

3次情報：2次情報を解釈・加工したもの（例：新聞記事，総説など）
4次情報：3次情報を解釈・加工したもの（例：個人のブログ，伝聞など）

　それぞれの情報の特徴と限界を解説します．上記の情報のうち，1次情報が大もとのように思うかもしれませんが，実はそうではありません．

　1次情報が調査研究データだとします．この場合は，「どのようにその数字をとったのか」を確認する必要があります．「サンプルは母集団を代表しているのか」「サンプル数として十分か」「調査対象に対しての有効回答率はどれくらいか」「性別や年齢に偏りはないのか」など，数字の特徴や説明の限界を把握することが大切です．

　症例情報の場合も，「それは1例からの説明なのか」「症例の集積があってのことなのか」「情報を集める際の症例定義は何か」を確認することが重要です．通常，個人情報保護の観点から1次情報そのものにアクセスすることはできないので，発表された2次情報の資料で確認したり調査者に問い合わせる必要が生じます．いずれにしても，2次，3次，4次と各段階で，誰かの解釈をもとにした「意味の付与」や「情報の再構成」が行われるので，客観的事実と書いている人の主観や想像の区別，明確になっていることとなっていないことが何なのかに注目します．これは，自分たちが発信する際にも行っている作業です．

　解釈や加工にも意味がある場合があります．それは，判断や審査という検証を経ているときです．例えば，専門の科学誌に掲載された情報は編集者や他の査読者の評価を経ており，テクニカルな内容やコモンセンスとしての検討は終えていると評価することができるからです．

　ミネソタ大学が運営するCIDRAPというサイトは，日々の感染症ニュースについて専門集団の解釈を加えて即時性を重視して記事を構成しています．自分自身で判断する際に，別の専門家の注目点や解釈・表現を知ることは，誤解の防止や情報の精度の向上のための参考になります．

　噂や個人レベルの情報も決して軽視できません．街角の情報をもとに，確認を進めたところ実際に症例が複数発生しており，さらに積極的に調査をしたら実際に大きな広がりがあったことを確認できた，という事例もあります．

2）数字の評価（致死率の変動）

　どの感染症でも，症例の把握法による情報の限界があります．個人の健康や社会にとっての脅威となるかの指標にその感染症での致死率があります．この場合，重要なのは分母と分子の数字の取り方です．

例えば，新しい呼吸器系の感染症が問題になっているとします．この感染症が把握される経緯として，「重症な患者が入院して集中治療を受けた後に死亡」というパターンがあります．病院を受診する人はその時点でかなり重症である場合があるので，分母が重症者，そのうち死亡した人が分子となります．

　軽い咳症状や微熱の症例は受診するとは限らず，また国によっては医療費が心配で簡単に医療機関に受診できないという場合があります．ですから，この時点での死亡率はとても高くなります．また，すべての医療機関で詳細な検査ができるわけでもありません．

　時間の経過ともに，簡易な検査キットが開発されたり，周辺住民の血液検査が行われたりして，「実際にはそのウイルスに感染している人はたくさんいる」ことが把握されます．その人たちが症例としてカウントされなかったのは，不顕性感染だったり，軽症だったために受診をしなかったからです．その人たちを感染者として分母に加えると，致死率は低くなっていきます．

　その数字は何を説明するものなのか，何を説明できないのか，そもそもどのように把握されているのかを常に考えるようにしましょう．

5 コミュニケーション──情報の共有・修正・加工・発信

　感染症の情報収集，解釈・リスク評価をした後で必要なのは行動の選択です．「特に何もしない」「今は何もしなくていい」というのも選択です．専門職としての判断には責任が伴うので，同僚や知り合いの専門家に意見を求めたり，過去にあった同様の事例から教訓を導き出したりして，必要な情報発信につなげます．ここで重要なのは，あなた自身が日々収集している情報と同じように，あなた自身が発信する情報は他の人の判断材料や学びにもなれば，誤解される恐れもあるということです．情報発信に時間をかけているうちに感染症が広がってしまった，というようなことも考えられます．

　どのような病原体で，どのような対象だと問題になりやすいのかは，微生物そのものの特徴や生活形態なども影響します．微生物によって問題となるパターンと有効な介入法を整理しておくとよいでしょう．

　情報を探す中で，明らかに間違っている情報を発見したときは，その発信元の窓口に連絡し，修正や更新を提案することも，感染症の情報の適正化のためにできることの1つです．

参考文献

1) Schmidt CW : Trending Now : Using Social Media to Predict and Track Disease Outbreaks. Environ Health Perspect 120 : a30−a33, 2012

(堀　成美)

コラム5　麻疹の排除のための活動①

　麻疹はかつて，「恋ははしか(＝麻疹)のようなもの」と例えられ，人生のうちで必ずかかる軽い病気の代表のように考えられていました．それは空気感染により，あまりに多くの方が麻疹にかかっていたことも理由の1つでしょう．しかし，実際には，過去も，そして現代においても命を落とすことも多いことから，「命定め」と言われる疾患でした．1999年の感染症法施行以後だけを考えても，2001年には推定患者数20万人以上の全国的な流行がありました．この頃の流行では多くの被害があったと考えられ，特に大きな流行があった沖縄県では死亡者は9人にのぼりました．

　小児科医などの働きかけにより，その後の麻疹対策は，1歳を中心とする患者発生動向に対して「1歳のお誕生日にははしかワクチンのプレゼントを」という合言葉を掲げて予防接種を徹底しようとするものでした．また「沖縄県はしか"0"プロジェクト」などの，地域を中心とした医療従事者や自治体の積極的な取り組みにより，麻疹対策に関する経験は少しずつ蓄積されていきました．

(☞ p143に続く)　(砂川富正)

第10章

疫学研究に役立つ調査の手法

> **POINT**
> - 調査手法は，定量調査と定性調査に分けられる
> - 定量調査の基本であり最も精度が高いのは個別面接調査
> - 非面接調査はそれぞれの特徴を踏まえて選択する必要がある

■ はじめに

　疫学研究を行う際にどのような調査手法を選ぶかは，研究の成否にも直結し得る重要な判断になります．どの手法も一長一短があり，研究の目的や性格によって最適な手法は異なります．常にこれを選べばよいという調査手法はありません．調査の内容，期間，予算，実施条件などの要素を十分に考慮した上で適切な方法を選ぶことが大切です．ここでは疫学研究に用いられる調査手法について解説します．

1 定量調査と定性調査

　調査の手法は定量調査と定性調査に大別されます．定量調査は調査の結果が「数値」（人数，割合など）で表現されます．一方，定性調査は調査の結果が「言葉」で表現されます．

　定量調査には，量的なデータを得ることそのものが目的となる実態把握型の調査と，課題解決に向けた仮説を量的に検証することが目的となる仮説検証型の調査とがあります．いずれの場合も，母集団を特定することが最初のステップです．次に母集団全数に調査を行えるかどうかを検討します．全数調査ができないときは母集団を代表する対象者を抽出できるか（代表性）が重要となります．すなわち，対象者の調査で得られた結果を母集団全体に当てはめることが妥当かどうかを検討します．その上で，知りたい情報を漏れなく定量的に収集

表10-1 各調査方法の特徴

調査の種類	回収率	回答精度	コスト	期間
個別面接調査	◎	◎	×	△
留置調査	◎	〇	△	△
郵送調査	△	〇	〇	×
電話調査	〇	△	〇	〇
インターネット調査	〇	△	◎	◎
観察調査	—	◎	〇	〇

これらは研究デザインや対象者によって変化することに注意

できるよう調査票を作成します.

　定性調査は，質的な探索を目的としたものとなり，本格的な定量調査の準備のために行われたり，一般的な定量調査の手法ではカバーしきれない実態調査などに用いられたりします.

2 疫学調査の手法（表10-1）

1）定量調査

（1）個別面接調査

　調査票を用いた調査の中でも，最も基本的かつ精度の高い手法です．調査員が対象者と1対1で面接します．あらかじめ作成した調査票を調査員が読み上げる形で質問し，対象者の回答を調査票に書き取っていきます．対象者本人であることの確認，質問の意味の伝達，あいまいな回答の確認，回答の正しい記入などを調査員がコントロールできるため，回答の精度や信頼性が最も優れた調査法と言えます．自由回答の設問でも，調査員が回答を促すことでより有益な情報が得られるかもしれません．したがって，調査員の技術が重要となり，あらかじめ十分にトレーニングしておくことが大切です.

　個別面接調査のマイナス面としては，要するコストと時間があります．調査そのものにかかる時間のみならず，調査に向けて調査員を確保し準備を進めるのにコストと時間が多くかかります．対象者が多い場合や，地理的に広い範囲をカバーする場合には特に多大な費用となる可能性があります.

　疫学調査においては，例えば集団発生時の症例対照研究における症例群と対照群からの情報収集や，後ろ向きコホート研究における対象者からの情報収集

に用いられます．ただし，対象者数が多くなるとコストと時間が増大するため，対象者があまり多くない事例で用いられることが一般的です．

事例1　2009年に発生したインフルエンザA(H1N1)2009パンデミックでは，日本国内での発生の前に，カナダでの交流事業から帰国した高校生3名が成田空港における検疫でインフルエンザA(H1N1)2009感染症と診断され入院となった．残る交流事業参加者33名と航空機内で座席の近かった乗員乗客16名に対し，停留施設にて健康観察が行われた．国立感染症研究所感染症情報センター(当時)と実地疫学専門家養成コース(FETP-J)はすべての入院患者および停留対象者に対して個別面接調査を行った．感染伝播は一緒に行動し濃厚な接触があった者に発生したことが示され，同一機で帰国した停留対象者からの発症者がないのは接触の程度が影響していた可能性が示唆された[1]．

　この調査では対象者が限られていた(発症者3名，健康観察者49名)こと，対象者が病院および停留施設で過ごしており面接が容易だったこと，個別面接が可能な人数の調査員がいたことから個別面接調査が採用されました．調査員全員で調査票を作成したため，聞き取り内容の統一も図られました．個別面接調査は手間が大きいものの，その信頼性は高いです．

(2) 留置調査

　調査員が対象者に個別に会うのは個別面接調査と同じですが，その場では聞き取らずに調査票を渡して本人に記載してもらうよう依頼し，あらためて訪問して回収する方法です．留置（とめおき）調査では対象者本人が調査票に記入することが個別面接調査との大きな違いになります．したがって，調査票をわかりやすく作成することが大切です．

　この方法の利点は，多くの対象者がいても行うことができる点です．また，個別面接調査よりも調査に応じてもらいやすいことや，比較的量の多い調査票やその場で即答できない質問にも回答が得られる利点があります．一方で，調べたり家族に聞いたりした上で回答してしまい，正しい結果が得られない可能性があります．極端な場合は本人以外が回答しても判別できません．質問内容の誤解や記入の誤りを直接確認できないことも欠点です．これらの点から，正確さはやや犠牲になってしまいます．

　疫学調査においては，多くはコストやマンパワーの問題から，すべての場合

で個別面接調査を行うのは難しく，留置調査の形をとることがしばしばあります．一部を個別面接で聞き取り，残りを留め置いて記入してもらうなど，複数の手法を組み合わせて行うこともあります．

(3) 郵送調査

対象者の住所に調査票を郵送し，対象者自身に記入，返送してもらう方法です．対象者の名前と住所がわからなければならないので，名簿の入手や作成が必須になります．個人情報保護の配慮が求められます．また，対象者自身が記入するので，調査票をわかりやすく作成する必要があります．

この方法の利点は何といってもコストの安さです．調査員が介在しないため，調査員を集めトレーニングするコストがかかりません．また，郵送費は全国一律ですので，広範囲の調査に有利です．対象者自身が記入することのメリットとデメリットは留置法と同様です．留置法以上に回答者の匿名性が高い点から，質問内容によっては，より回答しやすいかもしれません．

郵送調査の最大の欠点は回収率の低さです．督促や謝礼品などの工夫が行われていますが，それでも40〜50％の回収率にとどまることが多いようです．さらに，郵送調査そのものの増加やダイレクトメールの増加に伴って回収率は年々低下傾向にあると言われています．無作為抽出したとしても，回収率が低すぎると回収標本に偏りが生じる危険が大きくなります．したがって，郵送調査はその欠点をふまえ，回答の信頼性と母集団についての推定をあまり厳密に考えなくてよい場合のみに行うことが望ましいと考えられます．

事例2　日本化学療法学会 抗菌化学療法認定薬剤師制度委員会 抗菌薬TDM標準化ワーキンググループは，抗MRSA薬の治療薬物モニタリング（TDM：Therapeutic Drug Monitoring）についての実態調査を2009年に行った．日本化学療法学会の薬剤師会員が所属する全563施設を対象に郵送調査を行い，回収率は53.6％であった．回答施設の80％以上で薬剤師が抗MRSA薬の臨床的コンサルテーションを提供していた[2]．

この調査では回収率が53.6％にとどまっており，対象施設の半数近くからは回答を得られていません．一般に熱心に活動している施設ほど返送する傾向があると想像され，回収標本に偏りが生じている可能性があります．したがって，本調査の対象となった全563施設のうち，実際に薬剤師が臨床的コンサル

テーションを提供しているのは80%を下回る可能性が高いと考えられます．このように結果の解釈には注意が必要です．

(4) 電話調査

電話でオペレータが質問し回答を得る調査方法です．マスコミによる世論調査でしばしば用いられています．電話をかける対象者の名簿として電話帳がよく用いられてきましたが，最近はコンピュータで自動的に電話番号を無作為抽出するRDD（Random digit dialing）が用いられることが多くなっています．オペレーターがコンピュータ画面にある質問と選択肢を読み上げ回答を直接入力するCATI（Computer assisted telephone interview）を併用することでデータ入力を効率化する試みもなされています．この方法は，あらかじめシステムが構築されていれば短期間に大量の調査を比較的低コストで行うことができる利点があります．ただし，内容の深いテーマやボリュームがある調査には向きません．回答を拒否されたり途中で電話を切られたりする頻度が高くなるからです．また，対象者の年齢確認が確実でないことは欠点です．最近は固定電話の加入率が低下しており，携帯電話しか持っていない人の意見を過小評価する可能性があります．

疫学調査においては，個別面接調査の代わりに電話調査を行うことがあります．対象者が多かったり調査員が少なかったりして個別面接調査を行うのが難しく，郵送調査を行う時間的余裕が少ない場合がよい適応です．

事例3　2009年のインフルエンザA（H1N1）2009パンデミックの初期に大阪府内の中高一貫校でインフルエンザの集団発生が起きた．感染の広がりやリスク因子を明らかにするため，感染確定例以外の生徒を対象とした質問票調査が計画された．対象生徒1,916名は学校閉鎖中で登校していなかったため，学校スタッフが各生徒に電話して質問票調査を行った．それにより教室内やスクールバスでの近距離での接触が感染拡大のきっかけとなり，それがクラス内，学年内へと拡大していったことが明らかとなった[3]．

この調査では，学校内でのインフルエンザ拡大について検討するために調査票を作成したものの，生徒が登校していないために直接面接を行うことは不可能でした．情報の正確性はやや落ちる可能性がありますが，個別面接調査を行うことができない状況であることや，短期間で一気に調査を行う必要があった

ことから，学校スタッフの協力を得て電話調査を行うこととなりました．

(5) インターネット調査

最近，特にマーケティング領域で盛んに行われるようになっている調査方法です．疫学研究でも今後利用される機会が増えていくものと思われます．

調査票を用いたインターネット調査は，クローズド方式とオープン方式に大別されます．クローズド方式は，調査会社の規約に同意して登録したモニターを対象に行うものです．オープン方式は，ウェブサイト上に質問票を設定し，そのサイトを見た人に回答してもらうものです．疫学調査ではクローズド方式を用いることが多いと思われますので，以下クローズド方式のインターネット調査について記載します．

インターネット調査の最大のメリットは，短時間かつ低コストで大量の情報を入手可能なことです．この点で従来の調査方法を圧倒していることが急速な普及の背景にあります．調査結果は最初から電子化されていますので，集計と解析も容易です．また，調査対象者ごとに回答パターンから調査票のカスタマイズを行うことができ，紙ベースの調査で起こりがちな誤回答や回答分岐のミスはあらかじめプログラムを組むことで減らすことができます．回答者は好きな時間に回答でき，中断して後に再開することができることもインターネット調査の大きな利点と言えます．

利点ばかりたくさんあるように見えるインターネット調査ですが，最大の欠点は代表性にあります．つまり，登録モニターが母集団を代表しているかどうかです．一般的に，登録モニターは調査慣れしている人が多く，回答謝礼として得ることができるポイントを目的に複数のサイトに登録している人も少なくないとされています．また，モニターの募集ルートによってもモニター層は大きく変わってきます．したがって，モニター登録者数が多くても必ずしも世の中全体を代表してはいないことに注意が必要です．この代表性の問題のため，インターネット調査による世論調査は不正確な結果となる可能性があり不適切と考えられています．特に中学生・高校生や高齢者の場合，登録モニター数が他の年齢層よりも少ないため，代表性の問題はさらに大きくなります．この欠点を克服するため，モニター層を広げる工夫（スマートフォン使用者を対象とするなど）や，偏りを修正する工夫〔傾向スコア（propensity score）を用いた解析など〕が行われていますが，代表性の欠点はまだ十分には克服されてはいません．

このような大きな欠点はあるものの，その圧倒的なスピードと低コストのた

めインターネット調査が活用されることがますます増えていくものと思われます．現時点では特に，特定の属性や特徴をもったモニター群を抽出し，それを対象に行う調査においてその利点が最もよく活かされると考えられます．通常の手法ではそのような抽出には大きな手間がかかります．

事例4　内閣府はインターネット調査の可能性を検討するため，訪問面接調査で行う「国民生活に関する世論調査」と同じ質問票を用いたインターネット調査を2007年に行った．前者は6,086名，後者は1,648名が回答した．インターネット調査では関東や近畿の都市在住者が多く，管理職・専門技術職・主婦の割合が高い，持ち家率が低いなどの傾向が認められた．調査への回答では，生活に対する満足度や充実感が低いなど，訪問面接群との明らかな違いが認められた[4]．

　この調査では，従来行われてきた個別面接調査とインターネット調査の結果には明らかな差があり，現時点では世論調査をインターネット調査で行うのは不適切なことがわかります．スマートフォンの普及などによって急速にインターネット人口が増加しており，今後回答者の属性が偏っている問題は改善していくかもしれません．

事例5　筆者らはインターネット上での抗菌薬販売に対する消費者の動向を探るため，2013年にインターネット調査を行った．30,000名のモニターに対してインターネットショッピングの経験の有無を問う質問をスクリーニングとして行った．この質問に経験ありと回答した25,329名のうち592名(2.3%)がインターネットを通じて抗菌薬を購入したことがあると回答した[5]．

　この調査ではインターネットでの抗菌薬購入経験についてインターネットショッピング経験者を対象に聞いています．スクリーニングの質問によってインターネットショッピング経験者を抽出することで，効率よく対象者を絞り込むことができました．もちろん，一般的なインターネットショッピング経験者全体と比べて偏りがある可能性はありますが，事例4の世論調査ほどの偏りはないと予想されます．ただし，結果を解釈する際には，偏りの可能性に留意する必要があります．

(6) その他（集合調査，街頭調査など）

これまでに説明した他にも定量調査の手法はさまざまなものがあります．ただし，疫学調査で用いられることはこれまで述べてきた調査方法よりも少ないと思われるため，ここでは割愛します．

2) 定性調査
(1) 聞き取り調査

調査員が関係者に直接聞き取りを行うものです．疫学調査においては，本格的な定量調査を実施する準備として行うことが多いです．数名の集団で実施するグループ・インタビュー形式と1対1で行うインタビュー形式があります．調査項目を厳密に決めていない状態で行うことが個別面接調査との違いになります．事前にインタビューの流れや具体的な質問をある程度は準備しておきますが，実際には対象者の発言内容によって内容や順番が変化していくことがしばしばあります．そのような定量的評価にはなじまない発言を丁寧に拾い上げ，対象者に共通する，あるいは相反する内容があれば，そこから定量調査に向けての仮説やキーワードをつかんでいきます．

例えば，病院内での感染症集団発生に対してリスク因子を調べる定量調査（症例対照研究や後ろ向きコホート研究）を計画する際に，現場スタッフにあらかじめ聞き取り調査を行うのはよい方法です．現場スタッフが気づいていることを聞き取ることで，どのような項目を調査項目に入れていくか検討する材料になりますし，思わぬ見過ごしを避けられるかもしれません．

(2) 観察調査

調査員が対象を客観的に観察し，事実を記録することによって情報を収集する調査方法です．観察内容によっては定量的な評価が可能なので，定量調査に分類されることもあります．調査票形式や聞き取りでは十分に把握できない内容に関する実態把握型の調査にしばしば用いられます．

例えば，病院スタッフ（医師，看護師など）が必要な場面でどの程度手指衛生を行っているかは，調査票による調査では十分にはわかりません．そのためしばしば観察調査による実態調査が行われています．

事例6 スペイン・カタルーニャ地方において，市中の薬局での抗菌薬販売状況の調査を行った．2名の俳優が咽頭痛，急性気管支炎，急性膀胱炎の症状を演じて薬局を訪れ，処方箋なしで抗菌薬を購入できるか試した．その結果，45.2%の

薬局において処方箋なしで抗菌薬を購入でき，規模の小さな薬局ほど購入しやすいことがわかった[6]．

この研究では結果が定量的にまとめられていますが，行われている内容は観察調査です．処方箋なしでは購入できないはずの抗菌薬を購入できてしまったという興味深い報告です．演技という介入が加わっているので，単純な観察調査とは異なるかもしれませんが．薬局を対象に調査票での調査を行っても実態を十分につかむことができない可能性が高いテーマです．そのような場合に観察調査の手法が役に立つことがあります．

3 セカンダリー・データ分析

セカンダリー・データとは，官公庁や自治体，業界団体などが行っている各種統計や調査で，誰でも入手可能な情報のことです．国勢調査はその代表と言えます．その他にも多くの有用な情報が公開されています．このようなセカンダリー・データそのものを用いた疫学研究も可能ですし，さまざまな疫学研究を行う際の下調べに用いることもできます．例えば，日本政府が行っている統計データは総務省統計局が開発したe-Statで得ることができます(http://www.e-stat.go.jp/SG1/estat/eStatTopPortal.do)．また，感染症法に基づく届出疾患の統計は国立感染症研究所感染症疫学センターのホームページから参照できます(http://www.nih.go.jp/niid/ja/idwr.html)．この他にもさまざまな統計データがインターネット上に公開されており，容易に入手できます．これらは国の仕事として行われているものですので，有効活用しない手はありません．

4 まとめ——どの調査手法を選択するか

疫学研究に用いる調査手法を解説してきましたが，あらゆる場面で使うことができる万能の方法はありません．何を知りたいかをはっきりさせ，そのために必要な研究を計画し，スケジュールや費用を考慮していく中で，最もよい調査手法を選択することになります．それぞれの調査手法の特徴をよく理解するとともに，どの手法にも短所があることを意識して選択することが大切です．望ましい調査手法についての研究は多く行われています．自分が調べようとしている分野の先行研究も参考になります．調査を終えてから後戻りすることはできません．調査手法についても丁寧な検討を行い，よい疫学研究につながる

ことを願っています.

参考文献

1) 国立感染症研究所実地疫学専門家養成コース(FETP), 国立感染症研究所感染症情報センター:成田空港検疫所にて検出された新型インフルエンザ(A/H1N1pdm)の集団発生—隔離および停留の対象者に対する疫学調査報告書—. 2009(http://idsc.nih.go.jp/disease/swine_influenza/2009idsc/report_narita.html)
2) 小林昌宏ほか:抗MRSA薬のTDMに関する全国アンケート調査. 日本化学療法学会雑誌 58:119-124, 2010
3) 国立感染症研究所実地疫学専門家養成コース(FETP), 国立感染症研究所感染症情報センター:大阪府における新型インフルエンザ集団発生事例疫学調査報告書. 2009(http://idsc.nih.go.jp/disease/swine_influenza/2009idsc/report_osaka.html)
4) 内閣府大臣官房政府広報室:「インターネットによる国民生活に関する意識調査」結果概要〜世論調査との比較分析〜. 2008(http://www8.cao.go.jp/survey/sonota/h19-internet/)
5) 具 芳明ほか:インターネット販売での抗菌薬購入経験とニーズについてのインターネット調査. 第62回日本感染症学会東日本地方会学術集会, 2013
6) Llor C, et al : Small pharmacies are more likely to dispense antibiotics without a medical prescription than large pharmacies in Catalonia, Spain. Euro Surveill 15:pii=19635, 2010 (http://www.eurosurveillance.org/ViewArticle.aspx?ArticleId=19635)

(具 芳明)

コラム6　麻疹の排除のための活動②　(☞ p133から続く)

2007年12月28日,「麻しんに関する特定感染症予防指針」が厚生労働大臣名で告示されましたが,これはまさに国内の麻疹対策に対する知見を言葉にしたものでした.2012年度の麻疹排除達成を目標として,この指針で3つの中心的な活動が掲げられました.

①予防接種の徹底…全年齢コホートで95%以上の抗体保有率確保を目標に
②サーベイランスの強化…2008年から予防接種歴を含めた麻疹・風疹の全数報告を導入
③麻疹発生時の対応強化…「一例出たらすぐ対応!」を合言葉に

うち,①については,2012年度の結果として,第1期(1歳代)97.5%,第2期(小学校就学前1年間)93.7%,2回目の接種としての第3期(中学1年)88.8%,および第4期(高校3年相当)83.2%となり,第1期のみが目標を達成しました.

麻疹はまだ,感受性者が残っている疾患であり,実際に2013年末頃より,特にフィリピンなどに端を発する輸入事例が増加の一途を辿っています.いま一度,麻疹,さらには2012〜2013年に大流行した風疹(先天性風疹症候群を含む)への対応強化も併せて,地域レベルでさらなる麻疹・風疹排除を目標とした周知や機運を高める工夫が必要です.

(砂川富正)

第11章

報告書の書き方，プレゼンテーションのまとめ方

> **POINT**
> - 報告書やプレゼンテーションを準備する際には，読み手や聞き手を意識することが重要
> - 伝わりやすい報告書を作るには，報告書のタイプに合わせ，忙しい読み手に理解してもらうよう工夫する
> - 伝わりやすいプレゼンテーションを行うには，見やすく印象の強いスライドを作製した上で本番に向けて準備することが大切

はじめに

　疫学調査やサーベイランスを行って重要な結果を得ても，それを関係する人たちに伝え対策につなげなければ意味がありません．伝えたいことをきちんと伝えるためには相応の技術が必要ですが，それをどう習得し伸ばしていくかは公衆衛生や医療の現場であまり重視されてきませんでした．それどころか，慣れとか場数という体育会的フレーズでしばしばごまかされてきました．目からウロコが落ちるような鮮やかな報告書でなくても，名人芸的なプレゼンテーションでなくても，物事をきちんと伝えることはできるはずです．この章では伝えるための技術について解説します．

1　作業を始める前に考えること

1）読み手・聞き手の存在を意識する

　この章を進めるにあたって最初に確認しておきたい前提があります．それは報告書には読み手が，プレゼンテーションには聞き手がいるということです．当たり前のことなのですが，書き手・話し手が熱心になればなるほど自分の伝えたいことに熱中していまい，自己満足に終わってしまう悲劇をしばしば見聞きします．

まずは，なぜ報告書を書くのか，なぜプレゼンテーションを行うのかを読み手・聞き手の立場で考えることから始めましょう．自分がいくら情報と熱意を持っていてもそれが伝わらなければ意味がないのです．

2) 対象と目的を明確にする

報告書を書くことになった時，プレゼンテーションすることになった時，まず対象（読み手・聞き手）と目的を明確にする作業を行いましょう．それができないうちにワードやパワーポイントを立ち上げて作業を始めても，結果的に時間ばかりかかってしまうという事態に陥りかねません．ポイントは以下の4つです．忙しいからこそこの作業を大切にしましょう．その方がかえって効率よく，しかも質を保つことができます．

・対象は誰なのかを把握する
・聞き手のニーズはどこにあるのか考える
・自分が何を伝えたいのか整理する
・報告，プレゼンテーションの目的を設定する

報告書やプレゼンテーションを作成するときには目的をはっきりさせることが大切です．目的地を決めずに出発してもろくなことはありません．これは「聞き手に何を持ち帰ってほしいのか」を考えることでもあります．そのためには聞き手がどのような人たちで，どのようなニーズを持っているかをはっきりさせる必要があります．

目的を設定する際に重要なのは，伝えるメッセージやポイントを最小限に絞ることです．あなたは伝えたいことを山ほど持っているかもしれません．しかしそれを山盛りにし予定時間をオーバーして熱弁をふるったとしても，聞き手の記憶にはほとんど刻まれていないことでしょう．自分が持っている知識や経験から何を伝えたいのかを整理し消化（昇華）する作業が大切なのです．

目的を下のように書き出しておくのもいい方法です．これはこの章の目的です．目的が明確になってきた頃には，さまざまなアイデアが頭の中に浮かんでいるに違いありません．

目的：読者は要点を押さえて「伝わる報告書」や「伝わるプレゼンテーション」を作ることができるようになる．

小目標：報告書やプレゼンテーションを作る前に考えるべきことがわかるようになる．

小目標：「伝わる報告書」の基本構成を理解して作成できるようになる．
小目標：「伝わるプレゼンテーション」の組み立て方を理解して作成できるようになる．

2 報告書の書き方

1）報告書の種類

　感染症疫学において報告書作成は重要な業務です．報告書には以下のようなものが含まれます．
- 実地疫学調査の結果を詳細にまとめた報告書
- 集団発生や流行状況，さらには対策についての報告書
- サーベイランス結果の定期的な報告書

　実地疫学調査の詳細な報告書は，調査依頼者あるいは所属先に対して提出するものとなります．調査に至ったきっかけから調査の内容，結果，考察，提言までを詳しく記載することが求められるため重厚な報告書になることが通常です．このタイプの報告書は，直接の対象者(読み手)のみならず将来の関係者に向けて記録を残す意味もあり，誤解のないよう「行間」に頼らず詳細に記載する必要があります．適切な図表を用いて読み手がより容易に理解できるよう工夫することも大切です．

　このような報告書を書く機会はそう多くはないかもしれませんが，一定の型を知っておくとスムーズです．国立感染症研究所実地疫学専門家養成コース(FETP-J)で実地疫学調査を行った際に作成する調査報告書の項目立てはおおよそ以下のようになっています．基本的な項目立てを行い，各項目の中ではこの後に述べるコツを生かしていくと読みやすく説得力のある報告書になります．
- 調査に至る端緒
- 調査の目的
- 調査方法
- 調査結果
- 考察
- 提言

　この手の詳細な報告書は公開されることが少ないですが，2009年のインフルエンザA(H1N1)によるパンデミックの際にFETP-Jが行った実地疫学調査

の報告書は国立感染症研究所のウェブサイトで読むことが可能です(http://idsc.nih.go.jp/disease/swine_influenza/swine-idscup.html, 2015 年 3 月 30 日 アクセス)．

　通常の状況で作成される報告書はよりシンプルな内容のことが多いです．報告書はその目的から，読み手に情報を伝えるための報告書と読み手を説得するための報告書に分けられます．定期的なサーベイランスの報告は前者の一例です．これは例えば会議の場において短時間で説明する際の資料となります．後者の代表例である集団発生の対応策をまとめた報告書であれば，慌ただしい現場スタッフに単刀直入に必要事項を伝えるものである必要があります．したがって，いずれのタイプの報告書であっても，やはり受け手を意識し目的を設定した上でポイントを絞って記載することが大切です．

　以下では主に，作成頻度が高い比較的シンプルな報告書の作成を念頭に解説します．

2)「伝わる」報告書に必要なこと

　報告書の目的を設定し伝えるポイントを絞り込んだところで，いよいよ報告書の作成に入ります．読み手はたいてい忙しい人であり，できるだけ文章を読むことに労力を使わず，それでいて必要な情報を入手したいはずです．例えば，保健所長はあなたの文章をせいぜい 30 秒間斜め読みするだけかもしれません．病院長はとりあえずざっと走り読みして具体的なアクションが必要か判断しようと考えているかもしれません．そのような読み手に対しては，意味が通じる文章を書けばそれでいいというわけでなく「読み手に負担をかけない」，すなわち一読で理解できる文章を心がける必要があります．何度も読み返さなくては理解できない文章では結果的に正しく伝わらない可能性がありますし，下手をすると途中で読解を放棄されてしまいます．読み手に負担がかかって読んでもらえなかったために伝わらなかったとすれば，それは書き手の責任です．

　読み手に負担をかけない文章を書くためには以下の 3 点を意識するとよいでしょう．
・読み手に流し読みされる前提で書く
・それでも重要な情報は漏れなく伝える
・一読で誤解なく理解してもらえる
　これらを達成するための工夫を次項で説明します．

3) 読み手に負担をかけないための技術

　読み手に負担をかけない文章を書くために役立つスキルがいくつかあります．決して名文を書く必要はありません．

(1) 総論から各論に展開する

　報告書は総論，各論，結論の3部構成にすると見通しがよくなります．
- 総論(要約)：背景，現状の問題点，目的，重要な情報などをまとめる
- 各論：総論で述べた重要な情報について詳しく述べる
- 結論：全体を簡素にまとめる

　この構成は全体がスムーズに流れ，途中で論旨が変わることがありません．読み手の予想通りに展開していくので，一読で理解しやすくなるのです．

　まず総論を述べ，総論で述べたことを個別に説明していきます．言い換えれば，「まず，何を述べるかを書く」ということです．最初に報告書の全体像を読み手に把握させることで，何を伝えようとしているのかを明確にすることができます．読み手からすれば，全体像を把握してから各論に進むので，各論の理解が早くなります．

　報告書の内容に提言や対策が含まれている場合は，それを最初の総論に含めるとよいでしょう．すなわち，結論まで含めた要約とするのです．それにより，最初の総論部分を読んだだけで今後のプランまで含めたおおよその全体像を把握することができます．

　なお，文章の展開法として「起承転結」が有名ですが，報告書にはこの展開は用いない方がよいでしょう．「転」の部分で論旨が変わってしまい，最後まで読まないとその情報が必要か不要か判断できなくなってしまうからです．前に戻って内容を確認する機会も増えてしまいます．結果的に丁寧に時間をかけて全文を読まなくてはならなくなり，忙しい読み手には負担が大きくなってしまいます．

(2) 各論は重要な順に並べる

　総論で全体像を示したら，次は各論を重要な順に詳しく述べていきます．重要な順に並べることで，読み手に優先順位を示すことができます．仮に途中で読むのをやめたり，後半を読み流したりしても，より重要性が高いことは伝わっていると期待できます．全体像に始まって詳細な内容に進めていく形もわかりやすいです．

(3) 1段落で1つの内容

　1つの段落では，ある1つのトピックについてだけ述べることが原則です．情報が多すぎてまとまらなければ複数の段落に分割しましょう．複数のトピックが1つの段落に含まれていると，その段落で伝えたいことがぼやけてしまい，結果的に伝わりにくくなってしまいます．

(4) 各段落の最初の文は要約文に

　各段落の冒頭には，その段落の要約文を置くようにしましょう．「まず，何を述べるかを書く」ということです．仮に，その段落の最初の1〜2文を読んだだけで次に進んだとしてもおおよその内容が伝わります．

　(1)〜(4)のポイントを守ることで，読み手は必要な情報を短時間で入手できるようになり，段落単位で読み進める(読み飛ばす)ことができます．すべての場合でこれらを守るのは難しいかもしれませんが，その場合もできるだけ読みやすくなるよう意識することが大切です．

(5) 図表はそれだけで完結させる

　図表は効果的に伝えるためのツールとしてとても有効です．読み手が忙しいときにはまず図表を眺めて情報収集しようという心理が働くものです．したがって，図表を適切に表現することは重要です．タイトルには「時」「場所」「人」の要素を入れ，タイトルを読むだけで何を描いているかがわかるようにしましょう(図11-1)．本文中の記載を探さないと理解できないようでは正しく伝わりません．

4) その他の押さえておきたい「書く技術」

　やや細かくなりますが，文章の見通しをよくし，読み手に伝わりやすくするために心がけるとよい表現上のポイントをいくつか挙げます．さらに学びたい方は成書を参照いただければ幸いです．

(1) 同じ種類のものは同じスタイルで表現する

　並列の記載を繰り返すときには同じスタイルで表現すると読み手は流れを予想でき，楽に読み進めることができます．

> 例：A群溶連菌咽頭炎に対する抗菌薬治療の利点は3つあります．第1に，症状のある期間を多少なりとも短縮し，扁桃周囲膿瘍などの合併症を予防することが期待されます．第2に，リウマチ熱を予防できます．糸球体腎炎の予防効果は不明です．第3に，周囲に対する感染性を低下

第1部 基礎編

> 時・場所・人の要素を明確にしたタイトルをつける

新たにインフルエンザ様症状をきたした入院患者の発症日別症例数
（A病院，2014年3月20日〜4月12日）

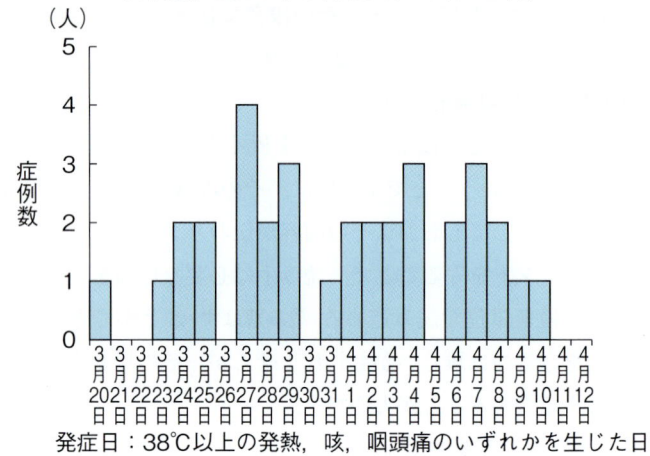

（縦軸：症例数（人），横軸：3月20日〜4月12日の日付別棒グラフ）

発症日：38℃以上の発熱，咳，咽頭痛のいずれかを生じた日

> 定義などのコメントも図のそばに記載

図11-1　グラフの示し方の例

させることが期待されます．

(2) 一文では1つのポイントだけを述べる

長い文章に複数のポイントが入っていると，同じ文章を何度も読み返して時間がかかる原因となります．読み手の立場で考えてポイントを絞りましょう．

> 例：一度死滅した神経細胞は再生しないことがひとたび障害された神経機能の回復を難しくする原因となっていますが，後に述べるように近年，神経細胞の再生能，正確には神経幹細胞の存在が注目を浴びており，これが将来の治療戦略を大きく変えてゆく可能性があります[1]．
>
> 修正例：一度死滅した神経細胞は再生しません．これがひとたび障害された神経機能の回復を難しくする原因となっています．後に述べるように近年，神経細胞の再生能，正確には神経幹細胞の存在が注目を浴びています．これによって将来の治療戦略が大きく変わる可能性があります．

(3) 誰でも同じ理解になるように表現する

> 例：私はESBLを産生する大腸菌が嫌いだ．
> 修正例：私は，ESBLを産生する大腸菌が嫌いだ．

私が嫌いなのは「ESBL産生大腸菌」なのか「大腸菌」なのかがわかりません．適切な位置に読点を入れることで誤解を防ぐことができます．

> 例：複雑な感受性の検査
> 修正例：感受性の複雑な検査

複雑なのは感受性なのか検査なのかがわかりません．修飾語の位置を意識することで誤解を防ぐことができます．

(4) 報告書の例

報告書の例を示します（図11-2）．これはA病院内のサーベイランスでMRSA検出数の増加を受けて行われた臨時感染対策委員会に提出したとの想定で作成した架空の報告書です．

5）「報告書の書き方」のまとめ

報告書を書く際には対象者と目的を意識することが最も重要です．内容の正確さのみならず，忙しい読み手に理解してもらうための工夫をしましょう．具体的には，総論（要約）から各論に進むこと，各論は重要な順に記載すること，1つの内容を1つの段落に記載すること，図表の見せ方を工夫することなどがあります．これらの工夫によって，正確に短時間で理解してもらえる報告書を作成することができます．

3 プレゼンテーションのまとめ方

プレゼンテーションとは情報の伝達手段であり，聞き手に情報，企画，提案などを提示して説明することを指します．昨今はコンピュータを使って視覚に訴えるプレゼンテーションが一般的になっています．限られた時間の中で情報を伝える必要がある一方で，聞き手の反応を見ながら話し手のペースで伝えることができること，視覚や聴覚に訴えた提示ができることがプレゼンテーションの特徴と言えます．ここではコンピュータソフト（パワーポイントなど）を用いたスライド作成のコツ，実際にプレゼンテーションするときのコツについて解説します．

第1部 基礎編

MRSA サーベイランス報告（2013 年 10 月分）

2013 年 11 月 臨時院内感染対策委員会
A 病院 ICT

　2013 年 10 月分の MRSA サーベイランス結果を集計したところ，新規 MRSA 患者数の急増が確認されました．その多くは西 3 病棟（総合診療科など）で検出されており，集団発生の可能性があると考えます．状況の確認と介入を急ぐ必要があります． ← 最初に総論（要約）をおき，重要な情報をまとめる

　2013 年 10 月の新規 MRSA 患者数は 12 例で，9 月と比べ 8 例の増加を認めました．これは 8 月と同数でありますが 9 月の 3 倍の検出数となっています． ← 各論は重要な順に．全体像から詳細に進む形もわかりやすい

A 病院における新規 MRSA 検出患者数
（2012 年 11 月～2013 年 10 月）

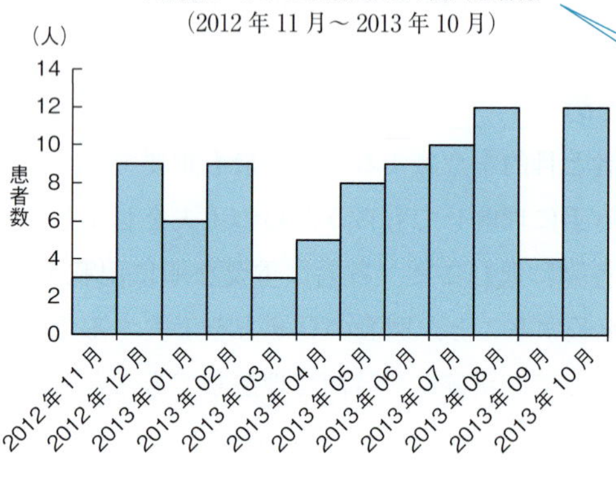

← 図表はそれだけで完結するようにタイトルをつける

　病棟別では，西 3 病棟（8 例），東 3 病棟（2 例），西 1 病棟（2 例）で検出されていました．西 3 病棟の検出数は 2013 年 4 月以降，毎月 1～4 例であり，大きく増加しています．10 月の新規 MRSA 患者数の増加は，西 3 病棟での増加が原因と考えられます． ← 段落の最初の文は要約文とする

図 11-2　わかりやすい報告書の例

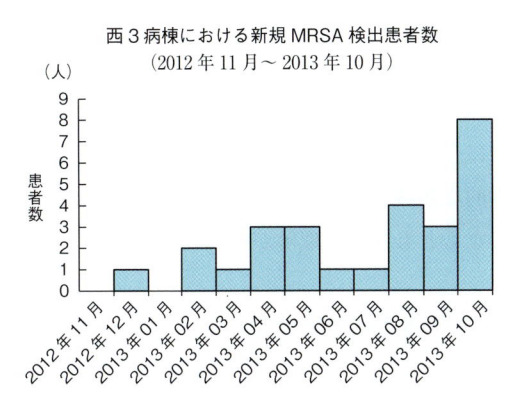

西3病棟における新規MRSA検出患者数
（2012年11月～2013年10月）

> 伝えたいことを的確に表現した図表を選ぶ

　科別にみると，総合診療科（6例），外科（2例），神経内科（2例），腫瘍内科（1例），呼吸器内科（1例）で検出されていました．西3病棟は総合診療科を中心とした混合病棟であり，同病棟を使用している他科入院患者からもMRSAが検出されています．

> ここまでは現状について全体像→詳細の形で記載

　以上の結果より，西3病棟でMRSAの集団発生が起こっている可能性が高く，迅速な対応が必要と考えられます．まずは西3病棟での状況確認を行い，実際に集団発生が起こっているかどうかを確認します．集団発生であればその原因や拡大要因を調査したいと考えています．併せて感染対策を徹底する必要があります．当面は，MRSA検出患者の個室隔離，接触予防策の徹底を行うことを考えています．

> 現状に基づいた考察と今後の対応について記述

　西3病棟でMRSAの集団発生が起きている可能性があり，状況を調査するとともに，感染対策強化のための介入を検討しています．

> 結論とまとめの段落

図11-2　（つづき）

1) プレゼンテーションの組み立て方

　プレゼンテーションも報告書と同様に，誰に対して何を伝えたいのかをまず考えることが大切です．聞き手の要望(ニーズ)を確認するのみならず，聞き手の持っている基本的な知識に合わせて説明する必要があります．そのためには聞き手がどのくらいの基本的な知識を持っているか，専門的な知識はどのレベルで持っているか，説明しなくとも共通の理解が得られるレベルはどのくらいかを知る必要があります．

　相手のニーズを探り知識レベルを知るためにも，プレゼンテーションの機会が決まったら，そこに集まるメンバーに関する情報を集めましょう．専門知識を持つ委員が集まるのか，それともその内容について専門的な知識を持たないメンバーが集まるのか，あるいはさまざまなレベルの人が集まっているのか，が目安になります．相手の知識レベルが事前にわからないこともあります．場合によっては参加者の知識レベルを探りながらプレゼンテーションを進めることになります．

　プレゼンテーションで伝えたい内容が決まったら，伝えるポイントを最小限に絞ります．スライドを作る場合は一貫したテーマがあるとわかりやすいものになります．そのテーマが確実に伝わるよう意識してプレゼンテーションを組み立てます．スライドの最後にはまとめを入れ，今回のプレゼンテーションを通じて聞き手にぜひ持って帰ってもらいたい内容を簡潔にまとめて提示すると記憶に残りやすいです．

2)「伝わる」プレゼンテーションに必要なこと

　ここではスライドを作るときの注意点を解説します．伝えるポイントを絞り込んだら，できるだけ視覚に訴えるよう意識しながらスライドを作成します．

　まず，文字をできるだけ減らしましょう．プレゼンテーションでは聞き手が文字を読むことができる時間はかなり限られます．スライドの文字を追っていると聞く作業がおろそかになってしまい，話していることが伝わりにくくなります．そのためにもメッセージをできるだけ絞り込むことが大切です．

　グラフや文字を上手に活用するのはいい方法です．プレゼンテーションの利点は視覚情報を盛り込めることです．それを活かすことで聞き手が短時間で理解できるように提示することが可能です．ただし，あまり複雑な図を盛り込むと，聞き手は図の理解に追われてしまいます．情報が多すぎと感じたら思い切って刈り込んでシンプルにした方がよく伝わるものになります(図11-3)．

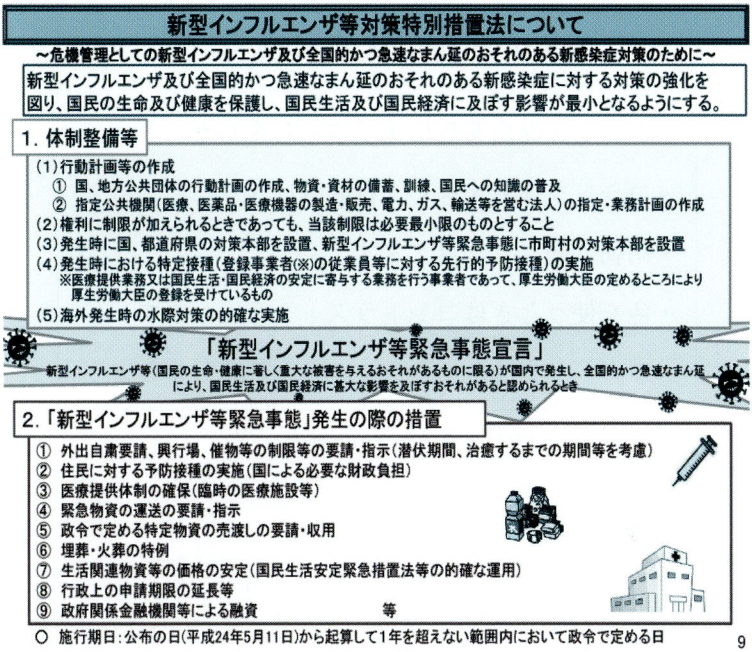

第11章　報告書の書き方，プレゼンテーションのまとめ方

図11-3　伝わりにくいスライドの例[2)]
情報量が多すぎると聞き手の負担が大きくなりかえってメッセージが伝わりにくい

3）スライド作りのコツと技術

　以上で述べてきたことを実現するためのポイントを解説します．ここでは，筆者自身が心がけていることを記載します．絶対の正解がある世界ではありませんので，参考として捉えていただければと思います．

(1) スライド背景はシンプルに

　スライドの背景はシンプルな方が見やすくなります．背景に工夫を凝らしたスライドも美しいですが，伝えることを重視して考えると，必ずしも効果が高いとは言えません．デザインに合わせるためレイアウトに制約が生じて調整を要したり，背景色のために文字が目立たなくなったり，聞き手が背景に気を取られてしまうことがあったりするためです．

　筆者はシンプルな背景を好みます．かつては黒や紺の背景がよく用いられましたが，プロジェクターの性能が向上し白色の背景でも問題なく映写できるようになりました．白色の背景であれば，会場が明るくなって眠気を生じにくい利点もあるかもしれません．

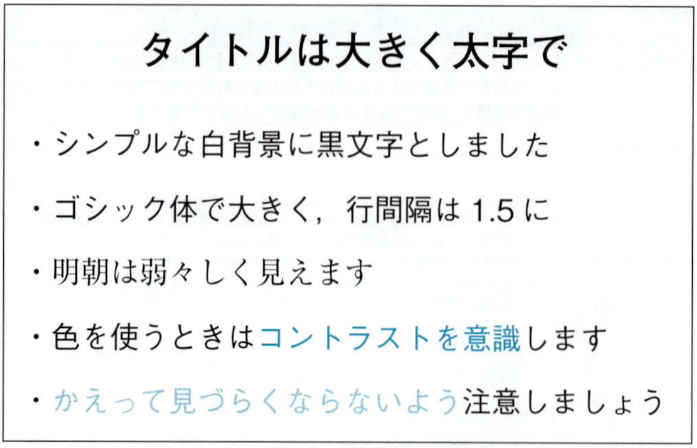

> **タイトルは大きく太字で**
>
> ・シンプルな白背景に黒文字としました
> ・ゴシック体で大きく，行間隔は 1.5 に
> ・明朝は弱々しく見えます
> ・色を使うときはコントラストを意識します
> ・かえって見づらくならないよう注意しましょう

図 11-4　スライドに用いる文字の注意点

(2) 文字は大きく

　スライドの文字数はできるだけ減らします．文字数が多くなると文字間隔が詰まって見づらいスライドになってしまいます．文字だらけのプレゼンテーションでは，しばしば聞き手が文字を追うのに必死になってしまい肝心の話を全然聞いていないという事態になります．文字はタイトルや要点のみに絞るのが理想的です．

　文字数を減らし，見た目のバランスがよいスライドにするために工夫できることがいくつかあります（図 11-4）．

・文字の大きさを決める：大きい文字の方が伝わりやすくなります．28 ポイント以上，できれば 32 ポイント以上にするとよいでしょう．タイトルは 40〜44 ポイントの太字を基本にすると見やすくなります．
・行間隔を 1.5 にする：行間隔を広くすることで遠くからでも見やすいスライドになります．これによって書き込める文字数が少なくなるので，よりシンプルになる効果も期待できます．
・フォントはゴシック体にする：ゴシック体は遠くからでも視認しやすいです．明朝体は弱々しく見えるだけでなく，遠くからは読みにくいことがあります．もちろん，フォントを変えることによる効果を狙う場合は別です．

(3) 多くの色は使わない

　文字を強調する際に色を使う場合は，背景とのコントラストを考え，使う色は少なくするよう心がけましょう．コントラストがつく強調色としては白背景

に対しては赤，黒や紺背景に対しては黄色が代表的です．

　色覚障害を持つ人への配慮も忘れてはいけません．最も多いのは赤と緑を識別しにくいタイプの色覚障害です．赤背景に緑の文字，またはその逆の組み合わせはやめましょう．色塗りの代わりに斜線パターンを使用したり，線グラフに異なる形の印をつけたりするなどの工夫も有効です．

(4) アニメーションは最小限に

　アニメーションを使用するのであればシンプルなものを最小限にしましょう．あまり多くの動きがあるとどこに注目したらよいかわからなくなってしまいます．筆者自身は，少しずつ違うスライドを作成しパラパラ漫画のように進めることが多いです．アニメーションと異なり，通常の画面で見たときに隠れた部分ができないので修正が楽になります．

(5) 図表や写真ははっきりと

　プレゼンテーションを伝わりやすいものにするため，図表や写真を積極的に活用しましょう．グラフを使うときには，報告書と同様に，「時」「場所」「人」の要素を入れたタイトルをつけます．タイトルを読むだけで何を描いているかがわかるようにすることで余計な誤解を防ぐことができます．

　図や写真を使用する際には解像度に気をつけましょう．解像度が低いと見づらいだけでなく，手を抜いているような印象を与えます．コピー&ペーストの際に解像度が落ちてしまうことを防ぐ方法はいくつかあります．

- **エクセルからグラフを貼りこむ場合**：ペーストする際に「形式を選択して貼り付け」を選び，Windowsであれば拡張メタファイル形式，MacであればMicrosoft Office 描画オブジェクト形式でペーストします．あるいは，いったんJPEGに変換して大きく引き伸ばしてから貼り付けます．
- **PDFから図などを貼りこむ場合**：コピーしたい部分を選択してからPDFのサイズを十分に大きくし，その上でコピー&ペーストを行います．いったんJPEGに書き出してから貼り付ける方法もあります．

　写真を使用する場合は，小さいサイズだとインパクトが小さくなります．思い切って画面いっぱいに写真を使うのもいい方法です．ただし，解像度が下がらないように気をつけましょう．もともと解像度が悪い写真はどうにもなりません．そのような写真は使わないことです．

4) 発表のコツ

(1) リハーサルする

　プレゼンテーションはスライドを作って終わりではありません．スライドができたら必ず持ち時間に合わせて声を出しながら全体の流れを確認しましょう．原稿まで作れればベストですが，それが無理でもせめて当日伝えるべき要点を整理してメモしておくと大事なメッセージを忘れずに済みます．下記の発表者ツールを利用するのも一法です．読み合わせをすることで修正の必要な箇所を発見できることは珍しくありません．

(2) 便利なツールを使おう

　パワーポイントには「発表者ツール」という機能があります．これを使うと，プロジェクターにはスライドショーが投影されながら，手元の画面では前後のスライド，メモ，経過時間などを確認できます．忘れてはならない情報をメモに書き込んでおくことができますし，数枚飛ばしたり戻したりするのもスムーズになります．慣れておくことをお勧めします．

　スライドを進めることのできるリモコンが市販されています．多くの製品はレーザーポインターもセットされています．これを使うとキーボードから離れた状態でプレゼンテーションを進めていくことができます．聞き手の近くで反応を見ながら進めていくにはもってこいのツールです．

(3) 当日意識すること

　スライドに首ったけになって読み上げる状態になってしまうと効果を大幅に落とします．ここまで準備する中で，自分の言いたいことを十分に理解した状態になっているはずです．ぜひ自分の言葉で，聞き手の目を見ながら語りかけるように心がけましょう．多少言い間違えても構いません．伝えたいことが自然に出ることを目標に，スムーズな発表を心がけましょう．プレゼンテーションの主役はスライドではなく，あなたなのです．

5) 「プレゼンテーションのまとめ方」のまとめ

　伝わるプレゼンテーションのためには聞き手を意識することが大切です．内容を十分に検討し，ポイントを絞るようにしましょう．スライドは文字数を少なく視覚に訴えるよう意識すると印象の強いものになります．自分の言葉で語りかけることができるよう準備を重ねましょう．

● 参考文献

1) 脳神経外科疾患情報ページより引用改変．http://square.umin.ac.jp/neuroinf/about/about0.html
2) 厚生労働省健康局結核感染症課 新型インフルエンザ対策推進室「新型インフルエンザ等対策特別措置法」（保健師中央会議資料，2013 年 7 月 9 日）．http://www.mhlw.go.jp/stf/shingi/2r98520000036ouk-att/2r98520000036p05.pdf

（具　芳明）

コラム 7　実地疫学に何ができるか①

　子どもの頃，「みんな持ってるから○○を買って」と親にねだった記憶がある人が多いのではないかと思います．親からの返事は，十中八九「みんなって誰？」．改めてお友だちにしぶしぶ聞いてみると，親の仮説「みんなが持っているはずないでしょう」通りで子どもはしょぼん．所詮，親には勝てません．

　実地疫学は，対象とする集団において曝露と帰結の分布を明らかにすることで，アウトブイレクなどの際に疾病のコントロール方法を見つけ出すことです．「お友だちの間でどれだけ○○をもっているか？」という問いについて，「みんなが持っていると思うんだけど」というのが仮説で，「みんなが○○を持っているかどうか確認する」というのが実地疫学の大事な作業のステップです．しかし，子どもがそういうことを言い出すときは，単なる思いつきのことも多いですので，ここからそろそろ離れ，本題に入りましょう．

　さて，目の前のアウトブイレクを終息させるために何が必要か？　実地疫学者は知識と経験を総動員し，感染源・感染経路などについて仮説を考えます．時々は直感も役に立つことがあります．ラインリストをじっくり眺め，あれこれ 2×2 表で集計するのはまず基本です．現場で丹念に話を聞くことも大事でしょう．現場は多くの場合，すでに仮説を持っています．ラボは常にわれわれの強い味方です．

（☞ p219 に続く）　（松井珠乃）

第 12 章

感染症疫学に基づく
リスクアセスメント

> **POINT**
> - リスクアセスメントとは，ある健康危機事例が引き起こすリスクを系統的に評価し最終的にそのリスクレベルを決定して以降の対応方針を決定するためのものである
> - リスクアセスメントは「起因病原体」「有害な作用を起こす経緯」「取り巻く状況」の3要素の検討に基づいて行う
> - 3要素の評価から，「今後起こる可能性」と「起こった時の被害の大きさ」を推定する．それらの積であるリスクレベルはリスクマトリックスを使用して可視化する
> - 効果的かつ迅速にリスクアセスメントを行うために，重要な要素を選択した簡便なツールがある

1 リスクアセスメントとは

　リスクアセスメントとは，われわれに何らかの危害を与える可能性のあるものについて「それがどのくらいの確率で起こるのか」「起こったらどのくらいの影響があるのか」を考えて，これら2つの積としてリスクの程度を評価し，そのリスクに応じた適切な対応を行うためにエビデンスに基づいた結論を出す系統的なプロセスです．

　このように言われると何だか難しく感じるかもしれませんが，これは日常生活の中で誰でも無意識のうちに行っていることです．われわれは，日常生活の中で何か問題があった場合には，それを解決するために注意深くその問題を検討してみることでどのように対応すべきかを考えます．例えば家族の誰かが廊下で滑って転んだとします．「これは危ないな」と思ったら，この場合，「誰が」「いつ」「どのような場所で」「どのような状況で」転んだのかを改めて検討します．そして今後，「誰かが転ぶ可能性があるのかどうか」「その場合どのくらい

のけがをする可能性があるのか」「転びやすい人は誰なのか」「なぜこの場所で転びやすいのか」などを考えて，必要であれば実際の廊下の床の状況などを調査します．これによって，再び「誰が転ぶ可能性が高いのか（低いのか）」「転んだ場合の影響」「転びやすくなる因子」を考えて，今後の対応を考えるわけです．転んだのはそそっかしいお兄ちゃんで，たまたま慌てていただけなら特段対応をする必要がないでしょう．また，洗面所の隣の廊下にはよく水滴が落ちていて高齢のおじいちゃんが転ぶとけがをする可能性が高い場合，ここに滑らないようなマットを敷くのもよいでしょう．これらはリスクアセスメントに基づいた対応なのです．

　ただ，リスクアセスメントには分野や対象によって多様な定義や手法が存在します．また，リスクを記述する用語そのものにも分野や用途によって違いがあります．リスクという言葉だけでも，例えば「人々の集団や財産，情報などの守るべきもの（Asset），それらに対して害を及ぼす可能性のあるもの（Threat），そしてわれわれの守る努力における弱点やギャップ（Vulnerability）の3つを想定し，リスクとはこれらの相互作用としての和である」という考え方もあります．化学物質や食品など，実験によって発症に必要な数値が規定できる健康危害ではシミュレーションモデルを使用した定量的な方法が一般的です．

　一方，感染症の流行をはじめとする健康危機事象のリスクアセスメントでは，特に感染症アウトブレイクの初期に得られる情報が限られる場合には，定性的な方法が唯一の方法であることが多いものです．本章で対象となる健康危機事象では，その多様性と緊急性などから多くの分野の専門家が協同してリスクアセスメントを行わなければなりません．そのため分野ごとの違いによる混乱を避けるために，世界保健機関（WHO）の Rapid Risk Assessment of Acute Public Health Event[1]に準拠した用語を使用します．健康危機事象として，「疾患のアウトブレイクあるいはヒトの健康に有害な影響を及ぼすような急速に進展する状況で迅速なアセスメントと対応を必要とするもの」を想定し，リスクは「事象が一定の期間の間に発生する可能性とその事象によって起こる影響の重大さ」と規定して記述します．

2 健康危機事象の探知，確認，初期評価，トリアージ

　「国家」「地域」「医療機関」の各レベルにおいても，感染症の流行，アウトブ

レイク，あるいはまだヒトに具体的な疾患や問題が発生していなくとも今後起こり得る可能性を秘めている事象があります．例えば，汚染されている食品や飲料水，動物における疾病の発生，環境における病原体による汚染の発見やその可能性，あるいは院内感染対策の不備やギャップなどです．これらは可能な限り早期に把握して対応すれば，被害を最小限に食い止め，防止できます．しかしながら，気づかなければ対処することはないし，また考えられるものすべてに対応することは現実的には不可能なので，ここにそれらを探知するための努力とリスクアセスメントが必要になってくるのです．

　これらを発見したり，系統的に探知するために，種々のサーベイランスや調査，モニタリングが行われます．サーベイランスは大きく分けて指標サーベイランス(IBS：Indicator-based surveillance)と事象サーベイランス(EBS：Event-based surveillance)のいずれかに属します．IBSの場合にはある種の健康や疾病に関わる指標(特定の感染症の報告数，病原体分離数，手洗いの遵守率の低下など)がベースラインを上回っているといった記述疫学による解析結果，EBSの場合には医療機関を含む専門家からの叙述的な報告，地域やスタッフ，患者の間での噂話などから，健康危機事象かもしれないシグナルとして探知されます．

　当然のことながら，それらのシグナルは偽陽性の場合もあり，必ずしも公衆衛生学的に重要とは限りません．このためサーベイランスから上がってきた初期報告を確認する必要があります．初期に得られる情報はあいまいで非特異的で限られた情報であることも多いので，特にその報告の信頼性に重点を置き，今後どう扱うかを決定します．必要ならその情報源とコミュニケーションをとって再確認することも必要です．入ってきた情報が以下の場合には，信頼できる情報の可能性が高い(実際に発生している)と考えられます．

・信頼すべきシステムから上がってきたもの
・あいまいであっても，複数の別個のシステムから上がってきたもの
・疫学の三要素である「時(Time)」「場所(Place)」「人(Person)」を網羅する具体的な報告であるもの
・詳細な臨床情報の記載ができているもの
・以前に類似した事象が発生し，合理的と考えられるもの

　また，事実と確認された場合でも，それが即座に健康に関わるリスクかどうかはわかりません．これは，その施設レベルで考えるリスクか，地域レベルで問題となるリスクか，国家的な広い視野で考えればリスクになるか，あるいは

長期的視野で考えていくべきリスクかという，評価するレベルによっても変わってきます．施設内の問題としてはリスクと考えられないものもあるでしょうし，地域レベルで今後考えていかねばならないものかもしれません．時間と予算とスタッフは無限ではないので，即座に公衆衛生学的なリスクとなる可能性があるか，その公衆衛生学的な重要度をある程度考えて次のステップ，すなわち系統的にリスクアセスメントを行うべきものかを考えます．これは次項から述べるリスクアセスメントの手法と基本的に同様ですが，初期評価の段階なので，4つの側面から大まかに考えます．

① 公衆衛生学的インパクトの重篤性(Seriousness)：「重症例，死亡事例が発生した」「社会に強い不安を喚起する」
② 普通の状況では考えられない(Unusual/Unexpectedness)：「臨床的な経過や重症度が通常とは異なる」「流行シーズンではない疾患の発生」「一度に多数の発症者」「発症者が空間的，時間的，年齢・職業・行動などにおいて類似性，集積性が見られる」「本来あってはいけない場所で病原体が検出された」「過去に報告のない病原体の検出」「国内には常在しない病原体が疑われる，あるいは急速に拡大する健康被害」
③ 施設内，地域内，地域外，あるいは国際的な伝播の可能性(Institutional, Community, Other geographical spreading)：「ヒト―ヒト感染を起こす疾患」「空気感染を起こす疾患」「接触密度が高い」「濃厚接触者の存在」
④ その施設，地域などで何らかのヒトの行動や食品流通などを制限することが必要になる可能性(Restrictions of movement)：「何らかの病原体の拡散」「流通している食品の関与が疑われる」「濃厚接触者や保菌者が病原体を拡散させる可能性」「院内で感染が伝播する可能性」

これらのトリアージプロセスによってリスクが生じる疑いが1つでもあれば，より詳細なリスクアセスメントに進みます．図12-1に示すように，事実とは考えられないものはその後のフォローは不要ですが，単なる噂ということがわかっても関係者に不安を与えているようであればきちんと説明しておきます．また，なぜそのような噂が出たのかも調べます．即座に対応が必要とは考えられないもの，あるいは現時点ではリスクと考えにくいものでは経過を観察し，新たな情報を収集して改めて検討します．

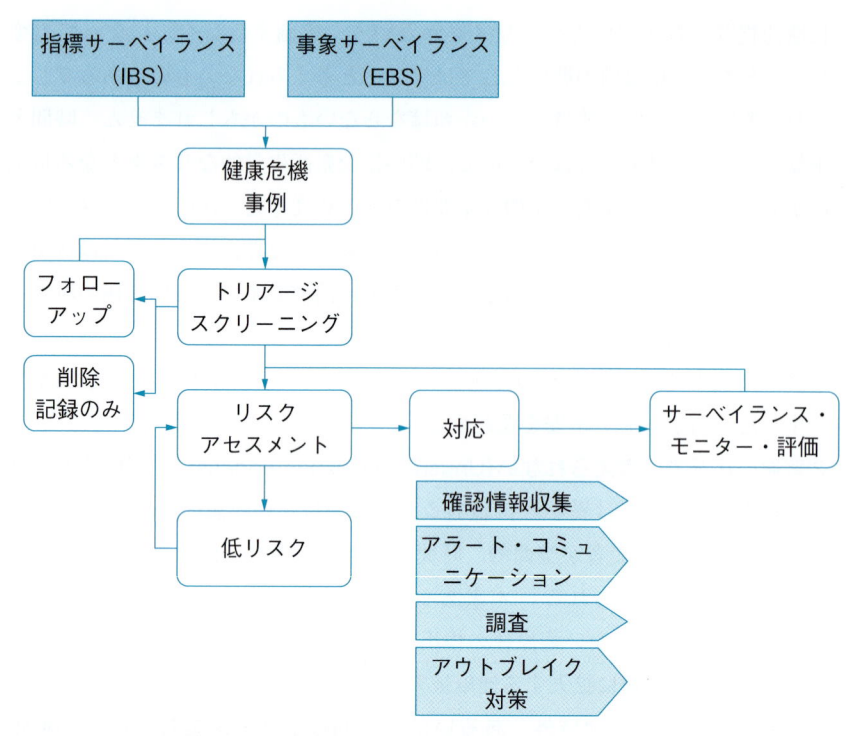

図 12-1　健康危機事例のマネジメント

3 リスクアセスメントプロセス

1) 準備

(1) チームを編成する

　リスクアセスメントには多方面の知識が必要です．常に統一された基準でアセスメントができるようにおおむね一定したコアメンバーを設定しておきます．また，以下のような人たちに加わってもらうことも検討します．「病原体が不明な場合やまれな病原体が考えられる場合には病原診断の専門家」「食品が原因と考えられる場合にはその対策担当者」「感染症以外の原因や環境の関与も考えられる場合にはその方面の研究者・行政の専門家」「地域的な問題が考えられる場合にはその地域や現場に詳しい人」「最終的なリスクコミュニケーションを考えてコミュニケーションの専門家」などです．

(2) リスクアセスメントの想定範囲(scope)を考える

　リスクアセスメントを行う前に，リスクアセスメントの想定範囲(scope)を設定します．1つの事象から想定されるリスクは，個人レベル(患者)の重症化と予後に始まり，施設内感染伝播，施設経営への影響，地域への波及，国家的な緊急事態となるか，果ては国家の信用への影響や株価などの社会的な影響まで多種類にわたり，考え出せばきりがありません．1つの医療機関で国家的なリスクを評価する必要はありませんが，単に施設内伝播のリスクのみ評価すればよいとは限りません．効果的なリスクアセスメントのためには，その想定範囲を決定し目的を明確にしておきます．

　報告された事象の公衆衛生学的なリスクとは何かを考えるために，現状の放置によって現在の事象が引き起こす影響を把握しなければなりません．これらは，リサーチクエスチョンと同様にリスククエスチョンと呼ばれますが，もちろん大きなものから細かいものまでいろいろあるため，いつ(When)，どこで(Where)，誰が(Who)，何を(What)，なぜ(Why)，どのように(How)の5W1Hで整理していくと考えやすくなります．

①誰が影響を受けるのか，影響を受ける人に一定の特徴があるのか，今後増加していくのか，ある特定の病原体がどこかで発見されたとすればそれがヒトの健康へのリスクとなるか

②影響を受けるリスクのある期間はいつなのか，それはまだ続くのか，一定期間で終わるものか

③どこでその影響を受けるリスクがあるのか，それは今後他の施設や地域に広がる可能性があるのか

④どのようなことが起こるのか，それは重大なことか，重症例が出現する可能性はどのくらいか，特定の環境条件が問題だとすれば今後どのような疾患が発生する可能性があるか

⑤なぜ起こるのか，何が原因で起こっているのか，病原体は特異なものか，病原性が通常よりも増大しているのか，病原体が不明ならそれは何か

⑥どのようにして起こるのか，感染経路は通常と異なるのか，病原体の伝播状況はどのようになっているのか，食品が媒介しているものとすればそれはどのように流通しているのか

　上記のような疑問点(リスククエスチョン)をリストアップします．問題となっている事象によって異なりますが，多くの場合にはこれらのリスククエス

チョンは全体を総合して，「この事象の引き起こすリスクとは何か」「どのくらいの可能性で起こり得るのか」「起こったときのインパクトはどれくらいなのか」ということにまとまっていきます．また，このようなリストアップから，リスクアセスメントの一環として行うべき，文献調査，疫学調査，実験室的検索，強化サーベイランスなどの計画を立てることができます．

　作成されたリスククエスチョンのリストはその目的と緊急度に従って優先順位をつけ，まず緊急に答えるべき主課題から始めて，他のクエスチョンは優先順位に従って行います．また，これから行うリスクアセスメントが，その事象の過程におけるどのタイミングにあるかも考慮しておかねばならない因子の1つで，新たな情報が判明してくるに従って，どのような頻度でリスクアセスメントを繰り返しやっていかなければならないのかも決めておきます．

(3) リスクアセスメントに影響する因子（どの立場で考えるか，リスクに対する人々の感情の程度はどのくらいか）

　上述のように，リスクの考え方は，そのアセスメントを行う立場（レベル）によっても異なります．医療機関で肺炎が複数例発生したとしたら，医療機関にとってはその起因病原体やそれが院内で今後拡大していくリスクを考えますが，県レベルでみれば県内の他の医療機関や地域への波及するリスク，国レベルで考えればそれが国内に蔓延するリスクはどのくらいかと考えます．

　一方，この情報を入手した遠方の医療機関では，それが通常院内感染を起こす病原体であれば，即座に自施設のリスクとは考えにくいですが，パンデミックの可能性を秘めた病原体であれば近い将来のリスクとして認識されるでしょう．そのため，誰の立場でアセスメントするのかもこの時点でチーム内でコンセンサスを得ておきます．専門家が考えれば大きなリスクでなくとも，一般の人にとっては過剰に恐れられることもあります．施設の幹部や都道府県，国の担当部局（Decision-makers and stakeholders），あるいは一般社会がどこまでリスクを許容できるか（Risk perception）も考慮します．

2) リスクアセスメントの要素

　何らかの健康危機は一定の環境条件があり，その上に病原体と人間がいてそれらが相互に関連して発生するので，1つの健康危機を考える上ではまず相手を知り，己を知り，そして地（背景状況）を知る必要があります．どのような性質を持つ病原体がどのようにして人の健康に影響するのか，そしてそれらに影響する背景の状況，すなわち①原因となる物質・病原体，②病原体が対象とな

る集団あるいは個人に影響を与えるメカニズム，③リスクを増加させる（減少させる）背景の状況という3つの要素について，上述のリスククエスチョンに答えていく形で，判明している事実から記載していきます．それぞれ，病原体のアセスメント（Hazard assessment），曝露のアセスメント（Exposure assessment），状況のアセスメント（Context assessment）と呼ばれることもあります[1]．

(1) 病原体（Hazard）

　第一歩はその事象の原因となっている病原体を特定することです．これはすでに発生している症例の記述による臨床徴候，疫学的な情報，そして検査室診断結果などによりますが，基本的に臨床的な鑑別診断と同様です．検査室診断によりすでに判明している場合にはその病原体について，これまでに知られているリスクを記述します〔病原性，潜伏期，臨床症状，重症化率（入院率），致死率，感染性，自然宿主と環境での分布様式，伝播様式，治療方法，予防方法など〕．過去の先行事例の文献調査も必要に応じて行い，過去の先行事例や既知の情報と報告された事象の状況とを照合し整合性を検討します（これまでに判明している臨床症状に合致しているか，報告された症例の年齢・職業・基礎疾患などは該当病原体に典型的なのか，潜伏期は典型的なのか，重症化の頻度はこれまでの報告と一致するのか，季節性の流行パターンや発生地域に合致するのか，既知の治療が行われているのか，それに反応しているのか）．

　対象となっている事象から病原体が分離されている場合には微生物学的，分子生物学的により専門的な検索ができるので，想定されるリスク（病原体の血清型，遺伝子型，特定の変異の有無，薬剤耐性，遺伝子系統樹，毒素産生性，検体中の微生物量など）を検討します．

　当初病原体が不明な場合には，記述疫学で判明していることから可能性の高いものを順にリストアップして病原体アセスメントを始めます．臨床的な側面とともに疫学的な側面からも病原体を想定し，発端者の渡航歴や海外での活動歴は疾病を説明できるのか，同様の事象が他の病院で，あるいは他の地域で，あるいは他の国で発生しているのかも情報として収集します．少なくとも確定できるまでは，現在の事象で見られている臨床徴候と重症度の状況から仮想病原体としてのリスクを記述します．

(2) 曝露（Exposure）

　上述の病原体と人間の相互作用について，この病原体がいかにして人々に到達して被害を生じさせるのかを記述します．まずすでに曝露された，あるいは

今後曝露される可能性のある集団について，「時」「場所」「人」の面から記述します．すなわち，すでに発症している症例については，発症日，曝露日，居住地，曝露地，年齢，性別，職業，基礎疾患の情報を収集し，時系列的には流行曲線を描きます．またこれまでに病原体に曝露された，あるいはされたと思われる，また今後するであろう個人，集団の数とともに，これらの「時」「場所」「人」を把握します．同時にこの病原体に対して感受性のある，あるいは脆弱性のあるヒトの数を推定します．これには該当疾患への予防接種歴，該当疾患の過去における流行状況，人口集団の栄養状態，年齢分布，基礎疾患などの情報が必要になります．

病原体のこれら人々への到達経路については，疫学調査の結果を待たねばならない情報もありますが，感染伝播経路とこれまでの状況や過去のデータから伝播状況（基本再生産率）を推定し，これまでに発症している症例の曝露・接触状況を記述します．これまでの伝播が家族内，血縁関係にとどまっているのか，職業的な集積性があるのか，あるいはすでに疫学的リンクのない症例が出ているのかで，今後の進展のリスクが変わってきます．また，ヒト-ヒト感染ではなく，環境からの伝播，あるいは食品や動物からの感染，あるいはベクターが存在していれば，それらの汚染状況，汚染原因，流通経路，ベクターの分布や密度，人の行動パターンとベクターとの接触状況，ベクターの増減の季節性，地域性などを考慮する必要が出てきます．

今後の拡大を評価する上では，他の地域あるいは外国での患者発生状況，疾病の原因の存在場所，症例の旅行歴，他人との接触歴，接触時間，接触の濃厚度合いを調査することも必要です．これらから，これまで発症した人の曝露状況，すでに曝露した人の今後の発症の推定，感受性者の数，そして今後曝露する可能性のある場所，行動，地域，動物との接触などのリスクを記述します．

（3）付帯状況（Context）

事象の発生した背景因子（環境因子）について，「対策の行き届いた院内環境なのか，院内感染対策が破綻している状況なのか」「気候」「都市地域なのか農村地域なのか」「人口密集地なのか過疎地域なのか」「山林地域なのか草原地帯なのか」といった物理的な背景から，上下水道の状況，交通，医療サービスといったインフラ，そして地域の社会経済状況，政治的な状況，文化・慣習，そして人々の受診行動のような行動パターンなど，リスクに影響する因子はすべて検討します．これにはすでに現地でとられている対策とともに，新たな症例

の発生を探知できるような既存のサーベイランスシステム，それらを診断するための検査体制も今後の発生のリスクに関わってくるので，新たな発生を探知できる，あるいは対策を行っていく現場の能力も評価しておきます．

このようなリスクに関連する因子を見落とさないために，英語における，Social, Technical and scientific, Economic, Environment, Ethical, Policy and political の頭文字をとって，STEEEP という言葉にまとめている例もあります．これら，リスクを増大させる(減少させる)因子について記述します．

Social：隔離や入院，あるいは接触者追跡調査による個人へのストレス，そのような調査に対する地域住民の感情や心理的な側面

Technical and scientific：対策の実効性，現実性，治療や予防投薬による副作用

Economic：対策にかかわる予算，患者や接触者における経済的損失，地域への旅行産業への影響，産業や商業に対する影響

Environmental：消毒などの環境・生態系に及ぼす影響，副次的な他の疾患コントロールに及ぼす影響

Ethical：個人の自由の制限，プライバシーの侵害

Policy and political：財政面での他の活動とのバランス，政治的意図，国家的な信用，国政選挙への影響

3）リスクのレベル評価(Risk characterization)
(1) レベル評価のプロセス

要素別のアセスメントを一通り終了すれば，次にリスクのレベル評価に進みます．これはこれまでの要素別の情報を統合して行いますが，この事象の持つリスクの内容に対して，それが起こる可能性はどのくらいなのか，その場合の公衆衛生学的なインパクトはどのくらいなのかを評価するということです．これは不確実な部分が多く答えを見出すのは簡単ではありませんが，これによって今後の対策を決定していかねばなりません．この答えは，Yes, No と単純に決定することは難しく，Yes と No の間には確率的に可能性がゼロというレベルからほぼ100％起こり得るというレベルまでの幅があります．そこで，この不確実であるということを理解して，リスクのレベル評価をしていきます．

定量的なモデルが存在する場合や現在の事象から何らかの比較できる数値が導き出される場合には数学的に推定できます．しかし，そうでない場合の方が

多く，これまでの3つの叙述的な評価からチームの専門家における議論を中心としてレベルを決定していきます．非常に情報が限られていて評価が難しい場合やリスクが明白な場合には，尺度で評価するよりも叙述的に評価することが現実的です．一方ではレベルの明確な数値化は難しくとも，一定の尺度を定義しておくと，その後のフォローアップや比較のために有用です．尺度は種々の先行事例を参考にして作成したり，目的に応じてチームで定義を作成しておきます．全体的なリスクとして，上述の3つの要素の記述から，高リスク，中リスク，低リスクとしてもよいでしょう．いくつかの項目を立てて，例えば想定される病原体の病原性，基本再生産率，曝露リスクのある人口のそれぞれの項目で点数をつけて，それらを総合的に勘案してリスクレベルを決定してもよいでしょう．また，図12-2のようにいくつかの指標Indicatorを設定して点数づけを行い，レーダーチャートとしてリスクを表現する手法も報告されていますが，一般的には図12-3のようなマトリックスを使用して行います．

(2) リスクマトリックス

リスクマトリックスは，「リスクの大きさ＝発生確率×発生したときの影響の大きさ」として，起こりやすさ（Likelihood）と被害の重大性（Consequences）の2次元で評価・視覚化するもので，最終的なリスクのレベルを評価する場合によく用いられます．図12-3は，表12-1のようなリスクを視覚的に表現しています[2]．

これはリスクの視覚化と対策の判断を支援するための単純な方法の1つです．これまでも多くの組織が異なる状況における標準的なリスクマトリックスを作成しているので[3-5]，既存のものを状況に合うように改変してみてもいいでしょう．

(3) リスクアセスメントの信頼性

リスクアセスメントが終了したら，リスクアセスメント自体も評価しておくことが重要です．その際は学術的な論文を記載した後に制限を記載しておくのと同様に，制限事項とその理由，そしてそれらの結果であるリスクアセスメントの信頼性を評価します．これらはアセスメントに使用した病原体，曝露，付帯状況に関連した情報の質，完全性，信頼性に依存し，かつ基本的な前提条件として行った仮定によって左右されます．当然のことながら，主治医から提供された詳細な臨床的記述を基にしたアセスメントと新聞記事に記載されている患者の病状をもとにしたものとはその信頼性は大きく異なります．また，これ

図12-2　レーダーチャートによるリスクの可視化

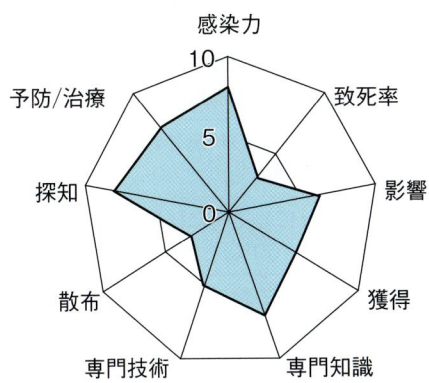

評価尺度は 1〜10
・0〜3＝低
・4〜6＝中
・7〜10＝高

	最小限	小規模	中規模	大規模	重篤
ほとんど確実					
かなり起こりそう					
起こりそう					
起こるかもしれない					
起こらないだろう					

☐ 低リスク　☐ 中等度リスク　☐ 高リスク　■ 緊急事態

図12-3　リスクマトリックス

(文献1より改変)

らによって「今後どのような情報を収集しなければならないか」というフォローアップ計画にもつながります．上述のリスクレベルの評価と同様，今後情報が集積・アップデートされ，再びリスクアセスメントを行う際には，比較できるように「非常に低い」「低い」「中等度」……「非常に高い」までの一定の尺度をつけておくとよいでしょう．

　ただし，初回に行ったリスクアセスメントの信頼性レベルが低いからと言って，そのリスクアセスメントの質が低いということではありません．信頼性レ

表12-1 リスクレベルの評価

起こりやすさ (Likelihood)	ほとんど確実 (almost certain)	ほとんどの状況で起こると思われる (可能性95%以上)
	かなり起こりそう (highly likely)	ほとんどの状況でおそらく起こるだろう (70～94％)
	起こりそう (likely)	往々にして時には起こるだろう (30～69％)
	起こるかもしれない (unlikely)	時として起こるかもしれない (5～29％)
	起こらないだろう (very unlikely)	例外的な状況では起こるかもしれない (5％以下)
被害の重大性 (Consequences)	重篤 (severe)	多数の人々やリスクグループに深刻なインパクトがあり、社会活動にも深刻な破綻が生じるため、最大限の対策が必要である
	大規模 (major)	少数の人々やリスクグループに大きなインパクトがある．平常時の活動に大きな支障が出るため、多くの追加的対策が必要となる
	中等度 (moderate)	多数の人々に中等度のインパクトがあるか、リスクグループが影響を受ける．平常時の活動は中等度の障害を受け、さらなる追加対策が必要となる
	小規模 (minor)	少数、あるいはリスクグループに若干のインパクトがあり、平常時の活動に限定的な影響がある．いくつかの追加的な対策が必要
	最小限 (minimal)	対象人口集団に限定されたインパクトしかなく、平常時の活動にほとんど影響を及ぼさないので、平常時の対策で十分
これらの積としての全体的なリスクレベル	緊急事態 (very high risk)	時間外の発生であっても即座に対応する必要がある．即座に上位レベルに報告し数時間以内に対策本部の設置を行い、系統的に対応すべきである
	高リスク (high risk)	上位レベルへの注意喚起が必要で、系統立てた対策本部が必要になることがあり、追加的な対応が必要になる
	中等度リスク (moderate risk)	対策の役割分担を明確にして、強化サーベイランスや個別対応が必要
	低リスク (low risk)	標準的な手法で平常時の対応で十分

ベルが低いということは，必ずその原因となる制限事項があるわけで，次のアセスメントまでに制限事項を取り払うような調査計画を立てることにつながります．

(4) リスクマネジメントサイクル

　ここまででリスクアセスメントは終了しました．しかし，これはあくまで現在扱っている健康危機事例のリスクから生じるインパクトを減少させ，リスクを管理するための基礎を提供しているので，全体の対応としては終わりはありません．リスクアセスメントに基づいて対策をとり，それを評価し，再びリスクアセスメントを行うというように回り続けるサイクルです．リスクアセスメントで判明した弱点を補って効果的に対策をとるべく対応を決定し，その実効性，成功の可能性，そして対象人口集団や社会に予期できない影響が起こることも考慮に入れて，対策の優先順位をつけて実行します．この間には上位レベルや対象集団，国民を納得させ，対策がうまく進行するようにコミュニケーションを続けます．そして，サーベイランスと評価を継続し，そして再びリスクアセスメントに戻るというサイクルを回し続けます．

4 迅速なアセスメントのためのツール

　種々の健康危機事例が発生した場合には基本的には系統的に，見落としのないような形でリスクアセスメントを行う必要があり，要素別にアセスメントを行うわけですが，状況によってはフルにリスクアセスメントを行うことが難しい場合もあります．時間と人材は無限ではないので，効果的かつ迅速にアセスメントを行うために，上記の要素から重要な要素を選択して，簡便なツールとして作成されているものもあります．これらはその対象と状況によりいろいろな形がありますが，以下に例を示します．

1) 医療関連感染のためのリスクアセスメントツール

　リスクアセスメントはいろいろな目的で行われますが，医療関連感染では，目的を院内感染対策レベルの向上に置き，どこを強化したらよいか（どこが弱点か）を評価する場合にもリスクアセスメントが活用されます．細かい項目別にExcellent，Good，Poorの3段階で評価し最終的に合計点で評価を行うものもありますが[6]，院内感染を起こしやすくするリスクをリストアップし，それらを表12-2の3つの要素からそれぞれ点数で評価し，その総合スコアでリスクを評価するツールもよく使用されています（表12-3）．

表12-2　医療関連感染のリスク評価

起きやすさ	起きることが基本的に想定される	4点
	起きやすい状況	3点
	おそらく発生する	2点
	ほとんど発生しない	1点
	決して発生しない	0点
インパクトの大きさ	死亡，四肢を失う，機能を失う	5点
	一次的に機能を失う	4点
	入院の延長	3点
	治療・費用に中等度に影響	2点
	治療・費用に軽度に影響	1点
現状の対策・システム・備え	存在しない	5点
	きわめて乏しい	4点
	存在する	3点
	よい	2点
	完璧	1点

2）医療関連感染アウトブレイク発生時のリスクアセスメントツール

　医療関連感染でも，日頃の対策レベルの評価ではなく，アウトブレイク発生時の評価には基本的に本項で述べているプロセスに従ってリスクアセスメントを行いますが，これを簡便化したツールが作成され，それぞれどのレベルに報告すべきかということも規定されているものもあります（表12-4）[7]．

3）WHO/WPROの迅速リスクアセスメントツール

　WHO/WPROでは国際保健規則（IHR：International Health Regulation）に基づくEBSに対する迅速リスクアセスメントツールを図12-4のような形で提供しています．これはBox A（曝露は続くか．人口集団はその疾病について感受性があるか），Box B（疾病の重症度は中等度から高度か），Box C（今後患者数は増加していくのか），Box D（疾患の重症度は高いか），Box E（今後も患者は医療機関に現れるか），Box F（現状の対策は十分か）に順番に答えていくことによって，リスクと対応のレベルに到達するようになっているアルゴリズムです．

表12-3 医療関連感染のためのリスクアセスメントツールの例

2013.3	起きやすさ					インパクトの大きさ					対策システム					合計
	4	3	2	1	0	5	4	3	2	1	5	4	3	2	1	
耐性菌																35
MRSA		v					v					v				10
C. Diff		v					v						v			11
ESBL, AmpC			v					v						v		5
Others			v				v						v			9
感染予防策																32
手指衛生	v						v					v				12
マスク・咳エチケット	v						v						v			11
患者へのインフルエンザワクチン接種勧奨		v					v							v		9
隔離予防策																35
標準予防策	v					v						v				13
空気予防策			v					v						v		6
飛沫予防策			v						v					v		7
接触予防策			v					v					v			9
医療関連感染																31
VAP in ICU		v				v						v				12
CRBSI in ICU			v				v							v		10
CAUTI		v						v					v			9

4) 東日本大震災発生時の感染症のリスク

表12-5は2011年に発生した東日本大震災に際して行われた種々の感染症のリスクアセスメントで，これは疾患の発生しやすさと発生時の公衆衛生学的なインパクトをそれぞれ3段階に分類して，最終的なリスクを決定しています[8]．

表12-4 医療関連感染症アウトブレイク発生時のリスクアセスメントツールの一例

Step 1 アウトブレイク事例の患者,医療機関,公衆衛生,一般市民の不安に対する影響力の評価(大,中,小)

影響レベル	患者	医療機関	公衆衛生	市民の不安
大	事例発生の結果として,1名以上の患者で生命に関わる状況となるか,死亡する	病院機能に大きな障害が発生し,一定期間病院を閉鎖する必要がある	公衆衛生的に重要な事例であり,重大な感染症が他の人たちへ感染するリスクが中等度以上	少なくとも一定の地域で不安が増強し,怖がられる
中	患者は中等度の介入を受けるが,事例発生の結果としては生命に関わらない	いくつかの病院機能に影響があって,短期間の閉鎖(病棟あるいはICUなど)が必要となる	中等度の影響をもつ感染症が他の人たちへ感染するリスクが中等度	市民において関心,あるいは不安のレベルが上昇する
小	事例発生の結果として,必要な介入は最小限,死亡例なし	最小限の影響で一定の部署を閉鎖する必要はないか,あっても非常に短期間	公衆衛生的には,他の患者への感染伝播は最小限かまったくなし	有意な不安や関心はもたれない

Step 2 影響レベルの合計による判断基準

赤信号	黄信号	青信号
大が1つでもある場合	中が2~4で大なしの場合	すべての項目の影響が小,あるいは小が3で中が1の場合
直ちに地域の公衆衛生当局と国家レベルに報告し,アウトブレイク関係者(患者や家族)に合意を取った後に記者発表	地域の公衆衛生当局に報告する.国家レベルの支援が必要な場合には,国家レベルに報告.記者発表を考慮	医療機関内で対処,必要な場合には地域の公衆衛生当局に報告

(文献7を改変)

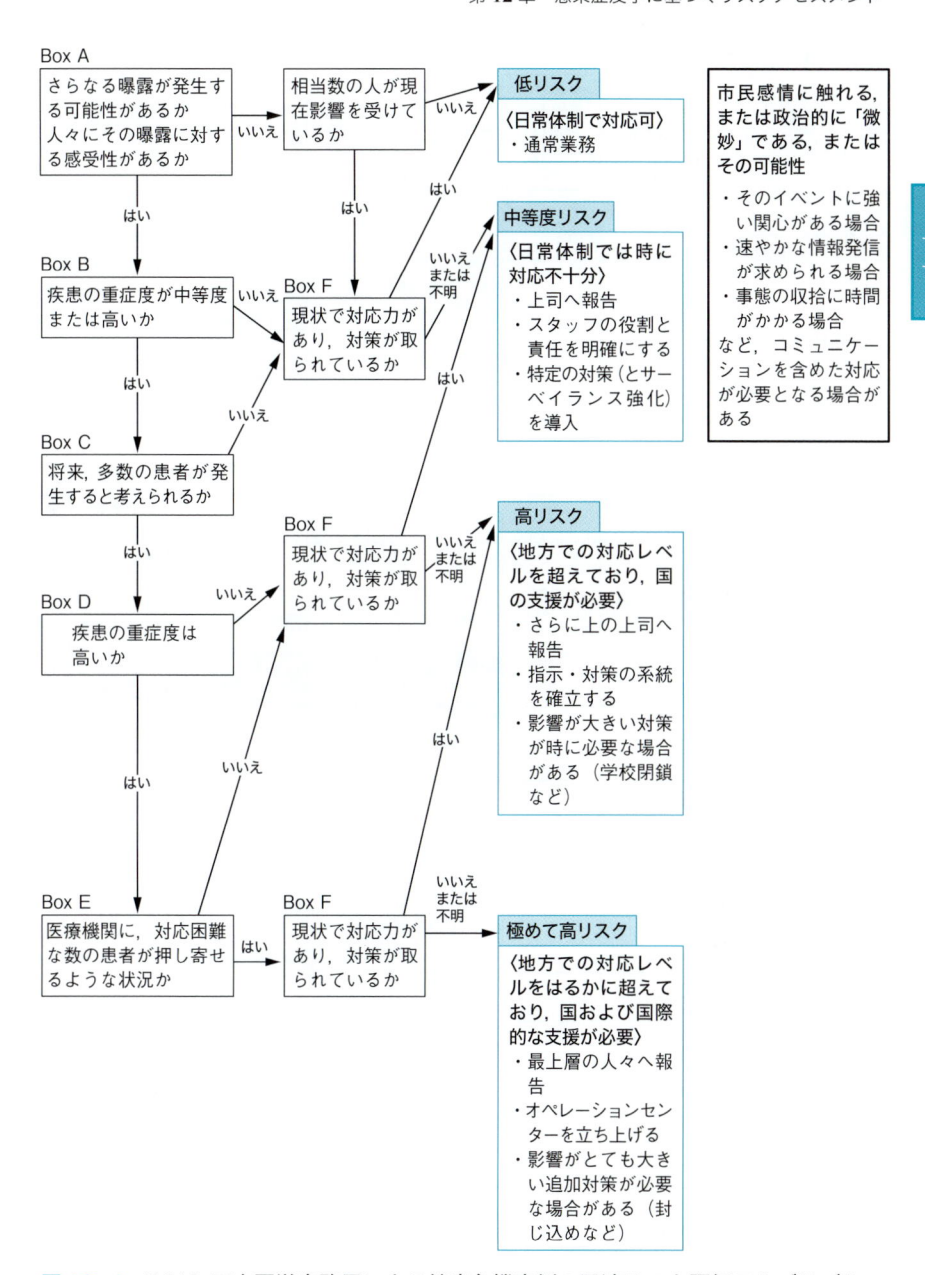

第12章 感染症疫学に基づくリスクアセスメント

Box A
さらなる曝露が発生する可能性があるか
人々にその曝露に対する感受性があるか
　↓いいえ → 相当数の人が現在影響を受けているか
　　　　　　　↓いいえ → **低リスク**
　　　　　　　〈日常体制で対応可〉
　　　　　　　・通常業務
　↓はい　　　↓はい

Box B
疾患の重症度が中等度または高いか
　↓いいえ → Box F 現状で対応力があり、対策が取られているか
　↓はい　　　↓はい → **中等度リスク**
　　　　　　　〈日常体制では時に対応不十分〉
　　　　　　　・上司へ報告
　　　　　　　・スタッフの役割と責任を明確にする
　　　　　　　・特定の対策（とサーベイランス強化）を導入
　　　　　　　↑いいえまたは不明

Box C
将来，多数の患者が発生すると考えられるか
　↓はい

Box D
疾患の重症度は高いか
　↓いいえ → Box F 現状で対応力があり、対策が取られているか
　↓はい　　　↓はい → **高リスク**
　　　　　　　〈地方での対応レベルを超えており、国の支援が必要〉
　　　　　　　・さらに上の上司へ報告
　　　　　　　・指示・対策の系統を確立する
　　　　　　　・影響が大きい対策が時に必要な場合がある（学校閉鎖など）
　　　　　　　↑いいえまたは不明

Box E
医療機関に、対応困難な数の患者が押し寄せるような状況か
　↓はい → Box F 現状で対応力があり、対策が取られているか
　　　　　↓はい → **極めて高リスク**
　　　　　〈地方での対応レベルをはるかに超えており、国および国際的な支援が必要〉
　　　　　・最上層の人々へ報告
　　　　　・オペレーションセンターを立ち上げる
　　　　　・影響がとても大きい追加対策が必要な場合がある（封じ込めなど）
　　　　　↑いいえまたは不明

市民感情に触れる、または政治的に「微妙」である、またはその可能性
・そのイベントに強い関心がある場合
・速やかな情報発信が求められる場合
・事態の収拾に時間がかかる場合
など、コミュニケーションを含めた対応が必要となる場合がある

図12-4　WHO西太平洋事務局による健康危機事例の迅速リスク評価アルゴリズム
（国立感染症研究所感染症疫学センター訳・一部改変）

表12-5 東日本大震災における感染症発生のリスクアセスメント

	もともとの発生率または報告数:地域(1)全国(2)	ワクチン接種率:地域(1)全国(2)	地域・避難所で流行する可能性:1=低 2=中 3=高	公衆衛生上の重要性(罹患率・死亡率・社会的):1=低 2=中 3=高	リスク評価:1=低リスク 2=中リスク 3=高リスク	コメント
		今回は評価していない				
水系/食品媒介感染症						
急性下痢症			3	2	3	ノロウイルス感染症,ロタウイルス感染症を含む
細菌性腸管感染症(サルモネラ,キャンピロバクター,病原性大腸菌など)			2	2	2	
A型肝炎			1	2	1	
E型肝炎			1	2	1	
動物/昆虫/ダニ媒介感染症						
レプトスピラ症			1	2	1	淡水,土壌曝露時に発症しうる
ツツガムシ病			1	2	1	春〜初夏と秋〜初冬の2回ピークがある
過密状態に伴う感染症						
急性呼吸器感染症			3	2	3	RSウイルス感染症,ヒトメタニュウモウイルス感染症,パラインフルエンザ感染症等を含む
インフルエンザ/インフルエンザ様疾患			3	3	3	
結核**			2	2	2	
ワクチンで防ぐことのできる感染症						
麻疹			2	3	3	
風疹			2	2	2	
ムンプス			2	2	2	
水痘			2	2	2	
破傷風*			2	3	3	創傷から感染する.ことに土壌・瓦礫などの曝露がリスクが高い
百日咳			2	2	2	
その他						
血液媒介疾患(B型肝炎/C型肝炎/HIV)*			1	2	1	ウイルス保有者の体液・血液曝露時に感染しうる
創傷関連感染症*			2	3	3	
ビブリオ・バルニフィカス感染症			1	1	1	海水曝露時に発症しうるが,海水温の低い時期のリスクは低い
エロモナス感染症			1	1	1	淡水曝露時に発症しうる

＊救助隊においてもリスクが高い.
＊＊急性期以降に問題となりうる.

(WHO西太平洋地域事務所の情報をベースにしている)

参考文献

1) Rapid Risk Assessment of Acute Public Health Events. World Health Organization, 2012
   http://whqlibdoc.who.int/hq/2012/WHO_HSE_GAR_ARO_2012.1_eng.pdf
2) WHO, FAO : Risk Characterization of Microbiological Hazards in Food. Microbiological risk assessment series 17, World Health Organization and Food and Agriculture Organization, 1999
   http://www.who.int/foodsafety/publications/micro/MRA17.pdf
3) Kester QA : Application of formal concept analysis to visualization of the evaluation of risks matrix in software engineering projects. Int J Sci Eng Technol Res 2 : 220−225, 2013
4) Department of Defense : Risk Management Guide for DOD Acquisition. 6th ed., (Version 1.0) Department of Defense, 2006
   http://www.acq.osd.mil/se/docs/2006-RM-Guide-4Aug06-final-version.pdf
5) Goddard Technical Standard : Risk Management Reporting. Goddard Space Flight Center, NASA, GSFC−STD−0002, 8 May 2009
   http://www.everyspec.com/NASA/NASA-GSFC/GSFC-STD/GSFC-STD-0002_20175/
6) Rational Pharmaceutical Management Plus. 2006 : Infection Control Assessment Tool. Rational Pharmaceutical Management Plus Program. 2009, VA : Management Sciences for Health.
   http://www1.msh.org/projects/sps/sps-documents/upload/ICAT-User-Manual_Global-May-09.pdf
7) Health Protection Scotland : Hospital Infection Incident Assessment (HIIA) Tool (Watt Risk Matrix Replacement).
   http://www.documents.hps.scot.nhs.uk/hai/infection-control/toolkits/hiiat-2011-10.pdf
8) 国立感染症研究所：東日本大震災における感染症リスクアセスメント.
   http://idsc.nih.go.jp/earthquake2011/risuku.html

〈谷口清州〉

― 第13章 ―

リスクコミュニケーションの実際

> **POINT**
> - 感染症のリスクコミュニケーションは感染症疫学の情報や知見をもとに展開される
> - コミュニケーションに関わる個人・組織の間で、「感染症による健康リスクが個人や社会に与える影響を最小限にする」ことを意識し共有する必要がある
> - 問題が起きないようにするコミュニケーション、再発防止のためのコミュニケーションが重要
> - リスク発生時の情報発信だけでなく、リスク層やステークホルダーごとに期待する行動を平時から提案しておくことが重要

1 リスクコミュニケーションとは

　リスクコミュニケーションとは、リスクについて関係者の間で情報や意見を共有・交換して、準備や対応の最適化をめざすコミュニケーションのことです。そこには異なる関心・専門領域・利害関係の人が関わるため、知識や関心のギャップを埋めるための確認作業が課題となります。よくある誤解は、無知や理解不足のためにパニックを起こすかもしれない市民に「正しい」情報を与える、広報や専門家や行政が立てた計画を進めるために理解させる、といった捉え方です。

　リスクコミュニケーションは高度な科学技術の発達に伴う専門家と非専門家間の認知のギャップを解消するため、また産業活動によって生じた環境問題、災害対応におけるリスクの定性・定量評価が必要とされる中で発達してきました。感染症の領域でも、新興・再興感染症が個人や社会の脅威となっています。

　感染症対策の領域でのリスクコミュニケーションについての概念や理論、取り組みの歴史や仕組みについてのレビューをECDCが2013年にまとめています[1]。この資料でもよく引用されている米国CDC作成のCrisis and Emergency Risk Communication(CERC)[2]は感染症の危機管理として扱う問題の概要を学ぶ際に便利です．どちらもインターネットでダウンロード可能です．

2 平時に行う感染症対策のリスクコミュニケーション

　感染症の領域では，感染症によるイベントは「起きる前」「起きている時」「起きた後」の3段階に整理できます．わかりやすいのは問題が起きたときです．数値や事象として共有され，問い合わせや相談も増えます．感染症対策の担当者や専門家が周囲や社会に認知されるまさに「本番」です．しかし，本来の感染症専門職のミッションは問題が起きないようにする，起きてしまったときの影響を最小限にすることです．第12章(☞ p160)で学ぶリスクアセスメントを活用し，自分が責任を持つ地域で先に取り組むべき方策を提案するコミュニケーションも大切です．また，問題が終わった後に，再発防止に必要なことをするのもリスクコミュニケーションの一部です．

　よくマニュアルなどに「信頼関係の確立」と記載されていますが，これは具体的にどのような状況を言うのでしょうか．届いた情報に目を通してもらう，対策の提案に協力してもらうためには，この人・組織の情報なら信用できるのではないかと思ってもらえるかどうかにかかっています．こうした対外コミュニケーションの専門家が配置されていることは残念ながらまれですが，その機能やノウハウ自体は取り入れていくことが可能です．

1) 感染症の疫学データの信頼性を高める

　より精度の高いデータのためには，報告すべき疾患を医師や多職種のスタッフが理解していること，報告率を上げるための支援や啓発が行われていること，不明な情報についての問い合わせに対応することが医療の現場に求められます．その結果は自分たちの仕事についての判断材料となるからです．感染症法の改正などの更新情報を広く共有できる仕組み作りも含まれます．

事例1　報告率を上げるためのコミュニケーション

2012年から2013年に流行した風疹は小児ではなく成人がその中心であったため，当初は報告することを知らない医師がいた．それまでは「定点報告」であった風疹は2008年から「全数報告」となっていたことが認知されていなかったためで，データが過小評価とならないよう改善が必要になった．
介入：①保健所から医師会に対して連絡，②関連学会のホームページでの連

絡，③感染管理のネットワークを通じて院内で報告漏れがないか確認してもらうよう依頼した．

2) 感染症の疫学データが共有しやすいように加工・発信する

報告されたデータを単純集計して公開するだけでなく，トレンドについて理解しやすい図表を作成したり，分析の結果を公表したり，関係者に注意喚起をしたいことを具体的に提案することなどが重要です．文字の情報だけで要点を理解することは専門家には可能であっても，その先につながりません．写真や図表がついている加工資料は，そのまま掲示されるなど，2次，3次的な拡散力を持ちます．

事例2　危機感の共有

院内や地域で流行している数字は「数が多い」ことだけでなく，影響を受けているのが子どもなのか高齢者なのか，男性か女性かがわかるよう症例の属性情報を色や模様で視覚的に理解できるようにすると，印象に残りやすくなります．リスク層に関わるスタッフの危機意識を高めることにつながります．

3) 感染症の疫学データをもとに早期対応を行う

感染症に関するデータを漏れなく報告し続けるということは，単純作業のようですが，実は現場にとっては一定の負担となります．このため，報告した数字が実際の対策に生かされていると実感してもらうことが大事です．最初にとるアクションは情報の検証(verification)ですが，報告をしてきた人や部署に直接確認するなかで，双方向の関係性が確認でき，また報告書式にはない周辺情報や現場の見立てを知ることができます．次に起こる案件(潜在リスク)の把握にもつながります．

事例3　潜在ハイリスク層のケア

地元の大学から麻疹症例が複数出ているとの連絡が入った．この時点での情報は年齢と性別のみであった．大学の保健センターに出かけて聞いたところ，医学部や看護学部を除く多様な学部の学生が発症していた．1例目は長期休暇から戻った留学生だった．センターの保健師から話を聞いたところ，学部生には入学時に啓発や接種記録確認の啓発をしているが，研究生や大学院生，若手の教員や職員の確認や接種勧奨はできていないとのことだった．経営者と事務部門の責任者に対して，他の地域での発生情報，アウトブレイクした際に発生する費用など

表13-1　リスクコミュニケーションのツール(CDC, 2012)

- ブリーフィング(Briefing)：報道関係者や地域のリーダーに向けて口頭で説明する
- 内輪メール(Community Mailing)：関係者やキーパーソンに直接連絡をする
- 展示(Exhibit)：視覚に訴える資料を公開する(地図，グラフ，写真)
- 配布資料(Flyers)：特定の案件・イベントについての案内や関連事項の説明
- ニュースレター(Newsletters)：具体的な対策の活動報告を経時的に知らせる
- 相談窓口の公開(Open Houses and Availability Session)：意見や情報を聞く場を設ける
- 解説(Presentation)：関係者や住民にその時点でわかっていることなどを伝える
- 集会(Public Meetings)：専門家や担当者が住民の質問などに答える場を設ける
- 少人数会合(Small Group/Focus Group Meeting)：より密な相互のやりとり，インフォーマルな情報の共有を行う
- 個別に電話連絡(Personal Telephone Contacts)：1対1での情報確認，信頼関係を確立する

(Applying Specific Communication Tools　文献2　pp242-256より)

を説明し，このリスク層への情報提供とワクチン接種勧奨を行った．検査や接種は保健センターが担当した．

4) 問題発生時に連絡をとり合うプラットフォームを作っておく

　感染症のアウトブレイクが起きたときに，誰に，何を，どこまで，いつ，どのように伝えるかが課題となります．自分が伝えるべき対象をリストアップし，それぞれに最適な方法，複数のバックアップ法が必要になります．これを「万が一」のときに準備することは不可能なので，平時からその枠組みを作っておくことが重要です．

　例えば，FAXの宛先の番号やアドレスをグループ化し，案件によって配信のタイミングや内容を分けて発信することができます．「通知」「連絡」の共有・情報伝達と，宛先にある対象に具体的に何か行動をとってほしい場合の「依頼」や「相談」がある場合では，同じ案件での連絡でも記載法が変わってくるのは当然です．

　同時に米国CDCの資料でも情報発信のプラットフォームは多様な対象や方法を想定しておくことが勧められています(表13-1)．情報の受け手目線で準備をしておけば，「気づかなかった」「読んでもらえなかった」といった残念な結果を回避できます．

5) 不十分なコミュニケーションと改善策

　感染症に関わる立場の人や専門家は，情報や知識に長けていることが多いで

すが，コミュニケーターとしての機能を十分果たせていないことがあります．地域のホームページの感染症流行情報と伝達したいメッセージを事例に検討してみましょう．

(1)「ホームページに載せた＝伝えた」ではない

施設や地域で感染症の問題が起きたときに，関係者はどこで情報を探すか把握していますか．まず，ホームページがリスクコミュニケーションの広報媒体として活用され得る可能性を持っているか，その目的が果たされているか，アクセス解析を行う必要があります．アクセス解析では，そのページに何月何日の何時頃アクセスがあったのか，ページを見に来た人は何秒そのページにとどまっていたのか，どのような検索キーワードで探したのか，他のどのサイトからリンクで見に来ているのか──などを分析できます．

一方的な情報発信にならないようにするために，問い合わせ先と対応可能な時間，問い合わせ方法（電話，FAX，メールなど）が明記されているかも確認します．

(2) 情報を載せたページに確実にアクセスしてもらえるとは限らない

感染症の流行情報はどこに載せるのがよいでしょうか．担当者は通常，自分の部署のページに掲載しようと考えます．しかし，市民や他の医療者がそれをピンポイントで探せるとは限りません．例えば，麻疹が地域で流行し始めたことを掲載する場合，発生動向調査のまとめで週報にPDFで掲載したとします．定期的にリアルタイムで見る人はごくわずかです．どれくらいの手間や時間でたどり着けるのか，サイト内のキーワード検索で探せるようになっているか確認しましょう．

自治体や保健所のトップページの新着情報に載せ，当該ページへのリンクを貼る，目立つバナーを作成する，教育委員会や予防接種などの関連ページにも相互リンクを貼る──といったことも経費をかけずにできる工夫の1つです．

(3) 特別なサポートが必要な人への配慮

ホームページは有効な情報発信媒体ですが，日本語が母国語ではない外国人には中国語，韓国語，タガログ語などの資料を作成したり，パソコンを持っていない人には携帯やスマートフォン専用サイトを併設したりなど，ひと手間かける配慮（工夫）が必要です．

近年の風疹や麻疹の地域流行は，留学生や滞日外国人コミュニティへの持ち込みが発端となっていることがありますが，臨時のワクチン接種費用の公費助

成情報が日本語だけだと活用することが難しくなります．外国の人たちへの情報提供として，輸入食材販売店やエスニックレストラン，お寺や教会などの責任者やリーダーに依頼をして，チラシの配布やポスターの掲示をしてもらうことも有効です．

3 アウトブレイク発生時のコミュニケーションの課題

感染症が流行したときには，アウトブレイクそのものへの対処と同時に，そのことを関係者や外部のステークホルダーに伝えるという別の課題が発生します．感染症対策の担当者・責任者として特に注意をしておいた方がよいのは，本来の対策の妨げになるような反応，当事者や関係者に心理的な負荷をかけるような事態にならないようにすることです．憶測での批判などを招かないよう，メディア対応を例に2つの視点から考えてみましょう．

1) メディアへの情報開示

特定の医療機関などで感染症のアウトブレイクが起きたとしても，それがすぐメディアの関心を引くわけではありません．病院の記者会見や病院から報告を受けた自治体による報道発表をきっかけに，まずこれらの情報を元に報道されます．状況によっては当事者(患者・家族)や支援団体への取材も行われます．説明資料として必ず準備するのはA4用紙1ページの情報量に収めるファクトシートです．必要なら，用語説明，詳細な2次資料(解説)も準備します．

(1) ファクトシートの作成

東京都が発表した集団結核事例についての報道発表資料を参考に，必要事項をまとめてみましょう(表13-2)．

①具体的な数字を書く(調査し現状把握に努めていることの具体的な表現)

②初発症例の探知について時系列で記載する(平時のモニタリングが機能していること，早期対応をしていることの具体的な表現)

③現時点でのリスクアセスメント(定量的・定性的な分析が行われ，すでに必要な対策をとっていることの具体的な表現)

④これまでの対応と今後の予定・見通し(別紙で各セクターの関与を経過表で添えると迅速な対応や連携の実態が具体的に伝わる)

⑤参考資料・用語の解説(例えば，曝露，感染，発症，定着など，わかりにくい用語について別紙を用意)

⑥情報照会先・相談窓口

表13-2 集団結核についての報道発表

集団結核の発生について

1. 初発患者の状況
   - 年齢(年代)・性別(在住 市区名)
   - 職業などの属性
   - 発症時の状況(症状)から受診,診断のプロセス,現在の状況
   - 診断がつく前の状況(勤務状況や行動範囲)

2. 接触者・健診などの結果
   - 曝露数,検査数,発症数.
     ※発病者○人は現在通院治療中であり,他人に感染させる恐れはない.
     ※感染者○人のうち○人は発病予防のため服薬治療中,○人は経過観察中.
     ※遺伝子検査の結果,初発患者と発病者○人の型が一致した.

3. 感染拡大の主な原因
   - 初発患者は咳症状が長期間続いたものの,喫煙によるものと考え,医療機関受診までに時間を要した.

4. 自治体の対応
   - 患者の居住地,企業の所在地を管轄する関係市区町村が,接触者調査,健康診断,相談などを実施.接触者について引き続き経過観察を実施するとともに,内服加療中の者に対し服薬治療の支援を行う.
   - 都道府県は,状況把握,連絡調整など,関係市区町村を支援.また,関係団体を通じて都道府県内企業および医療機関に対し,結核の早期発見・早期診断を促す注意喚起を行う.

5. その他
   ※参考1 「結核について」(PDF 形式:65KB)
   ※参考2 「長引くせきは赤信号」(PDF 形式:2.20MB)

   問い合わせ先　○○局○○部○○対策課　電話　○○○

2)「その後の対応」についての準備

　　アウトブレイク発生時や初期には社会の関心が高いのですが,時間の経過とともに関心が低下して報道も減ります.必要な対応をとった結果,アウトブレイクは終息し,望ましい状態となるわけですが,「適切な対応をとったこと」「その対応の内容」「病棟や地域で不安が解消したこと」は報道されないことが多いです.リスクコミュニケーションの目的の1つである「再発防止」のためにも,また最後まで誠実に広報をする姿勢を信頼獲得につなげるためにも,対応

の初期から「その後」について準備をすることが重要になります.

医療機関によっては，外部の専門委員を含めた調査委員会がまとめた最終報告書をホームページなどに公開することもあります．各部門の動きを記録に残しておくと，まとめの作業がしやすくなります．後で整理しやすいように，メールのタイトルに案件名や日付を入れておくと便利です．これらの情報を元に作成した経過表の例を表13-3に示します．

すべての事例でこのようなまとめが公開されているわけではありません．問題発生時に原因究明の途上で「速報」として広報が行われたものの，行政や当該施設による報道発表や事後報告が行われていないものもあります．アウトブレイク対応の際に誰がコミュニケーションの責任を負うのか，対応チームの中で確認しておくことでこのような問題は予防できます．

4 ステークホルダーとのコミュニケーション

感染症対策におけるリスクコミュニケーションの中であまり論じられていない問題に，ステークホルダーへの積極的な関わりがあります．感染症対策の担当者や責任者以外の人は，日常的に感染症の問題を考えているわけではありませんので，特定の感染症の名前を聞いても，何をどうすることが適切なのか具体的なイメージがわきません．また，週報を毎週確認しているわけでもないので，今，地域でどのようなリスクが生じているかを知らないのが常です．一般の人が感染症の問題を知る窓口としてメディアに関心を持ってもらうこと（記事にしてもらうこと）も重要ですし，具体的にとらなくてはいけない行動については関係者とともに企業や学校が動きやすくなるような指針やガイダンスを作成することが必要です．議会で予算を確保しないと難しい案件については議員への説明も必要になります．

(1) 市民団体との連携

事例4 米国CDCは医療事故防止のために，医療関連事故で感染した当事者や家族の団体と協同で啓発活動を実施した.

(2) 関連団体との連携

事例5 成人で風疹が流行した際に，不妊治療の支援グループや学会を通じて，治療開始前の免疫の確認やワクチン接種勧奨の徹底を呼びかけた．

(3) 産業界との連携

事例6 成人で風疹が流行した際に，発症した人の自宅安静やワクチン接種の受

表13-3 地域における麻疹アウトブレイク対応の経過表

日時	症例の情報	医療機関の対応	保健所の対応
X月1日	患者1（ワクチン未接種）が発熱でA病院を受診	渡航歴（麻疹流行レベル），予防接種歴，曝露歴などの確認	
2日			
3日			
4日			
5日			
6日	症例1　麻疹と確定	保健所へ連絡・届け出	症例1，2が通っている保育園の職員，児童，搬送をした消防隊員のワクチン接種歴・罹患歴を確認．接触者の健康観察を指示
7日			
8日			
9日	症例2（患者1の同胞，ワクチン未接種）が発熱でC病院を受診．B病院に救急搬送され入院	患者1との関連情報をもとに麻疹を疑い個室隔離	
10日	症例2　麻疹と確定	保健所への連絡・届出	
11日～23日		患者2と接触のあった職員，同時期に入院して曝露リスクのある患者・家族・面会者のワクチン接種歴・罹患歴の確認．1歳未満の入院制限・面会制限	
24日	症例4（B病院退院後，ワクチン未接種）　発熱でB病院外来受診	保健所への連絡・届出．保健所とB病院の協議	B病院小児科入院患者と家族のワクチン接種歴・罹患歴の確認．曝露後のワクチン，免疫グロブリン投与．接触者には健康観察を指示
25日	症例3（B病院入院中，ワクチン未接種）　発熱，インフルエンザ疑いで個室管理		
26日	症例4　救急受診後入院		
27日			
28日	症例3　コプリック斑，全身発疹		

表13-3 （つづき）

日時	症例の情報	医療機関の対応	保健所の対応
29日	症例3　麻疹と確定		
30日			
Y月1日	症例4　麻疹と確定		
2日			
3日			
4日			
5日	症例5（症例4の親類，ワクチン接種歴不明）体調不良，近くのC病院を受診したが麻疹を否定された		健康観察にて症例5を把握．外出・勤務自粛を文書で依頼
6日		保健所とB病院での協議会	
7日	症例5　地域の集会（200人）に参加		主催者へ別室対応などの依頼
8日	症例5　地域の集会（200人）に参加		報道発表．市町村や教育委員会への普及啓発の依頼
9日	症例5　入院，麻疹と確定	対応についての検証委員会．症例5が参加した集会の参加者のための臨時の予防接種外来を設置	B病院の検証委員会に参加．集会参加者に対する，検査やワクチン接種についての説明および対応
10日		症例5が参加した集会の参加者のための臨時の予防接種外来を設置	症例5の勤務先の職員・入所者の抗体価測定，健康観察を指示．予防接種，免疫グロブリンの投与

〔2012年6月「岡山県における麻しん集団発生について」[3]および第4回厚生科学審議会感染症分科会感染症部会麻しんに関する小委員会(2012年9月13日)配布資料をもとに作成（一部改編）〕

診のための離席を企業として容認してもらうよう産業医のネットワークを通じて呼びかけた.

(4) メディアへの関わり

事例7 報道関係者，専門ライターに，メディアセミナーの開催，取材対応窓口の設置，必要な画像やデータを提供した．

(5) 政治家への関わり

事例8 セミナーやシンポジウムへの招聘，議員対象の勉強会を開催，政策担当秘書への政策課題の提示と対策の提案，他の自治体での取り組み事例の紹介などを行った．

おわりに

　感染症対策は医師をはじめとする医療職チームが行うことが多いのですが，外国では広報の専門家を配置し，緊急時に市民からの相談電話に対応するコールセンターを設置するなどのロジスティックス部門が存在します．そのような体制と比較して予算やマンパワーの不足を嘆くだけではなく，問題を最小限にできるチームを育て，地道に日々のコミュニケーションに取り組んでいくことを，感染症対策チームの第一の戦略とすることが望まれます．

参考文献

1) ECDC Technical Report : A literature review on effective risk communication for the prevention and control of communicable diseases in Europe, 2013
   http://www.ecdc.europa.eu/en/publications/publications/risk-communication-literary-review-jan-2013.pdf
2) 米国CDC : Crisis and Emergency Risk Communication (CERC). 2012
   http://emergency.cdc.gov/cerc/pdf/CERC_2012edition.pdf
3) 病原微生物検出情報．岡山県における麻しん集団発生について，2012

（堀　成美）

第14章

アウトブレイク発生時の疫学調査

> **POINT**
> - アウトブレイクの確認には，客観的なベースラインを想定することが重要
> - 積極的症例探査は広い症例定義から始め，過去から未来の症例をすべて把握する
> - アウトブレイク対策は，疫学調査によるエビデンスに基づいて実施する

1 疫学調査とは

　アウトブレイク発生時の疫学調査は，予期しなかった公衆衛生上の進行中の事態に対応するために行う調査のことであり，現地に赴いて速やかに対処を行う場合は実地疫学調査とも呼ばれます．調査できる対象や期間が限定されている中で，一定の結論を出してアクションにつなげることが求められます．

1）疫学調査の目的

> ・発生中のアウトブレイクの拡大を防ぎ，終息させるための活動につなげる
> ・アウトブレイクの全体像を把握する
> ・調査で得られた知見をもとに再発防止のための対策を講じる

　アウトブレイクを調査する目的の1つは，発生中のアウトブレイクの拡大を防ぎ，終息させるための活動につなげることにあります．そのためにはまず，アウトブレイクの発生状況を正確に把握しなければ，効果的な介入や終息の判断もできません．アウトブレイクの全体像を把握することも目的の1つです．さらに，調査で得られた知見をもとに再発防止のための対策を講じることも重要であり，これも目的の1つになります．

　副次的な目的としては，その疾患に関する公衆衛生上の新たな知見を得たり，仮説を強化したりといったことが挙げられます．例えば，それまで知られ

ていなかった感染拡大経路が認められたり，その病原体が地域にどの程度侵淫しているか調査を通じて明らかにすることができたり，その疾患の重症化因子が把握できたりということです．保健・医療関係者のOJT(on-the-job training)にもなりますし，保健所など行政機関であれば「法や通知に定められた業務を遂行する」「住民の関心が高い状況に対応する」というのも調査の目的になります．

2) アウトブレイクとは

アウトブレイクとは，ある期間のある場所において，通常想定されるよりも多くの患者発生があることを指します．これまでその場所で発生のなかった疾患が認められたら1件でもアウトブレイクです．

例えば，MRSAが入院患者から検出されることはまれではありませんが，MRSA検出率が1,000患者日あたり0.5件の病棟で，ある月に2件に上昇していたらアウトブレイクを考えた方がよいですし，これまで国内で報告されていないバンコマイシン耐性黄色ブドウ球菌なら，1件でも検出されたらアウトブレイクです．また，発生件数や検出率の変化がわずかでも，患者の年齢構成や感染経路などでこれまでの知見とは異なる変化が認められれば異常な集積とみなし，アウトブレイクとして対応した方がよいでしょう．

アウトブレイクかどうかの判断は，想定されるベースライン次第です．ベースラインは疾患，地域，環境で異なるので，主要な指標は，各施設，各地域でサーベイランスにより把握しておくことが望まれます．「ある期間中に何件発生したらアウトブレイク」「利用者数の何％が発症したらアウトブレイク」というような基準は，特定の疾病，かつ特定の環境では妥当な場合がありますが，一律に当てはめられるものではありません．

2 疫学調査のステップ(図14-1)

ある情報をきっかけにアウトブレイクを探知したら，初期の情報をもとに当面の対応策を開始します．同時に，疫学調査・解析を系統的に進めることにより，集団発生の全体像を把握し，感染原因・感染経路を探っていきます．この結果を検討することで，効果的な対策実施と今後の発生防止につなげることができます．

1) アウトブレイクの探知と確認

アウトブレイクを疑わせる情報は，感染症サーベイランス，医療機関や施設

第 14 章　アウトブレイク発生時の疫学調査

```
                    ┌─────────────────────┐
                    │  アウトブレイクを確認  │
                    └──────────┬──────────┘
              ┌────────────────┴────────────────┐
    ┌─────────▼──────────┐          ┌──────────▼──────────┐
    │ アウトブレイクのコントロール │          │      疫学調査        │
    │  ┌──────────────┐  │          │  ┌──────────────┐  │
    │  │  当面の対策   │  │          │  │  症例定義の作成 │  │
    │  └──────┬───────┘  │          │  └──────┬───────┘  │
    │         │          │          │  ┌──────▼───────┐  │
    │         │          │◄─────────│  │ 積極的症例探査 │  │
    │         │          │          │  └──────┬───────┘  │
    │         │          │          │  ┌──────▼───────┐  │
    │         │          │          │  │ 記述疫学の実施 │  │
    │         │          │          │  └──────┬───────┘  │
    │         │          │          │  ┌──────▼───────┐  │
    │         │          │          │  │   仮説作成    │  │
    │  ┌──────▼───────┐  │          │  └──────┬───────┘  │
    │  │ 解析に基づいた対策│  │          │  ┌──────▼───────┐  │
    │  └──────┬───────┘  │          │  │ 分析疫学の実施 │  │
    │  ┌──────▼───────┐  │          │  └──────┬───────┘  │
    │  │  対策の評価   │  │          │  ┌──────▼───────┐  │
    │  └──────┬───────┘  │          │  │ 解析結果の解釈 │  │
    └─────────┼──────────┘          └─────────┬─────────┘
              └────────────┬─────────────────┘
                    ┌──────▼──────┐
                    │ 提言のまとめ │
                    └─────────────┘
```

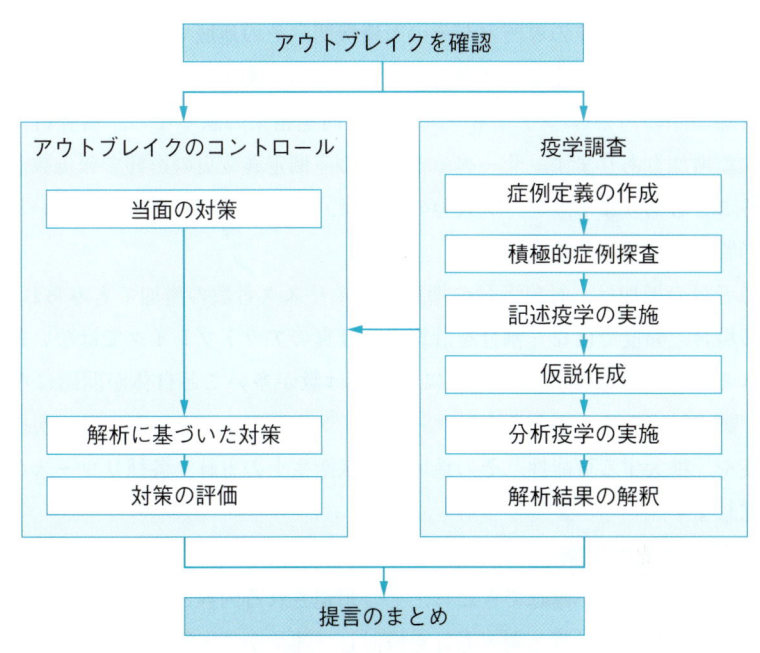

図 14-1　アウトブレイク発生時の疫学調査のステップ

関係者・メディア・住民からの通報などをきっかけに探知されます．診断や検査がすでに行われているなら，結果を確実に把握しておきます．施設内ですでに何らかの対応がとられていれば，次のステップで考慮することになるので，その内容も一緒に把握しておきます．

患者発生がベースラインよりも増加しているかどうかを検討するには，聞き取りの際に「時」「場所」「人」の要素を意識するとよいでしょう．施設で保有している過去の欠席者数，入院患者数や死亡者数のデータがあればその推移を検討しますが，必要に応じて新規発症者数などの発生の速度を示す指標に整理し直します．そのような記録がなければ，地域の医療機関に電話で状況を尋ねるなどして，ベースラインをどうにか類推します．

想定されるよりも多くの患者発生がありそうだとしても，それが真の増加を示しているとは限りません．偽の増加が起こる理由がいくつか考えられます．

1つは，検査数の増加や，新しい検査法の導入により，それまで見逃されていた症例が掘り起こされるというものです．報道などの影響による受診者数増加も症例，特に軽症者が掘り起こされる理由の1つです．検査数の増加とも関

連しますが，感染症の専門家がその医療機関，その地域で業務を開始するという場合も報告数が多くなる理由になることがあります．

培養の際の汚染（コンタミネーション）や同定結果の誤りなど，検査自体に起因する増加もあります．サーベイランスの症例定義変更の影響で報告数が変化することもあります．データ入力の誤りは，特に集計データを扱っている場合に影響が大きくなります．

患者数の増加は，対象者数の増加やハイリスク者数の増加でもみられます．この場合，頻度ではなく割合を計算すれば真のアウトブレイクではないと結論できるかもしれませんが，疾患によっては数が多いこと自体が問題になるので，調査対応をするかどうかはケースバイケースです．その際には，疾患の重症度や，拡大する可能性，その地域の公衆衛生上の方針，各種リソースなどを考慮します．

2) 当面の対策の実施

アウトブレイクが確認できたら，その想定される内容と規模に応じて関係担当者の中で当面の対策と調査方針を検討し，速やかに実行します．

対策の内容は，病原体，感染経路に関してどの程度の初期情報があるかによりますが，検討すべきものとしては，ワクチン予防可能疾患ならワクチン接種，適応があるなら予防投与，有症者や濃厚接触者の隔離が挙げられ，症例の症状が胃腸症状主体であれば手指衛生や環境消毒，呼吸器症状主体であれば手指衛生や呼吸器衛生（咳エチケット，適切なマスクの装着など）を広く注意喚起します．

アウトブレイクの状況やリスクの及ぶ範囲によっては，リスクコミュニケーション（13章☞ p180）が必要です．院内，外部組織，地域などに状況を周知する方法（周知する範囲，タイミング，手段，内容，誰が担当するかなど）を，この段階でも検討しておいた方がよいでしょう（9章☞ p124 参照）．

もし，自分が詳しく知らない疾患や病原体に急に対処することになったら，会議や調査の前に短時間でも成書やインターネットを利用して下調べをします．当面の対策をとるには，感染経路と予防方法，法的取り扱いを押さえておけばよいですが，効果的な対策を進めるには，さらに疫学情報，病原体，臨床症状，診断方法，治療方法，類似アウトブレイクの事例報告やガイドラインも対策チーム内で共有・確認をしておきます．

3）症例定義の作成

(1) 症例定義とは

　症例定義は，その人がアウトブレイクの症例に該当するかどうかの判断基準であり，「臨床情報」「時」「場所」「人」の要素を基本に作成します．調査に関わる人が誰でも同じ判断ができるように，シンプルかつ客観的でなければなりません．記述疫学，分析疫学では症例を正確に数え上げることが根本にあるので，このステップは必ず行います．

　臨床情報の要素の例としては「38℃以上の発熱」「1日3回以上の非有形便」「特異的IgM抗体価上昇」などです（臨床情報を人の要素に含める場合もあります）．時の要素としては「2月1日以降の発症」など，場所の要素としては「○○施設の利用者と職員」「○○地区居住者」「○○病棟入院患者」など，人の要素としては「12月20日の宴会に参加」「○○温泉を利用」などです（2章☞p9も参照）．

(2) 症例定義の作り方

　調査では，発生の広がりを明らかにするために，まず広い定義を作ります．具体的には，以下の3つの質問に対する回答を考えてみるとよいでしょう．

> ①発端の人はいつ発症したか．その人よりも先に発症した人がいる可能性はないか
> ②発症したのはどの組織（どの地域）に所属する人たちか．今後，他の場所で発生するとしたら可能性が高いのはどこか
> ③発症した人たちに共通する症状（あるいは診断名，検査所見）や属性，行動は何か．その症状があってもアウトブレイクと関係なさそうな人はいないか

　質問の①から「時」の要素が決定できます．まず，把握されている中で最も早く発症した人を起点とし，さらに同一集団内に先行して発症した人がいる可能性を考え，想定される疾患の潜伏期間以上さかのぼった期間を設定するのがポイントです．病原体に曝露した時期が明確にわかる場合には，日時を限定して構いません（発症者たちの共通曝露の機会が特定の会議のみなど）．

　質問の②から「場所」の要素が決定できます．把握されている発症者全体をカバーし，さらにその周辺の接触者が発病した場合も同じ定義でカバーできるようにします．例えば，小学校の1階にある4クラスのうち2クラスで患者が発

生しているとすると，定義には1階の4クラス全体を含めたり，学校全体を含めたりすることが考えられます．調査開始時点でアウトブレイクが終息しているなら広くとる必要はありません．

　質問の③から「人」の要素が決定できます．ここまでの定義を満たすけれども，症状が慢性的でたまたま注目した時期に再燃したような人や，検査所見で否定できる人が紛れ込んでいるようなら，必要に応じて除外基準を示しておきます（○月○日以前から呼吸器症状があった者は除くなど）．

　症例定義は，すでに回復したかもしれない過去の症例，進行形で発症している現在の症例，今後発生し得る未来の症例，これら3通りのすべてを標準化して表現したものとも言えます．初動で把握できた人たちはあくまでアウトブレイクの一部であり，今，限られた場所で見えている症例を示すに過ぎないので，見逃されていた過去の症例，関連した別の場所で発生している症例，今後発症してくるリスクのある集団を意識して症例定義を作成します．

(3) 広い症例定義と狭い症例定義

　症例定義が広ければ広いほど偽陽性例（症例定義に該当するけれども，実はアウトブレイクと無関係な症例）が多く含まれるので，調査の進展や分析内容によっては，検査診断に基づいた，より狭い症例定義を用いることになります．疾患の確からしさに応じて，確定例，疑い例などに分類することが，疫学調査ではよく行われます．

　例えば，高齢者施設で起きたO157・VT2による腸管出血性大腸菌感染症(EHEC)のアウトブレイクなら，次のような症例定義が考えられます．

> 高齢者施設Aの入居者・職員で，6月17日以降に何らかの消化器症状を発症した人のうち，
> ・疑い例：「血便または腹痛と下痢」があり，便培養検査が未実施または陰性
> ・確定例：「血便または腹痛と下痢」があり，便培養検査で，大腸菌O157が
> 　　　　　検出されている かつ ベロ毒素VT2が確認されている
> （大腸菌の便培養は偽陰性が若干あるので，この例では陰性例を除外していない．無症状保菌者はこの症例定義を満たさないが，分析疫学の対象にするなら別の症例定義を作成することになる）．

　症例定義は調査を進める上での要ではありますが，調査の進行に応じて適宜変更しても構いません．広い定義で開始した調査で，進展に応じて確定例を設

けるのも1つの例です．サーベイランスでは指標の連続性が重要なので，症例定義の変更はなるべく避けた方がよいのですが，アウトブレイク調査では全体像を正確に把握することが重視されるので，むしろ新たな情報に基づいて変更することが勧められます．ただし，症例定義を変更した場合は過去の症例もさかのぼって判定し直され，症例数が修正されることがあるので注意が必要です．

(4) 頻発する集団発生の症例定義

例えば，冬になって幼稚園・保育園や高齢者施設などから胃腸炎症状の集団発生が同時期に何件も保健所に報告されるとします．保健所の対応としては，嘔吐または下痢があった人の発症状況を初動時に施設から聞き取ったら，あらかじめ用意してある様式を使うなどして施設から発生状況を継続して報告してもらい，改めて症例定義を検討しないで進めることも多いです．

このような場合，施設側担当者には「○月○日から嘔吐か下痢があった人の経過の報告をお願いします」と依頼しているでしょうし，あえて絞らなければ施設利用者と職員の全体が調査対象となり，「時」「場所」「人」の要素は揃っていると考えてよいでしょう．もしも重症例が想定より多い，通常と異なる拡大契機がありそう，地域の複数の施設間で伝播が考えられるなど，何か特異的な状況が疑われたら，その時に症例定義（および収集する情報の項目）を検討し直すことになります．

4）積極的症例探査

積極的症例探査(active case finding)は，アウトブレイクに関わる症例全体を把握していく作業です．

特定の施設内が探査の対象となる場合が多いですが，地域的に感染リスクが考えられるならその地域の医療機関，医師会，関連施設を管轄する部署などと，広域的な感染リスクが考えられるなら他自治体との連携も必要です．場合によっては報道発表を行い，リスクのある人に受診や保健所への問い合わせを促したりします．感染症発生動向調査，地区医師会サーベイランス，施設の健康管理データなど，既存データを利用して，関連する症例がないかどうかの検討も必要です．

軽症者や無症状病原体保有者が多いと想定され，かつ探査の範囲がある程度限られるなら，症状を正確に聞き出すためのアンケート調査や面接調査，検査診断を行い，症例の掘り起こしをすることも考えます．この場合，必然的にそ

の集団内の非症例の情報も集めることになるので，以降の情報収集・記述疫学・分析疫学のステップに必要な項目も一緒に聞き出せば，効率よく作業が進められます．

5）情報収集

症例，関係者，または医療機関に対し，聞き取り調査やアンケート調査，関連施設の実地の観察調査，および各種検査データの収集を行います．調査担当者ごとの情報のバラツキを防ぐために，調査項目・調査方法を標準化します．症例の調査項目には，以下の情報を含めます．収集した症例の情報は，ラインリスティングと呼ばれる，1症例が1行の一覧表にまとめます（表14-1）．

①個人の識別情報と属性：氏名，性別，年齢，職業，住所，電話番号．個人情報は追加質問や検査結果通知のためのもので，本人または保護者の同意のもとに収集します．リストを作成する際にはイニシャルや固有の症例番号を使います
②臨床情報：症状，発症日，検査，入院・死亡など．発症日は記述疫学で流行曲線を作成するための必須情報です．症状は症例定義に該当するかの確認にもなります
③リスク因子：疾患によって異なります．基礎疾患，喫食歴，行動歴，ワクチンで予防可能な疾患なら予防接種歴や罹患歴など

6）記述疫学の実施

収集した情報を「時」「場所」「人」の要素ごとに頻度や割合，比でまとめ，症例の傾向や特徴を把握します．症例間に共通の要素，あるいは要素の偏りに注目することが，感染原因・感染経路を解明する糸口となります（2章☞ p9）．

「時」の要素を把握するには，流行曲線を必ず作成します（図14-2）．流行曲線とは，発症日時を横軸に，症例数を縦軸にプロットしたヒストグラムです．作成した流行曲線の検討により，集団発生の状況（拡大，持続，終息）の把握，感染源への曝露形式（単一，複数，持続，二次感染）の推定，潜伏期間または曝露時期の推定，公衆衛生的介入の評価を行うことができます．

時に他の症例とまったく異なるタイミングで発症している人が見つかることがあります．真の発端者を示していたり，感染原因の解明につながる特異的な曝露を示していたりすることがあるので，アウトブレイクに無関係とすぐに結論づけたりはせず，十分吟味しましょう．

表14-1 ラインリスティングの例

症例番号	イニシャル	居住フロア	性別	年齢	発症日	症状			検査	基礎疾患
						血便	下痢	腹痛		
1	KT	2	M	78	10/6	無	有	有	O157VT2	認知症
2	YM	3	M	87	10/5	有	有	有	O157VT2	DM, HT
3	KA	3	M	88	10/4	有	有	有	O157VT2	HT
4	NT	2	M	92	10/4	有	有	無	O157VT2	HT
5	KY	3	F	74	10/9	有	有	無	未実施	CVD
6	AM	2	F	91	10/8	無	有	有	未実施	HT

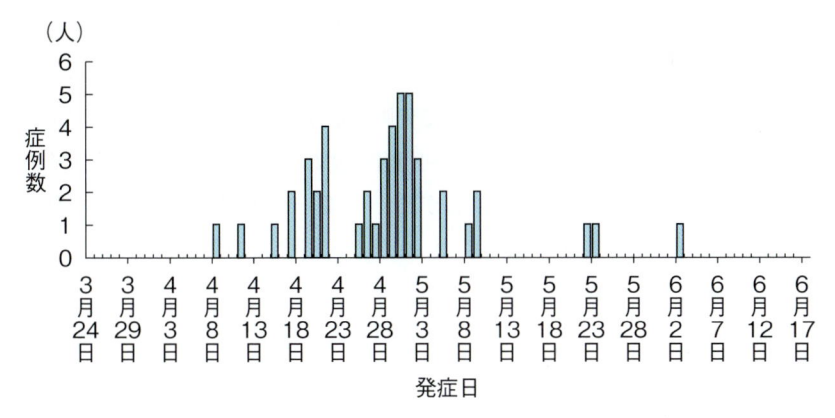

図14-2 流行曲線の例

　「場所」の要素は，施設の見取り図や地図を利用して，症例の集積を視覚的に表示したり，部屋別や地域別の発症率を計算したりすることで把握します．症例の位置的な偏りは，感染源の所在を知るためには有用な情報となります．母集団の人数に大きく差がある場合（地区により人口の差が大きい，病棟のフロアによって患者数の差が大きいなど），症例数よりも発症率を用いて偏りを検討します．

　「人」の要素としては，ラインリスティングから，性別，年齢群，職業，行動履歴などをまとめます．性別や年齢群の偏りは，リスクにつながる特定の行動や曝露を示している可能性があるので，さらに詳細を検討した方がよいでしょう．

症例の情報が完全に揃う前のタイミングでも，記述疫学的な情報の吟味を行う方がよいでしょう．表計算ソフトやデータベースソフトでラインリスティングに症例を追加していけば，再計算するのにさほど手間はかかりません．症例の傾向を早めに把握することで，調査プランや対策の臨機応変な変更につなげられることがあります．

7）仮説作成

記述疫学を実施したら，その結果に基づき，感染原因や感染経路として考えられる特定の曝露と発症との関連について，仮説を作成します．その際，分析疫学で定量的な検証が可能なように，2×2表をイメージすることが大事です．

感染原因や感染経路は，記述疫学から得られた共通の原因に曝露した時期や場所，機会を中心に考えるのがセオリーです．症例本人や施設関係者に対する面接調査で得られた情報も手がかりになることがあり，例えば，高齢者施設の感染性胃腸炎アウトブレイクにおいて，一見発症者の部屋もフロアもバラバラで共通因子がなさそうでも，前日まで胃腸炎症状のあった人が入浴介護を利用していたとか，この日の入浴介護の利用者や関わったスタッフの多くがその後2日以内に発症していたなどの情報が拾えれば，「高齢者施設Cで起きた感染性胃腸炎のアウトブレイクは，11月30日の入浴介護の機会に拡大した」という仮説が作成できます．

仮説は1つに限定しなくてもよく，複数の仮説を立てて並行して分析疫学を実施していくことが一般的です．その疾患の過去のアウトブレイク事例で多く報告されている感染原因，感染経路は一通り考慮しておきましょう．

8）分析疫学の実施

分析疫学(3章☞p26)では，感染リスクがある集団内で，症例以外の者の情報も収集した上で，発症状況と曝露にどの程度関連があるかを定量的に評価していきます．研究デザインとして，後ろ向きコホート研究と症例対照研究がよく用いられます．

(1) 後ろ向きコホート研究

後ろ向きコホート研究では，限定した集団全体を，仮説で注目した曝露因子によって曝露群と非曝露群に分け，それぞれの群の発症率(分母を人時person timeにしたときは，区別する意味で「リスク」を使うことがあります)を比較検討します．相対リスク(RR)〔または発生率比(IRR)〕を関連性の指標とします．小規模な集団内のアウトブレイク調査に用いられ，施設内で発生したアウトブレイ

表14-2 後ろ向きコホート研究の例

食品名	食品を食べた人			食品を食べなかった人			リスク比(RR)	p値	95%信頼区間
	有症状	無症状	発症率(%)	有症状	無症状	発症率(%)			
ベークドハム	29	17	63	17	12	59	1.1	0.89	0.7-1.6
ほうれん草	26	17	60	20	12	63	1.0	＞0.99	0.7-1.4
マッシュポテト	23	14	62	23	14	62	1.0	＞0.99	0.7-1.4
キャベツサラダ	18	10	64	28	19	60	1.1	0.88	0.8-1.6
バニラアイス	43	11	80	3	18	14	5.7	＜0.0000005	1.9-16.0
チョコアイス	25	22	53	20	7	74	0.72	0.13	0.5-1.0
フルーツサラダ	4	2	67	42	27	61	1.1	＞0.99	0.6-2.0

クなら，ほとんどの場合に実施可能です．複数の曝露因子を同時に扱う場合，各群を1行に並べて表示するのが一般的です（表14-2）．

(2) 症例対照研究

症例対照研究では，探査で把握された症例群に対して対照群（非症例群）を適切に設定し，それぞれの群で特定の因子に対する曝露状況（曝露群と非曝露群の数の比＝オッズ）を比較検討します．オッズ比（OR）を関連性の指標とします．リスクのある集団が限定できない広範囲のアウトブレイク調査などに用いられます．例えば，ある地区で国内感染による細菌性赤痢のアウトブレイクが探知され，輸入冷凍海鮮食品が原因であるとする仮説を立てた場合，コホート研究を採用すると地区住民全体が調査対象になってしまい，情報収集の実行可能性から見て現実的ではありませんが，症例対照研究を採用し，症例数の2倍かそれ以上を住民から抽出して対照群とすることで，低コスト，短期間で分析疫学を行えます．

(3) 分析疫学を実施しなくてよい場合

仮説は常に検証が必要だとは限りません．明確なエビデンスがすでにあり，仮説がそれで説明できるなら，仮説検証のステップは省略できます．例えば「ノロウイルスは環境表面との間接的な接触で感染した」，入浴施設の浴槽水から Legionella pneumophila がすでに検出されていて「浴槽水中の Legionella pneumophila で感染した」（この場合は下気道検体と浴槽水で血清群の一致が確かめられればより確実です）という仮説は改めて検証する必要はないので，速やかに消毒などの対策を始めます．

9) 解析結果の解釈
(1) 統計的な関連性の解釈（☞ p107 参照）

相対リスク（RR）やオッズ比（OR）が高かったとしても，その結果が偶然である場合（本来は関連がないのにたまたまそのような集計結果が得られた場合），バイアスがある場合（収集段階から情報が偏っていた場合など），交絡がある場合（解析した曝露因子ではない第3の因子が影響した結果である場合）など，偽の関連に注意しなければなりません．

偶然かどうかについて簡単に解釈する方法は，RR や OR が1に近ければほとんど関連はなく（偶然かもしれない），1より大きい場合でも，2未満はかなり弱い関連性で，2〜4 は弱〜中等度の関連性，4 以上なら中〜強い関連性（偶然ではまず起こらない）を示すというものです．

報告書や論文にまとめる場合には，必ず p 値や 95％信頼区間（95％CI）を用いて，統計的な関連性を示します．p 値は，有意水準として 0.05 未満を用いるのが一般的です．95％信頼区間は，1 をまたがなければ統計的に有意と判断します．関連の強さを RR や OR の値で示せること，区間の幅がデータの精度を同時に表現できることなどから，95％信頼区間を使って示すことが一般的です（表14-2）．p 値を単独で示すことは現在ではほとんどありません．これらの計算は，統計用のアプリケーションなら必ず持っている機能なので適宜利用します．

バイアスは後から修正することができないので，情報収集する前に十分な配慮が必要です．交絡は，研究をデザインする際の調整もできますが，後から統計的に制御する方法として層化（交絡因子によってグループ分けした解析）や多変量解析が使われます．

(2) 結果に応じた研究・検査の追加

特定の曝露と症例の関連が見出せなかった場合，原因不明として一般的な対策を続けることもありますが，公衆衛生上の重要性が高い場合には，再び情報収集を行った上で，仮説作成のステップから研究をやり直すことがあります．

曝露と症例の関連の強さを示すことができた場合，必要に応じて曝露因子を絞り込むための研究(あるメニューが関連していたら，素材単位の関連を見るなど)や，関連が強い物・場所の病原体検査を行います．

ただし，特定の曝露について関連の強さを示すことができても，因果関係を示すにはそれだけでは十分ではないことに注意が必要です．因果関係を示すには，曝露が疾病に先行していること，生物学的妥当性，他の調査研究結果との一貫性，用量反応効果なども総合的に勘案する必要があります(参考：ヒルによる因果関係の判定基準 Bradford Hill criteria, 1965)．

10) 対策の実施と評価

アウトブレイク探知後に速やかに開始する対策，および分析疫学で示された感染原因，感染経路についての対策を実施していくことになります．

感染成立の3要素は，感染源，感染経路，宿主の感受性ですが，対策も3要素を念頭に考慮されます．感染源のコントロール策として，汚染物の除去，病原体の不活化，感染者の隔離やコホーティング・治療などが挙げられます．感染経路のコントロール策として，媒介動物の駆除や生息エリアへの立ち入り禁止，防護衣の着用，呼吸器感染症患者のマスク着用などが挙げられます．宿主の感受性を改善する(低くする)コントロール策として，ワクチン接種，予防投薬などが挙げられます．

対策後の発生状況の評価は，アウトブレイクと判断する根拠になった指標の推移を見て判断します．その指標が想定されるレベルに戻ったと判断できればアウトブレイクの終息と考えてよいのですが，例えば通常の発生がゼロである疾患の集団発生なら潜伏期間の2倍の期間に新規発生がなければ終息とするのが一般的です．

実施した対策が効果的だったかどうかについて，客観的に評価することはかなり難しい作業です．アウトブレイクが終息していれば一見効果がありそうに思われますが，対策をとらずに自然経過に任せていてもいつかは終息しますし，終息には他にもさまざまな要因が絡みます．効果を評価する際の基本的な考え方としては，その対策がとられなかった場合のアウトブレイクの規模・期

間を推計し，実際の規模・期間をどれだけ減らせたか，差や比で見るということになりますが，推計するにも仮定の妥当性などで難しい面があり，実際の評価の仕方はケースバイケースです．

11）提言をする

疫学調査の最後のステップは，今回の対応策，再発防止策をまとめ，それを実施すべき人に提言することです．

調査の進行に応じて，適宜中間報告を行うことも有用です．その際，その時点までの記述疫学，（行っていれば）分析疫学，考えられる対応策を1～2ページでも構わないので，関係者間で共有するとよいでしょう．

最終報告書の構成は，一般的な論文にならって，「概要」「背景(探知)」「方法」「結果」「考察」「提言」とします(☞ p144)．特に，提言の部分が対策の指針として実際に機能することが重要ですが，調査活動の最も詳細な記録でもあり，将来的な類似アウトブレイクの参考にもなります．作成する際は「調査目的である全体像の把握」「アウトブレイクのコントロール」「再発防止」を意識して，特に丁寧に述べます．実際の報告書を手本として，一度読んでみるとよいでしょう．

● 参考文献

1) 阿彦忠之ほか：アウトブレイクの危機管理-感染症・食中毒の事例から学ぶ，pp105-130，医学書院，2000
2) ヨハン・ギセック著，山本太郎ほか訳：感染症疫学，pp111-125，昭和堂，2006

〔阿保　満〕

第2部

ケーススタディ編

第15章

手術室で起きた緑膿菌感染アウトブレイク

過去に手術室で起きた緑膿菌感染アウトブレイク事例[1]のケーススタディです．これを題材に，第2章「記述疫学」，第3章「分析疫学」で学んだ知識を復習しましょう（教材用として使用するため，内容は参考文献1）から大幅に変更しています）．

> **このケーススタディで学ぶこと**
> - 記述疫学を実施し，疫学情報を「人」「時」「場所」に沿ってまとめる
> - 症例対照研究を実施し，オッズ比を求める
> - コホート研究を実施し，相対リスクを求める
> - 解析結果を評価する

■ はじめに──アウトブレイク疫学調査

シナリオ1 最初の設定を示す．
- あなたはA病院の感染対策担当者（ICP：infection control practitioner）の桜井さんである（以後，ICP桜井）．
- 感染症内科医の竹田医師とともに感染対策を行っている．
- A病院はM市にある150床の3次医療施設である．
- A病院は近隣の大学病院と連携しており，1か月に30～35件の胸部外科手術を行っている．
- 胸部外科のスタッフは，常勤の外科指導医が1名，3か月ごとのローテーションで大学病院からシニアフェローが1名，外科レジデントが2名派遣されている．手術室スタッフは，スクラブナース4人，外回りナース数人，麻酔医3人がローテーションで担当している．
- オペ室は1室が胸部外科専用になっていたが，1999年3月30日より新病棟の手術室に移動していた．

■ STEP1　アウトブレイクの確認…本当にアウトブレイクか？

シナリオ2　X年6月30日，ICP桜井は，ICUのリンクナースからの電話を受けた．「今，術後で入院している患者さんが2人とも，緑膿菌の創部感染を起こしているようです．ちょっと気になって……」．

ICP桜井は電話を切るやいなやICUに駆けつけた．連絡をくれたリンクナースから話を聞いたところ，この2人の患者がともに胸部外科術後だとわかった．

「緑膿菌の創部感染？　何か変ねえ……」．アウトブレイクかもしれないと考えたICP桜井は，最近の状況を把握することにした．

Q1　アウトブレイクの確認のためにどんな情報を集めますか．
A1　以下の3つ．
・X−4年以降の手術部位感染（SSI：Surgical Site Infection）サーベイランスデータ
・過去1年間の手術記録
・過去1年間の微生物検査情報

シナリオ3　胸部外科の手術件数およびSSI発生件数は表15-1のように，急激な増加は見られなかった．SSIサーベイランスを開始したX−4年以降，緑膿菌によるSSIの発生はX年2月が初めてであり，X年2月1日から6月30日までに165人が手術を受け，16件（9.7％）の緑膿菌感染が報告されていたこと，すべて胸部外科で胸骨切開術を受けた患者であったことがわかった．16件の緑膿菌検出には，術前のものも含まれていた．

「他の菌によるSSIは増加していないし，緑膿菌なんて，やっぱりおかしい」．そう考えたICP桜井はICTメンバーの感染症医竹田医師に相談した．竹田医師は過去の論文を調べ，胸部正中切開術でのSSI発生率は0.5～12％であること，さらに緑膿菌が術後創感染の原因菌になることは極めて珍しいことから，今回の緑膿菌による胸部術後創感染の集積は異常と考えた．

7月1日，2人はこの状況をアウトブレイクと判断し，必要な対策を立てるための感染対策委員会を緊急開催した．同日，調査のため，一時，胸部外科手術室は閉鎖することになった．

解説　➡ココで確認！　「アウトブレイクの定義」（☞ p66, 192）

アウトブレイクと気づくためには，普段の状況，つまりベースラインデータが必要です．ベースラインがわからなければ目の前の状況が増えたのか減った

表15-1 胸部外科手術件数（A病院，X年2月～6月）

月	2月	3月	4月	5月	6月
件数	37	38	32	28	30
SSI件数（手術日でカウント）	2	2	3	1	6

のかを判断することはできません．日頃からコツコツと継続しているサーベイランスが威力を発揮する出番です．

アウトブレイクの可能性があると判断されれば，できる対策を実施することが最優先ですが，同時に早急に感染源・感染経路の特定や感染拡大の可能性を調べるため疫学調査を始めます．

シナリオ4　ICP桜井は，早急な対応として手術に関わるスタッフの清潔操作，グローブの取り扱い，手指衛生を再確認し，手術室，手術器具の洗浄・滅菌工程を現場スタッフとともに見直した．しかし，具体的な問題点は見つからなかった．事態を重く受け止めた病院長の判断で，手術室をしばらく閉鎖し胸部外科手術は連携している大学病院に依頼することになった．病院長からは「原因を見つけるための詳しい調査を実施するように」との指示が出された．

STEP2　記述疫学…調査範囲を決める「症例定義の作成」

シナリオ5　とりあえず手術室の閉鎖という形でこれ以上の発生は防ぐことができた．しかし，原因がわからないままでは，正しい対応が実施されているのか，何が問題だったのか判断もつかない．このままでは，手術の再開は難しい状況だった．ICP桜井は具体的な対策を立てるために，感染源・感染経路の特定を目的とした積極的症例探査を開始した．

Q2　積極的症例探査のための症例定義を作成して下さい．

A2　積極的疫学調査のための症例定義は，「X年1月1日から6月30日にA病院で胸部外科手術を受け，術後に緑膿菌が検出された患者．ただし，術前から緑膿菌が検出されていた患者は対象から除外する」としました．

解説　➡ココで確認！　「積極的症例探査」（☞ p197），「症例定義の作成」
　　　　　　　　　　　（☞ p10，195）

記述疫学は，起きていることの全体像をまとめて目に見える形にする手法です．症例定義には，実地疫学の基本である「時」「人」「場所」の情報を含めます．これが調査のポイントです．調べる範囲は狭すぎては見落とすことがあるかも

しれないし，広すぎては集めるデータが大きくなり時間と体力を浪費します．今回は，いつから異変があったのかがはっきりしないため，インデックスケース（最初に探知された症例）の手術日よりも1か月前までさかのぼって調べることにしました．

シナリオ6　ICP桜井は以下の症例定義に沿って積極的疫学調査を開始した．半年分の手術記録と緑膿菌検出患者データを振り返ることから調査は始まった．

時：X年1月1日から6月30日
人：胸部外科手術を受け，術後に緑膿菌が検出された患者．ただし，術前から緑膿菌が検出されていた患者は対象から除外する．
場所：A病院胸部外科

➡ココで一言！　アウトブレイクが起きているときに全体像，つまり「何が起きているのか」を知りたいのは感染対策担当者だけでなく，病院のトップ，関連する部署のスタッフも同様です．みんなが「どうなっているの？」とせっついて，あなたに聞いてきます．調査は時間との戦い．手を広げすぎると，データ集めに時間が取られてしまいます．目の前で起きていることをもう一度整理し，知りたいことを想像してみると，症例定義がイメージしやすくなります．そして，それを「時」「人」「場所」に当てはめてみましょう．

■ STEP3　積極的症例探査…症例定義に当てはまる患者を探す

シナリオ7　症例定義に合致する患者は13例だった．この13例について，さらに詳しく情報を収集するため，カルテ調査，手術記録，微生物検査情報の調査を行った．

Q3　どのような情報を集めますか？　「時」「人」「場所」に分けて考えてみて下さい．

A3　状況により，あるいはデータが存在するかどうかにより，集める情報は変わってきます．基本的なものとしては，以下が考えられます．
時：入院日，手術日，緑膿菌が検出された検体の採取日，退院日，SSI判定日
人：性別，年齢，入院病名，感染症病名，合併症
場所：病室，ICUベッド，手術担当者（医師・看護師），手術時間

シナリオ8　集めた13例についての情報をラインリストにまとめた（表15-2）．ラインリストには，患者の特徴を表す情報，手術日，感染部位，使用したICUベッド，手術時間，手術を担当したスタッフを記載した．

第2部 ケーススタディ編

表15-2 ラインリスト「胸部切開術後に緑膿菌感染症を呈した胸部外科患者(A病院，X年1月1日～6月30日)(n=13)

ID	年齢	性	術日	手術時間(分)	感染	ICUベッド	外科医	麻酔医	スクラブナース
1	70	M	2/19	261	縦隔炎	A	A	C	A
2	56	M	3/4	230	表層SSI	E	B	A	A
3	52	M	3/27	330	深部SSI	D	A	B	A
4	64	M	4/5	220	縦隔炎	B	A	C	A
5	77	M	4/12	324	縦隔炎	B	A	B	A
6	69	M	4/21	190	表層SSI	C	C	A	A
7	82	M	5/10	360	深部SSI	E	B	C	A
8	77	M	6/6	194	深部SSI	C	B	B	A
9	73	M	6/6	210	深部SSI	A	A	A	B
10	68	M	6/18	260	表層SSI	D	C	C	A
11	58	M	6/20	200	縦隔炎	F	A	B	A
12	68	M	6/23	230	縦隔炎	B	C	A	A
13	71	M	6/24	290	深部SSI	F	B	B	A

解説　→ココで確認！　「ラインリストの作成」(☞ p13)

　積極的疫学調査の目的は，全体像の把握です．症例定義に当てはまった患者の情報はラインリストと呼ばれる一覧表にまとめます．ラインリストには，患者情報に加え，臨床的情報，感染源・感染経路に関連すると考えられる情報を記載します．項目を決めるときには，過去の事例報告や論文を参考にします．使用しないデータを集めることは，無駄な時間を費やすだけでなく，後の解析で後悔することになります．

■ STEP4　記述疫学の「時」「人」「場所」…症例群の特徴を把握する

Q4　ラインリストの情報を元に，症例群の特徴を記述疫学を使ってまとめて下さい．
Q5　グラフ用紙を用いて流行曲線(エピカーブ)を作成して下さい．
Q6　ICUのマップを使って使用したベッドの図を作成して下さい．

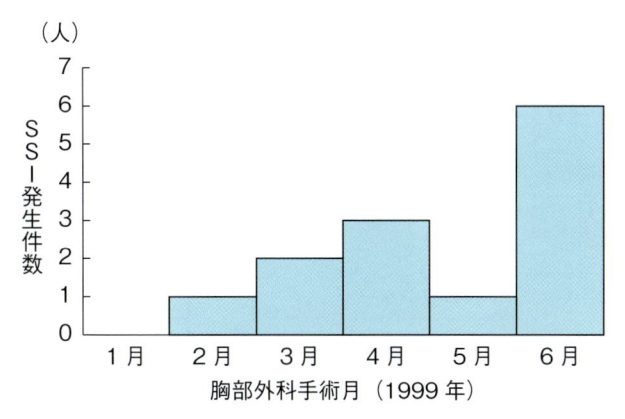

第15章　手術室で起きた緑膿菌感染アウトブレイク

図15-1　流行曲線（エピカーブ）
胸部切開術後に緑膿菌感染症を呈した胸部外科患者，A病院，X年1月1日〜6月30日（n＝13）

A4, 5, 6　記述疫学のまとめは以下のようになりました．

時：エピカーブを図15-1に示した．X年1月1日から6月30日に手術を受け，術後に緑膿菌が検出された患者は13例で，2月19日から6月24日に行われた手術の後だった．

人：症例はすべて男性だった．年齢の中央値は69歳（52〜82歳）．手術時間の中央値は230分（190〜360分）だった．感染は縦隔炎が5例，深層切開創SSIが5例，表層切開創SSIが3例だった．

場所：使用された手術室はすべて同じ手術室だった．担当した麻酔医に偏りはなかったが，外科医は外科医Aが6件（46％）を担当し，他の外科医よりも多かった．スクラブナースは，12例をナースAが担当していた．ICUのベッドに偏りはなかった（図15-2）．

シナリオ9　7月5日，ICP桜井は胸部外科スタッフを対象に，説明会を開催することにした．ICP桜井は情報共有および情報収集を目的として，発生しているアウトブレイクの概要とこれまでの調査結果をA4用紙1枚にまとめて配付し，10分程度説明した．このレポートは病院長，ICTメンバーにも共有された．

解説　➡ココで確認！　「記述疫学」（☞p9），「報告書の書き方，プレゼンテーションのまとめ方」（☞p144）

集まった情報が一覧できるラインリストから，起きている事例を「時」「人」「場所」の要素でまとめ，全体像を把握します．医療機関で発生するアウトブレ

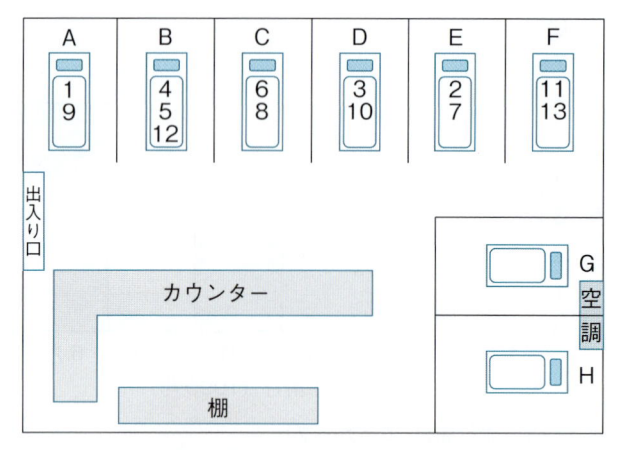

図 15-2 「胸部切開術後に緑膿菌感染症を呈した胸部外科患者のICUベッド配置図(A病院, X年1月1日～6月30日)(n=13)

イクの場合，記述疫学をまとめることで，原因菌が同定できなくとも，あるいは感染源が特定できなくとも，これまでの知見からおおよその感染経路が推定できることが多いです．また，アウトブレイク継続中は，流行曲線を続けて作成することで症例の発生状況が視覚的に確認でき，実施している対策を評価できます．

　得られた情報は，対策を実施するメンバーと共有することが大切です．調査担当者はあまりにも忙しく，つい情報の共有が後回しになりがちです．負担にならない情報共有ができるように工夫しましょう．関連する部門や感染対策委員会に常に最新の情報が報告できるように，A4用紙1枚のレポートとスライド10枚程度のプレゼンテーションを作成し，逐次アップデートします．スライドに日付や Version を入れると，情報を更新したときにわかりやすくなります．また，アウトブレイク発生中の情報共有は，日時を決めて定期的に実施します．

➡ココで一言！　アウトブレイク発生中は，誰もが感染源を気にしています．その中で，特定のメンバー(ここではスクラブナースA)の名前が挙がると，犯人探しのようになってしまいます．記述疫学でわかることは，あくまでも発症者の全体像やその偏りであり，この時点では，因果関係はわかっていないことに十分配慮して情報共有します．それよりも，今の時点でできる対策を担当スタッフに理解してもらえるようなレポート作成を心がけましょう．以下に注意

して記載します．
①対策内容：できるだけ具体的かつ簡潔に示す．実現可能な対策を示す
②実施時期：すぐに着手する対策と中長期的な経過を必要とする対策を明記
③今後の予定：次回の会議予定など，今後の予定を明らかにする

■ STEP5　環境調査…周辺の調査も並行して行う

シナリオ10　ICP桜井は，担当スタッフに直接面談し，手順の確認を行った．また清潔操作の観察も行った．

　7月1日，胸部外科手術チームに，手術手技や清潔手技の遵守などについて聞き取り調査をした．その結果，調査期間中に対応したすべてのスタッフは手術手技に問題はなく，清潔手技の逸脱も認められなかった．しかし，スタッフに聞き取り調査を行っていく中でいくつかの変更点が見つかり，それがアウトブレイクに関連している可能性が出てきた．

　3月30日の新手術室のオープンに先立ち，グローブの見直しがあり，新しいパウダーフリーのラテックスグローブ（グローブA）が採用された．現場のスタッフは新しい手袋は使い心地が悪いと意見したが，製造元より提供されたデータでは以前の物よりも破損の頻度はより少なく，価格も安かったことから採用が決まった．このグローブは2月15日から試験的に使用開始されていた．

　環境調査：ICP桜井は微生物検査室に協力を依頼し，6月30日に手術室環境（表面，水，空調，シンク排水溝，心肺バイパス循環回路，外科器具）からサンプルを採取しました．手術室で使用されるすべての薬液，麻酔薬，消毒薬，スクラブソープ，ランダムに選択した生食液や水も検査しました．手術室スタッフの手や爪からもサンプルを採取しました．患者，環境，スタッフから採取されたサンプルから緑膿菌が検出された場合は，感染源を特定するため分子疫学調査を実施し，PFGEで同定しました．その結果，手術室環境および収集されたサンプルからは緑膿菌は検出されませんでした．スタッフから収集されたサンプルでは，スクラブナースAから採取された爪からのみ緑膿菌が検出され，患者から採取された緑膿菌のうち菌株の残っていた6例とPFGEパターンは同一と判断されました．

第2部　ケーススタディ編

■ STEP6　分析疫学…感染源・感染経路について「仮説を立てる」

シナリオ11　ICP桜井はこれまでの聞き取りや記述疫学のまとめを元に，ICTメンバーで話し合い，感染源・感染経路について，仮説を立てた．

Q7　仮説を立てて下さい．

A7　ICP桜井は仮説をこのように設定しました．

「X年1月1日から6月30日にA病院で胸部外科手術後に発生した緑膿菌感染事例は，手術スタッフであるスクラブナースA，外科医Aまたは麻酔医Bに関連がある」

解説　➡ココで確認！　「分析疫学」(☞ p26)，「コホート研究・症例対照研究の比較」(☞ p45)

　アウトブレイク時の疫学調査では，記述疫学の結果から「仮説」を作成します．そして，症例対照研究では発症した群としなかった群，コホート研究では感染源に曝露された群とされなかった群を率や比を用いて比較し，偏りやばらつきを見ます．このように，記述疫学を元に立てた仮説を検証するのが「分析疫学」です．

■ STEP7　分析疫学の実施と解釈

シナリオ12　ICP桜井は仮説を検証するため，症例対照研究をした．

　症例1例につき2例の対照を設定した．対照は，同期間(X年1月1日〜6月30日)に胸骨切開術を受け，緑膿菌が検出されていない患者とした．患者背景，既往歴，外科手術歴に加え，疑われる危険因子として，手術危険因子(手術時間，術式，心肺バイパス時間，抗菌薬予防投与，創分類)，手術担当スタッフ，術後ICU滞在時間，術後入院期間，感染症発生時期，6か月以内の感染に起因する死亡について手術記録およびカルテの記録，退院後モニターデータから情報を収集した．

　得られた結果から，患者背景や担当スタッフ以外の手術危険因子には症例群と対照群に差がないことがわかった．症例群は対照群に比べて，統計学的に有意ではないものの，長くICUに滞在していたことも明らかになった．

　術式や手術そのものにSSIの発症との明らかな関連性が見られなかったことから，手術を担当した外科医，スクラブナース，麻酔医について検討した (表15-3)．

表15-3 対照群(26例)の担当医療スタッフ

対照	外科医	麻酔医	スクラブナース	対照	外科医	麻酔医	スクラブナース
1	C	A	B	14	A	B	B
2	A	C	A	15	C	A	A
3	C	B	B	16	A	C	C
4	A	C	D	17	B	B	B
5	A	B	A	18	C	A	A
6	C	A	C	19	A	B	D
7	A	C	C	20	B	C	C
8	B	C	A	21	C	B	B
9	C	B	B	22	A	B	A
10	A	A	D	23	A	B	D
11	B	C	B	24	B	B	A
12	A	B	A	25	C	A	C
13	C	A	B	26	A	C	C

解説 ➡ココで確認! 「対照の選び方」(☞ p41), 「オッズ比の求め方」(☞ p39)

　症例対照研究を行うときにしばしば問題となるのは，コントロールの設定です．「症例：対照」は「1：2」あるいは「1：3」が理想的ですが，実際に行う際には，限られた症例の中から選択するため対照数には限度があります．調査に費やす労力と時間がどれだけあるかも考えて決定します．

Q8 2×2表を作成し，外科医Aが担当することのオッズ比を求め，解説して下さい．

A8 外科医Aが担当することのリスクは以下のようになりました(表15-4)．
　オッズ比 = $(6×15)/(7×11) = 1.2$(95%信頼区間：0.3-4.5)

説明：「外科医Aが担当することによるSSIの発生リスクは，1.2倍とほぼ関連性がなかった」

シナリオ13 ICP桜井は同様にして，他の外科医，スクラブナース，麻酔科医についてもオッズ比を計算した(表15-5)．その結果，スクラブナースAは，ほぼ全例(12/13)の手術に関わっており，コントロール26例のうち8例に関

表15-4 症例対照研究の2×2表

	症例（13例）	対照（26例）
外科医Aが担当した	6	11
外科医Aが担当しなかった	7	15
	13	26

表15-5 緑膿菌SSI発生と手術を担当した医療スタッフの関連性の評価

	症例（13例）	対照（26例）	オッズ比	95％信頼区間
外科医A	6	11	1.2	0.3-4.5
外科医B	4	6	1.5	0.3-6.6
外科医C	3	9	0.6	0.1-2.6
麻酔医A	4	8	1.0	0.2-4.2
麻酔医B	5	10	1.0	0.3-3.9
麻酔医C	4	8	1.0	0.2-4.2
スクラブナースA	12	8	27.0	3.0-244.5
スクラブナースB	1	8	0.2	0.0-1.7
スクラブナースC	0	6	(0.2)*	(0.0-1.9)*
スクラブナースD	0	4	(0.3)*	(0.0-3.1)*

＊ゼロのセルを含むため，参考値として，2×2表の4つのセルにそれぞれ「1」を代入し計算した（第3章☞p37）．

わっていた．オッズ比は27.0（95％信頼区間3.0-244.5）であり，統計学的な有意差を持って関連性があると判断された．

解説　➡ココで確認！　「95％信頼区間」（☞p115）

　図15-3に95％信頼区間の考え方を示します．95％信頼区間は2つの数字の範囲で示されます．それぞれを95％信頼区間の下限と上限と呼びます．この区間に真のオッズ比が95％の確率で収まることを意味しています．統計学的に有意な差があるのは，図の(A)と(B)の場合です．

(A) 上限・下限の数値がともに「1」を超えているとき：正の相関がある．つまり，曝露されることにより発症しやすくなります．

(B) 上限・下限の数値がともに「1」よりも小さいとき：負の相関がある．つまり，曝露されることにより発症しにくい，予防されることを示します．

```
     (B)       (C)        (A)
   ┌───┐    ┌─────┐    ┌───────┐
   ↓   ↓    ↓     ↓    ↓       ↓
───┼───┼────┼──┼──┼────┼───────┼──── ∞
   0       0.8  1       2               9
```

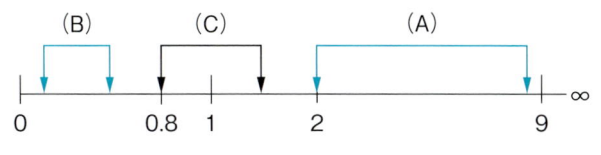

図15-3　95％信頼区間の考え方

表15-6　コホート研究の2×2表

	発症した	発症しなかった	
スクラブナースAが担当	6	0	6
スクラブナースA以外が担当	0	24	24
	6	24	30

(C)上限・下限の数値が「1」を挟むときは，統計学的に有意な差がないと判断します．

　スクラブナースAが担当することのオッズ比は27.0となり，95％信頼区間(95％CI)は3.0-244.5という結果を得ました(表15-5)．

　今回の症例対照研究では，期間中に手術を受けた患者165人からいずれかの時点で緑膿菌が検出された16人を引いた149人の中からランダムに26人を抽出し，解析に使用しました．別の患者が選ばれれば，解析結果は異なったものになるかもしれません．しかし，われわれは得られた結果を全体に当てはめて考えたいと思っています．そこで，この95％信頼区間が必要となります．

シナリオ14　ICP桜井は，6月に患者の発生が6例と集積していたため，6月に胸部外科手術を受けた患者のデータを用いて，外科医，麻酔科医，スクラブナースそれぞれについてコホート研究を行うことにした．

Q9　スクラブナースAの担当について2×2表を作成しました(表15-6)．ここから相対リスクを計算し，結果を解釈して下さい．

A9　スクラブナースAが担当することによる発症リスクは6/6＝1

　スクラブナースA以外が担当することによる発症リスクは，ゼロのセルがあるため，便宜的にそのセルに「1」を代入して計算すると，1/25＝0.04

　相対リスクは，(6/6)/(1/25)＝25 (95％信頼区間：3.7-170.6)となります．

　「スクラブナースAが担当することは他のスクラブナースが担当することに比べて，発症のリスクは25倍だった」ことがわかりました．他のスクラブナー

ス，外科医，麻酔医については，有意な差を示す結果はありませんでした．

シナリオ15　調査を進める中で，スクラブナースDが5月末から産休に入り，さらにスクラブナースCは6月10日から新婚旅行で2週間不在となっていたことがわかった．スタッフの不足から，スクラブナースAが担当する件数が多くなっていた．このことが，6月のSSI発症者の増加につながったと考えられた．

■ STEP8　アウトブレイクの終焉

シナリオ16　ICP桜井は，これまで行った記述疫学，分析疫学，環境調査，聞き取り調査から，スクラブナースAが今回の事例と関連があると考えた．しかし，Aはラテックス手袋を適切に使用しており，感染経路は不明のままだった．

　ICP桜井はもう一度，Aに聞き取り調査を行うことにした．その時に，爪の一部の異常に気づいた．聞いたところ，彼女は2年前から右手の親指が爪白癬に感染しており，その上に，つけ爪をしてカバーしていたことがわかった．手からのサンプルを詳細に調べたところ，爪の下の部分からのみ緑膿菌が採取され，さらに *Candida albicans* も同時に検出された．

　新しく購入したグローブを調査した感染症医竹田医師から，「パウダーフリーラテックス手袋の導入も一因ではないか」という意見が出た．手術中4〜6時間の間，Aは何度も冷却用の生食に手をつける作業を行っていた．パウダーありのラテックスよりパウダーなしのラテックスの方が温度の変化に対してより強度の低下をきたしやすいという報告があり，手術中繰り返し行われる作業の中でグローブが破損し，縦隔の洗浄に使用する生食を汚染させた可能性があった．

　アウトブレイクが長期にわたったのは，彼女の爪に8か月以上の期間，緑膿菌が保菌されていたためだと考えられた．治療を再開し，7月20日に爪を除去した．その後の検査で緑膿菌も *Candida albicans* もともに陰性，継続して6か月間陰性が確認された．Aは配置転換され，8月1日，手術室は再開された．

　半年後，ICP桜井はさらなる緑膿菌SSIの発生がないことを確認した上で，今回のアウトブレイク疫学調査の詳細な内容を記録として残すために，竹田医師とともに報告書にまとめ始めた．

第15章　手術室で起きた緑膿菌感染アウトブレイク

解説　**➡ココで確認！**　「報告書の書き方」（☞ p146）

　疫学調査は，対策を立てる，再発を防止するなどのアクションのために行うものです．一連の調査の中で，発生しているアウトブレイク事例に直接関連がなくとも，院内感染につながり得る対策の漏れや逸脱が見つかることがあります．確実に記録に残し，今後の対策につなげるための仕組みとして，報告書としてまとめ，記録を残しましょう．

●参考文献

1) McNeil SA, et al：Outbreak of sternal surgical site infections due to *Pseudomonas aeruginosa* traced to a scrub nurse with onychomycosis. Clin Infect Dis 33：317-323, 2001.

（吉田眞紀子）

コラム8　実地疫学に何ができるか②　　　（☞ p159から続く）

　仮説を証明していくときには，俯瞰的に事態を眺めつつ，時々は近くによってじっと見つめることが必要です．もれなく他の可能性のある仮説をつぶしたか．あたりをつけたところからラボなどの強い証拠，例えば対象病原体が分離された場合，「やった！」と思いますが，そのときにこそ，それ以外の可能性はないか，慎重になる必要があります．

　「今，何をすべきか」を考えるときは，われわれが対象としている事態をよく見つめつつ，常に「時」の流れを意識することが大事です．われわれ実地疫学に携わる者は「これから（未来）」の患者数を減らしたいと思って現場で活動をしています．ただし，もたもたしているうちに，「現在」発生している事象すら，どんどん「過去」になるのです．例えば症例数を追いかけることに躍起になるよりもやるべきことがあるかもしれません．アウトブレイクの発生時，現場チームの空気をコントロールし指揮者の役割を果たすこと．これこそが実地疫学者としての醍醐味かもしれません．

（松井珠乃）

第16章

医療施設で発生したアシネトバクター属アウトブレイク事例

このケーススタディで学ぶこと

- 医療施設でのアウトブレイク事例疫学調査における基本ステップを理解する
- 薬剤耐性菌アウトブレイクの確認における薬剤感受性検査とその結果について理解する
- 院内外各部署の連携を理解する
- 医療施設でのアウトブレイク事例における症例対照研究を理解する
- 医療施設における薬剤耐性菌アウトブレイクと法律上の届出について理解する

■ STEP1　集団発生の確認

シナリオ1　最初の設定を示す.

- あなたはA病院の感染対策担当者の藤浪さんである（以後，ICP藤浪）．
- A病院は500床の3次救急まで担う地域の中核病院である．
- A病院では，X年4月から新しく感染管理室を発足させることになり，ICP藤浪は新しく感染管理認定看護師（ICN：infection control nurse）として3月に採用された．
- 働き始めて間もないある日，感染管理室の感染症内科医である大谷医師からICUに入院している3名の患者から複数の薬剤に耐性を示すアシネトバクターバウマニ（MDRA：Multidrug-resistant *Acinetobacter baumannii*）が検出された」との電話が入った．

Q1　これをMDRAのアウトブレイクかどうか判断するためにはどのような情報が必要ですか．

A1　A病院のMDRA検出状況のベースラインを知るためのサーベイランスデータ．

第 16 章　医療施設で発生したアシネトバクター属アウトブレイク事例

解説　➡ココで確認！　「アウトブレイクの定義」(☞ p66, 192)，「医療施設におけるサーベイランス」(☞ p64)

　アウトブレイクとは「特定の地域，グループ，期間に通常の症例数を大きく超える数の症例が発生すること」です．サーベイランスが行われていれば，そのデータがアウトブレイクの確認に必要なベースラインの把握に役に立ちます．サーベイランスが行われていない場合，現状がアウトブレイクかどうかの判断は困難となります．

　発生状況がベースラインを超えていても，新しい医師の赴任や入院患者数の増加による検体提出患者の増加，薬剤感受性検査の基準(ブレイクポイント)の変化，単純な集計ミスなどが原因のことがあるので，確認が必要です．

➡ココで一言！　抗菌薬に耐性を示す菌は無数にありますが，医療機関内でアウトブレイクが疑われる集積を認めた場合*，第1選択の抗菌薬に耐性の菌(MRSA，VRSA，VREなど)，施設内で一般的でない薬剤感受性パターン，多剤耐性で治療困難な場合には疫学的に重要な菌であると言えます[1]．疫学的に重要な薬剤耐性菌に対しては，施設内での伝播予防のために接触予防策をとることが望ましいです．

*2011年6月に出された厚生労働省医政局指導課長通知[2]では，MDRAは「1例目の発見から4週間以内に，同一病棟において新規に同一菌種による感染症の発病症例(保菌者を含む)が計3例以上特定された場合，あるいは同一機関内で同一菌株と思われる感染症の発病症例(抗菌薬パターンが類似した症例等，保菌者を含む)が計3例以上特定された場合」アウトブレイクを疑い対策を行い，必要に応じ，通常時から協力関係にある地域のネットワークに参加する医療機関の専門家や保健所に連絡・相談すること，とされている．その後，2014年6月には，院内で菌種が異なっていても多剤耐性による感染症例もしくは保菌例が複数見られた場合は，アウトブレイクを疑い，保健所への連絡と必要な対策をとること，という事務連絡が追加された．また，2014年4月9日の感染症法施行規則改正によりカルバペネム耐性腸内細菌科細菌感染症が五類感染症(全数把握)に追加され，五類感染症の薬剤耐性アシネトバクター感染症が五類感染症(全数把握)となった．

　大谷医師に聞いたところ，「感染症患者の発生を積極的に疑う状況ではなく患者は保菌者と考えている」とのことでした．また，細菌検査室の田中技師は，「実は前年は検出されていなかったが，先月1人の患者から同様の薬剤耐性を示す *A. baumannii* が検出された」と話しました．今回の菌はイミペネム，アミカシン，レボフロキサシンに耐性であり，感染症法で報告が定められているMDRAでした．ICP藤浪は田中技師に過去3か月のMDRAの検出状況を確認しました．

月	1月	2月	3月
MDRA検出数	0	1	3

　この情報からは，院内でMDRAアウトブレイクが起こっている可能性があります．院内の関係者にこのことを伝えるため，ICP藤浪はまずMDRAとそれによる院内感染について調べることにしました．

➡ココで一言！　アシネトバクター属は，現在少なくとも21遺伝種（genospecies）に分かれますが，その正確な同定は難しく，しばしば病院の細菌検査室では *A. baumannii* とされても，*A. calcoacetics* などが混在していることがあり，両者を合わせて *A. baumannii* complexと言われます．臨床検体から検出されるアシネトバクター属の多くは *A. baumannii* complexですが，環境からは通常他の種が多く検出されます．病原性は乏しく，主に肺炎や熱傷後の皮膚軟部組織感染などの日和見感染を起こします．感染症を発症すると治療薬の選択肢がとても限られます．

　多剤耐性の定義は国や論文により異なり，日本では感染症法でカルバペネム系，アミカシン，フルオロキノロン系の3系統に耐性を示すアシネトバクター属をMDRAと定めています．MDRA検出患者で感染症を発症した場合（MDRA感染症患者）には保健所に報告が必要となります．厚生労働省院内感染対策サーベイランス（JANIS）検査部門公開情報2012年年報によると，集計対象医療機関の4.4%（29/660）でMDRAが検出されており，入院患者でMDRAは，アシネトバクター属の0.8%（163/20,977），検体提出患者の0.01%（163/1,453,969）で検出されていました．日本ではまだとても珍しい薬剤耐性菌であることがわかります．

シナリオ2　MDRAは日本で珍しく，感染症患者では治療が困難で，疫学的に重要な耐性菌であることが判明した．MDRAは検査しなければわからない保菌者も多く，院内で密かにMDRAが広がっている可能性があるため，ICTが調査することになった．

Q2　ICTに含まれるべき職種を挙げて下さい．
A2　医師，看護師，薬剤師，臨床検査技師（微生物検査担当）が含まれるとよいとされています．状況により事務担当者が入ることもあります．

■ STEP2 記述疫学…症例定義の設定と症例探査

4月30日から調査を始めることにしました．まずどのような患者を症例と考えるかを定義し(症例定義)，その定義に従って該当患者の情報を集めます．

Q3 症例定義を決めて下さい．

A3 「A病院細菌検査室にてX年2月1日から4月30日の間に，カルバペネム(イミペネム・メロペネム)・アミカシン・レボフロキサシン3剤に耐性の *A. baumannii* が，入院および外来の培養検体から検出された患者」

解説 ➡ココで確認！ 「症例定義の作成」(☞ p10, 195)

「時」「場所」「人」の3要素を含めて下さい．薬剤耐性菌アウトブレイクの場合，人の要素には対象菌の薬剤感受性判定基準を明確にすること，発症患者とするのか保菌患者とするのか(感染管理上は保菌者を含む方が好ましいです)，を明確にする必要があります．

➡**ココで一言！** 細菌の感受性検査はディスク拡散法，微量液体希釈法，E-testなどが行われ，検査室により採用している方法が異なります．ディスク拡散法は薬剤含有ディスクで菌を培養したときに作られる阻止円(菌が発育していない部分の円)の大きさで判定し，薬剤に耐性を示す場合，小さな阻止円しか形成しません．微量液体希釈法は数段階の薬剤の希釈系列(栄養成分の入った液を濃い濃度から倍数希釈したもの)を作製し，その薬剤中で培養する方法で，最小発育阻止濃度(菌の発育を抑制する最小の濃度，MIC：minimum inhibitory concentration)を求めるものです．

米国臨床・検査標準協会(CLSI：Clinical and Laboratory Standards Institute)などの専門組織が，臨床的効果をもとに耐性とする阻止円径やMIC値(ブレイクポイント)を定めています．ブレイクポイントは定期的に変更されており，同じ「耐性」であっても実は違う感受性結果であることがあるため，ブレイクポイントの確認が必要です．

なお，MDRAを定義している薬剤のうち，カルバペネム系とフルオロキノロン系のMIC値は，CLSIの基準(2012年)と感染症法で同じ値ですが，アミカシンは感染症法の基準がCLSIの基準よりあえて広く(MIC値が1管分低い)に設定されており，高い感度でより多くの菌が見つかるように意図されています．

シナリオ3 A病院では薬剤耐性菌のサーベイランスを開始することが決まっていたが，調整が済んでおらず，まだ実際には行われていなかった．

| Q4 | どのように症例定義に合致する症例を見つけ出しますか．
| A4 | 細菌検査室のデータからX年2月1日から4月30日までの培養結果を抽出し，複数検体を出している患者を除き，症例のリストを作成しました．

| 解説 | ➡ココで確認！ 「積極的症例探査」(☞ p197)

薬剤耐性菌アウトブレイク事例の症例探査では，細菌検査室のデータをもとにすると効率的です．

■ STEP3　記述疫学…症例情報の整理

| シナリオ4 | 細菌検査室の田中技師が，紙ベースの過去のデータから2月以降の培養結果を抽出した．

その後，ICTは患者カルテ，総務部の記録などから基本情報（性別，年齢，病棟，部屋番号，基礎疾患，診療科），治療歴，関わった医療従事者，総患者数（総務部），検体提出患者数（細菌検査室）を調べた（表16-1）．

現在入院中の患者全員に対して，便，尿道バルーン挿入者での尿などの検査可能な検体での培養検査を1回行うこととし，今後入院してくる人にも便培養でのスクリーニングを行うことにした．その結果，この期間中ICUに入院していた150人のうち，合計26人が症例定義に合致した．

| Q5 | 表16-1をもとに流行曲線を作成して下さい．
| A5 | 図16-1，2，3参照．

| 解説 | ➡ココで確認！ 「記述疫学」(☞ p9)

流行曲線は時間軸（横軸）の取り方により，見る人に与える印象が変わります．図16-1は横軸が日ですが，持続的にMDRA検出患者が出ていることがわかります．一方，図16-2は横軸が週ですが，徐々にMDRA検出患者が増えてきていることがわかります．また，図16-3のように人の要素を加えることもよく行われます．ここでは，特に創からのMDRA検出患者が後半に増えてきていることがわかります．人の要素を流行曲線に入れる際には，入れすぎると反対にわかりにくくなってしまうので，注意が必要です．

■ STEP4　記述疫学…病棟の観察

| シナリオ5 | ICTはラウンドの中で，症例が出た病棟や救急外来の日常業務の観察を行い，関わっていたスタッフへの聞き取り調査を行った．院内では感染管理活動に対する理解が乏しい部署もあり時間がかかったものの，以下のこと

が判明した．
① MDRA が感染症を起こしていたと断定できる患者はいなかった
② 半年前から ICU で人工呼吸器管理をしている患者に対する口腔ケアの方法が口腔内に水を入れて吸引をするという方法に変わっていた
③ ICU では人工呼吸器管理をしている患者で用いるバイトブロック*や口腔ケアで用いた吸引器を洗浄した後に，複数を同じトレイにすべて入れて 0.01％ 次亜塩素酸ナトリウムで消毒後，同一患者に限らず再利用していた
④ 再利用するために洗浄・消毒処理されていたバイトブロックから MDRA が検出された
⑤ ICU や一般病棟での創処置は包交車を用いており，包交車は清潔な器材と不潔な器材とが混在していた
⑥ 一部の看護師からは ICU における G 科の回診での予防策が不十分であり，今回の流行の原因ではないかという声が聞かれた

ICT はこれまでに集めた情報をまとめ，病院長に説明することにした．

Q6 「場所」「人」に関しての情報も整理して下さい
A6 表 16-2 参照．

解説 ➡ ココで確認！ 「報告書の書き方，プレゼンテーションのまとめ方」
（☞ p144）

説明する際は適切な用語と標準的な指標を用いて下さい．感染症やアウトブレイクに関する知識がない病院長にわかりやすく説明できるよう簡潔に整理する必要があります．

複数のグループに分かれて本ケーススタディを行う場合，実際に 5～10 分でプレゼンテーションを行い，お互いに内容を確認すると理解が深まります．

■ STEP5　仮説の設定…感染源（感染経路）やリスクファクターに関する仮説の設定

Q7 これまでの情報からどのような仮説が導かれますか．
A7 人工呼吸器を使用していた ICU の入院患者で，MDRA に汚染された人工呼吸器関連器材や口腔ケアを介して，複数の患者の気道が MDRA で汚染されました．

＊人工呼吸を施行する際に，気管内チューブが噛まれて閉塞することを防ぐ医療器具．

表16-1 MDRA検出患者の情報

調査ID	検体受付日	検体名	病棟	診療科	年齢	性別	入院日
1	20130228	喀痰	ICU	C	66	男	2月25日
2	20130308	喀痰	ICU	D	27	女	3月4日
3	20130315	喀痰	ICU	C	34	女	3月12日
4	20130325	喀痰	ICU	E	63	男	3月13日
5	20130326	膿	ICU	F	21	男	3月10日
6	20130329	喀痰・膿	ER→5E	C	58	男	3月22日
7	20130401	喀痰	ICU→4N	C	80	女	3月26日
8	20130404	喀痰	ICU	C	39	女	4月1日
9	20130404	喀痰	ICU	C	63	女	4月2日
10	20130406	喀痰	ICU	C	55	男	3月29日
11	20130408	喀痰	ICU	C	77	男	4月5日
12	20130410	喀痰	ICU	C	34	女	4月4日
13	20130410	喀痰	ICU	C	16	男	4月6日
14	20130412	喀痰	ICU	C	67	男	4月6日
15	20130414	喀痰	ICU	C	79	女	4月10日
16	20130415	褥創	5E	C	71	女	4月11日
17	20130417	喀痰	ICU	C	74	男	4月12日
18	20130417	喀痰	ICU	C	58	男	4月13日
19	20130419	膿	ER→5S	E	59	男	4月14日
20	20130419	喀痰	5S	C	59	男	4月15日
21	20130420	喀痰	ICU	E	69	男	4月16日
22	20130422	喀痰	ICU	C	61	男	4月17日
23	20130422	膿	5S	G	71	男	4月18日
24	20130423	膿	5S	G	1	男	4月19日
25	20130425	喀痰	ICU	C	80	女	4月20日
26	20130425	膿	外来	G	9	男	4月21日

第16章　医療施設で発生したアシネトバクター属アウトブレイク事例

病名	糖尿病	手術	輸血	経管栄養(経鼻胃管)	中心静脈ライン	尿道バルーンカテーテル	人工呼吸器
急性呼吸窮迫症候群（ARDS）	有	なし	有	有	有	有	有
劇症肝炎	なし	なし	有	なし	有	有	有
脳出血	なし	有	なし	有	なし	有	有
急性心筋梗塞	なし	有	有	なし	有	有	有
外傷	なし	有	有	なし	なし	有	有
壊死性筋膜炎	有	有	有	有	有	有	有
内頸動脈閉塞	有	有	なし	有	有	有	有
ARDS	なし	なし	なし	有	有	有	有
くも膜下出血	なし	なし	なし	有	なし	有	有
くも膜下出血	なし	有	なし	有	有	有	有
心肺蘇生後	なし	なし	なし	有	なし	有	有
外傷	なし	なし	なし	有	なし	有	有
外傷	なし	なし	なし	有	有	有	有
意識障害	有	なし	なし	有	なし	有	有
急性硬膜下血腫	なし	有	有	有	なし	有	有
難治性褥創	なし	有	有	有	有	なし	なし
ARDS	有	なし	なし	なし	有	有	有
心肺蘇生後	なし	なし	なし	有	有	有	有
解離性大動脈瘤	なし	有	有	有	有	有	有
狭心症	なし	有	有	有	有	有	有
急性大動脈解離	なし	有	有	有	有	有	有
急性呼吸不全	有	有	なし	有	なし	有	有
殿部慢性膿皮症	なし	なし	有	なし	なし	有	なし
下腿熱傷Ⅱ度	なし	なし	なし	なし	なし	なし	なし
脳梗塞	なし	なし	有	有	なし	有	有
右小耳症	なし	有	なし	なし	なし	なし	なし

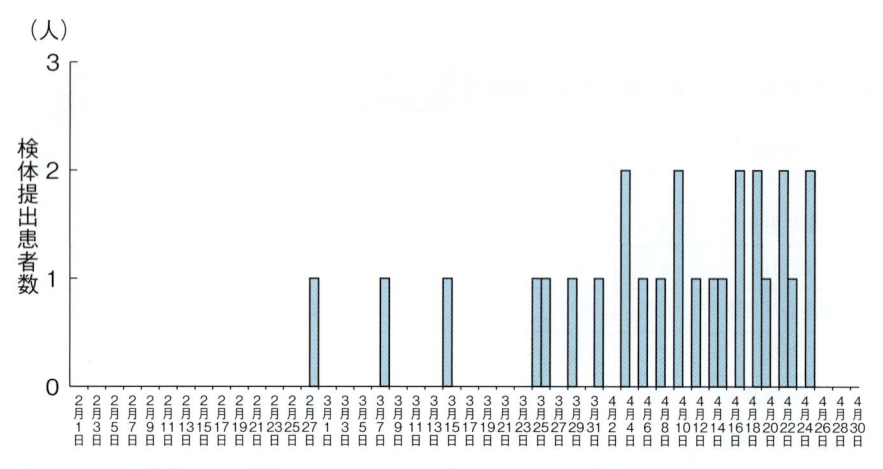

図 16-1　日単位の A 病院 MDRA アウトブレイク流行曲線
（X 年 2 月 1 日〜4 月 30 日）

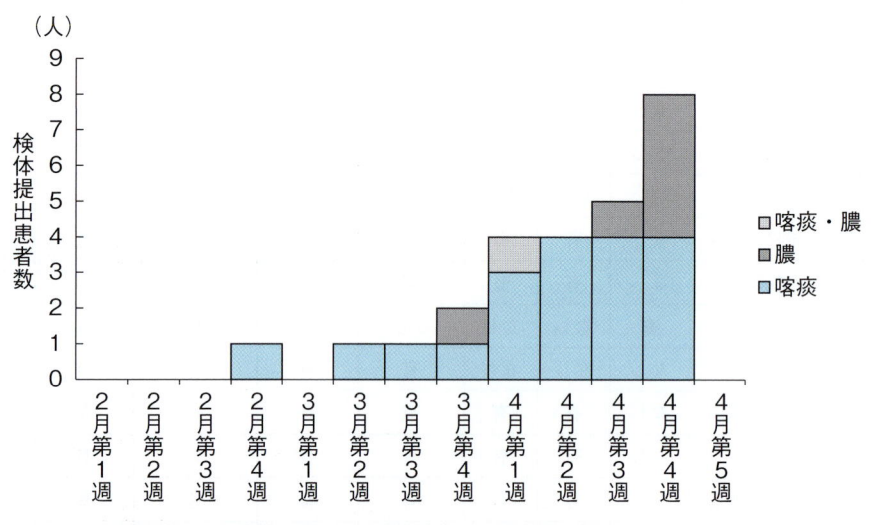

図 16-2　週単位の A 病院 MDRA アウトブレイク流行曲線
（X 年 2 月 1 日〜4 月 30 日）

> **シナリオ 6**　ICT の指導の下，病棟での包交車の使用が廃止され，包交は患者ごとに資材を準備する方法に変更された．また，病院長の指示の下，全職員を対象にした情報共有の場が設けられ，院内の医療従事者，特に当該病棟の看護師と G 科の医師に感染予防策のトレーニングが行われた．
> しかし，ICU での感染源，感染経路に関してはまだ不明な点が残っていた．

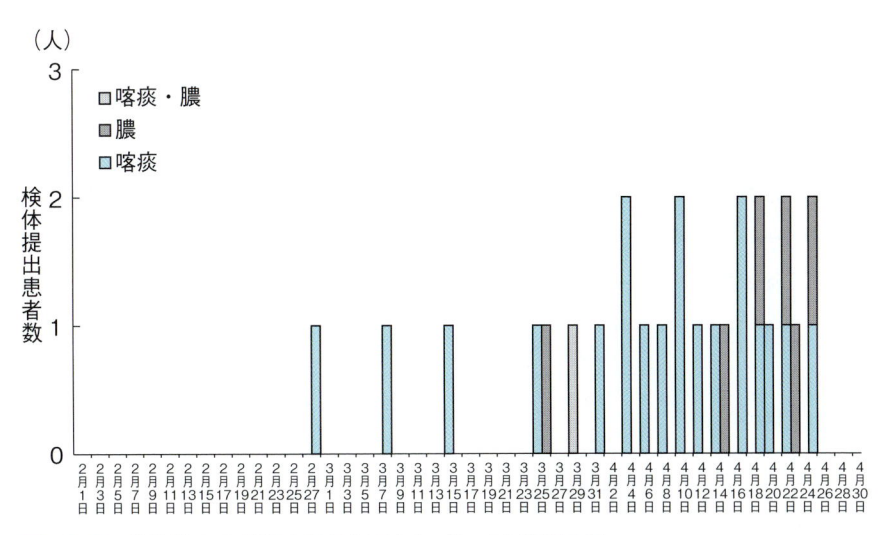

第16章　医療施設で発生したアシネトバクター属アウトブレイク事例

図16-3　検体別のA病院MDRAアウトブレイク流行曲線
（X年2月1日～4月30日）

　ICTは再発防止のために感染源，感染経路のさらなる調査が必要と考え，病院長にその旨伝えた．病院長もその考えに同意し，追加調査を行うことになった．

　この時点で保健所に相談し，地方衛生研究所で患者および未使用のバイトブロックから分離されたMDRAのパルスフィールドゲル電気泳動（PFGE：pulsed-field gel electrophoresis）を実施するよう依頼した．

➡ココで一言！　アウトブレイク時には，各病棟や各診療科との連携はとても重要となってきます．アウトブレイク時に急に関係を築けるものではありませんので，平時から交流を深めておくことが大切です．各病棟では感染管理担当の看護師（リンクナース）を勉強会などで大事に育て，アウトブレイク時にも一緒に活動していけるようにできるとよいでしょう．

　そして，アウトブレイク時には，早い段階で院内の関係部署に現在何が起こっているかの情報を伝えることが不要な混乱を避けるために重要です．

　また，院内各部署との連携とともに院外の関係部署との連携が欠かせません．薬剤耐性菌に関してPFGEなどで菌株の遺伝的背景を調べられる機関は，検査機器を持っている医療機関，地方衛生研究所（保健所に相談），または国立感染症研究所です．これら関係機関と普段から顔の見える関係になっておくことで，アウトブレイク時にも連携しやすくなります．

表16-2 「人」「場所」の要素の整理

		検出患者(人)	割合(%)
年齢		中央値60歳（四分位範囲35.75-70.5）	
性別	男	17	65
	女	9	35
検体名*	痰	20	77
	創	7	35
病棟*	ICU	21	81
	5S	3	12
	5E	1	4
	外来	1	4
診療科	C	18	69
	D	1	4
	E	3	12
	F	1	4
	G	3	12
糖尿病		6	23
手術		12	46
輸血		12	46
経管栄養(経鼻胃管)		20	77
中心静脈ライン		13	50
尿道バルーンカテーテル		20	77
人工呼吸器		22	85

＊重複あり

年齢は中央値60歳で，男性が65％（17人）であった．大多数が痰から検出されており，ICUでの検出であった．アウトブレイク後半には創からの検出が増えてきた

■ STEP6　分析疫学…仮説の検証

Q8　前述の仮説を検証するための症例対照研究と後ろ向きコホート研究に関して，具体的なデザインを示して下さい．

A8　表16-3参照．

表16-3 症例対照研究と後ろ向きコホート研究

	症例対照研究	後ろ向きコホート研究
対象集団	症例：痰でのMDRA検出患者26人 対照：2月1日から4月30日までにICUに入院し，痰培養でMDRAが検出されなかった患者（症例対照比が1：1なら26人）	2月1日から4月30日までICUに入室していた患者150人（痰培養提出者に絞るなら，もう少し少数）
曝露	人工呼吸器と関連器材の使用や口腔ケア	人工呼吸器と関連器材の使用や口腔ケア
転帰	気道でのMDRA獲得	気道でのMDRA獲得
使用する指標	オッズ比	リスク比
確認するカルテ数	少ない	多い
時間	かからない	かかる
費用	かからない	かかる

解説 ➡ココで確認！ 「分析疫学」（☞ p26）

　直接リスクを評価できる後ろ向きコホート研究の方が，研究としては質が高いとされています．ただアウトブレイクの調査時には，デザインや実施するための時間が乏しいため，実際には症例対照研究が行われることが多いです．

シナリオ7　今回は，実施が比較的容易な症例対照研究を行うことにした．

　MDRA検出26例のうち，ICUに入室した21例を本研究の症例とした．対照は「X年2月1日から4月30日までにICUに入院し，痰培養でMDRAが検出されなかった患者」とし，症例対照比は1：2とした．調査項目は，患者要因（年齢，性別，基礎疾患など）と医療要因（手術，中心静脈ライン，尿道バルーンカテーテルなど）とした．

　対照は150人のICU入室者の中から無作為に43人が選ばれた．

　ICTの頑張りと関連部署の協力により，対照の情報が集まった（表16-4）．

Q9　それぞれの要因ごとにオッズ比を計算して下さい．
A9　表16-5参照．
Q10　症例対照研究の結果を解釈して下さい．
A10　人工呼吸器管理と経管栄養がそれぞれ有意にMDRA獲得と関連していま

表16-4 症例対照研究の対照群の情報

リスク因子	症例（n=21）		対照（n=43）	
	有	なし	有	なし
性別　男	13	8	29	14
糖尿病	6	15	6	37
手術	9	12	18	25
輸血（対象はn=42）	9	12	12	30
経管栄養（経鼻胃管）	18	3	15	28
中心静脈ライン	11	10	19	24
尿道バルーンカテーテル	21	0	35	8
人工呼吸器管理	21	0	14	29

表16-5 症例対照研究における各リスク因子のオッズ比と95％信頼区間，p値

リスク因子	オッズ比	95％信頼区間		p値
		下限	上限	
性別　男	0.79	0.26	2.45	0.67
糖尿病	2.43	0.64	9.22	0.19
手術	1.04	0.35	3.04	0.94
輸血	1.86	0.61	5.67	0.28
経管栄養（経鼻胃管）	10.75	2.91	52.25	<0.01
中心静脈ライン	1.38	0.48	4.04	0.55
尿道バルーンカテーテル	―	0.98	―	0.052
（+1の補正）*	4.67	0.68	110.90	0.14
人工呼吸器管理	―	11.18	―	<0.01
（+1の補正）*	41.61	6.73	944.10	<0.01

＊0のセルが生じた場合，全セルに「1」を加えて近似値を出すことがある

した．なお，人工呼吸器関連器材の使用は人工呼吸器の使用と合致していて，これらを別々には評価できませんでした．

解説 ➡️ココで確認！ 「疫学調査に必要な統計学」(☞ p107)

点推定と区間推定(95％信頼区間)，p値の考え方を確認して下さい．

症例と対照の年齢に関する比較は表に示していませんが，t検定やWilcoxonの順位和検定で比較することができます．ここでは症例数が少なく正規分布が仮定しにくいため，年齢は中央値を用い，検定はWilcoxonの順位和検定を用います．正規分布と考えられる場合(サンプル数が多い場合)，平均値を示し，t検定を行います．

■ STEP7　まとめと提言

シナリオ8 ICTは本事例の感染源，感染経路を以下のようにまとめた．

① ICUでは，人工呼吸器管理で使用されたバイトブロックや口腔ケアで用いられていた吸引器がMDRAに汚染されており，その使用により患者の口腔内にMDRAがつき気道に菌が付着した．

② 口腔内に水を入れ吸引する口腔ケアや経鼻胃管の使用は誤嚥を助長し，MDRAを下気道へ付着させた．

③ ICUで広がったMDRAは，その後不十分な手指消毒により一般病棟に持ち込まれ，創処置時の汚染を中心にMDRAが患者に広がった．

この頃，地方衛生研究所からPFGEの結果が出たと報告が入り，今回の菌はすべて同一の遺伝的背景を持つ菌であった．

➡️ココで一言！　PFGEは，細菌の遺伝子を制限酵素でいくつかに切断，電気泳動により分離して，DNA断片を分子量に応じたバンドとして染色する方法です．遺伝的背景が同一ならバンドはほぼ同一になります．

ICTは同じような事例の再発防止のために，調査結果に基づき提言を考え，病院長に提出することにした．

Q11 調査結果からMDRAの院内感染を将来的に予防するための提言をまとめて下さい．

A11 今後に向けて，下記の提言が行われました．

① 人工呼吸器関連のケアの見直し
② 器材の洗浄消毒などの品質管理の徹底
③ 感染管理の人材強化と十分な権限
④ 期間を定めた多剤耐性菌対策の強化サーベイランス

⑤MDRA検出患者のフォローアップ
⑥標準・接触予防策の徹底

解説 ➡ココで確認！ 「アウトブレイク発生時の疫学調査」（☞ p191）

　提言は具体的かつ実施可能で，評価可能なものとすべきです．周囲の関心も高まっている時期に有効な提言をすることが，ICTの存在を周囲に認知させ，今後のICTの活動を円滑とするのに役立ちます．

シナリオ9　院内での事例説明会が再度行われ，前述の提言が紹介された．提言に従い，病院長の号令のもと以下の対策が取られた．

①口腔ケアに用いる器材は患者ごとの使用となり，洗浄・消毒の方法が見直された．消毒に用いる次亜塩素酸ナトリウムの濃度を0.01％から0.1％とした
②バイトブロックと口腔ケア吸引器は1人2個準備され，再利用されるものの個人使用で1日ごとに交換，個々に洗浄消毒され，患者退院後には破棄されることになった
③清掃業者に依頼し，ICU全体を大規模に清掃消毒した
④感染管理室が感染管理部に格上げされた
⑤ICTが以下の活動を開始した
　(a)ICTラウンド時には各病棟の師長・主任と診療担当部長が立ち会うようになった
　(b)薬剤耐性菌サーベイランスを開始し，翌年JANIS検査部門に参加するよう準備を始めた
　(c)培養結果が出る前の抗菌薬治療の指標とするため，半年ごとのアンチバイオグラム（抗菌薬の感受性検査のまとめ）を作り，院内で共有することにした
　(d)抗菌薬（カルバペネム系，第4世代セファロスポリン系，抗MRSA薬）の届出制を導入した
　(e)大谷医師を中心に，診療科の枠にとらわれずに，感染症診療上の相談も行っていくことになった

　MDRA保菌患者は，毎週痰，尿，便などの検査可能な検体で保菌を確認し，3回陰性を確認してから接触予防策を解除した．

　全職員（事務や非常勤スタッフを含む）に対する継続的な院内感染教育が行われるようになった．

その後半年間にわたって，A 病院では新規 MDRA 検出患者は現れなかった．MDRA 保菌者は保菌状態が長く続いたが，約 3 か月後に無事自宅に退院した．A 病院周囲の病院からも MDRA の報告は認められず，事例は終息した．

参考文献

1) Siegel JD, et al：2007 guidelines for isolation precautions；Preventing transmission of infectious agents in health care settings. Am J Infect Control 35(Suppl 2)：S65-S164, 2007
2) 医療機関等における院内感染対策について　別記　医療機関等における院内感染対策に関する留意事項．平成 23 年 6 月 17 日，厚生労働省医政局指導課長通知（医政指発 0617 第 1 号）．

（山岸拓也）

コラム 9　公衆衛生での疫学①

　公衆衛生と疫学とはとても相性がいいと思います．何と言っても公衆衛生は多くの人の健康を考えるわけですから，おのずと疫学的な考えが求められることになります．臨床医療よりも一層 Evidence-Based Public Health は自然な考えと言えるでしょう．

　感染症疫学も公衆衛生の最前線である保健所では日常業務の一環です．高齢者施設や保育園でのノロウイルス感染症，インフルエンザの集団発生はよく遭遇することですし，実地疫学の手法を用いて拡大防止を図ります．また，シーズン前には研修会を行い各施設で対応できるように備えを促すのですが，感染症疫学の考え方を伝えなければ，単にお願いとなり各施設の主体的な活動につながりません．①現状をある指標を用いて捉え，②「原因＝関連する要因」を明確化する，そして③結果の時間的変化，達成度を見て修正するというフィードバックを含めて対策を理解，実行してもらう必要があるわけです．個別の患者対応に加えて，担当フロアや施設全体の対策を実行してもらうには疫学に基づいて対策を考えていただく必要があるのです．

　私自身も感染症疫学を通じて学んだ疫学の考え方が役立っています．①対象をある特徴を持った特定の集団として捉えること，②結果を計る指標を明確にし，関連する要因を探索すること，またその際の論理的な考えの進め方や対策の目標を持ちつつ今取り組めることは何なのかを明確にして，③有用性を評価するという考え方などです．

（☞ p258 に続く）　（中瀬克己）

第 17 章

汚染食品による集団食中毒事例

　このケーススタディは保健所が舞台です．飲食店での集団食中毒事例から疫学調査のステップを確認して下さい．

> **このケーススタディで学ぶこと**
> - 食中毒の事例対応における行政の役割を知る
> - 食中毒調査時の情報収集の方法を学ぶ
> - 食中毒発生時の調査手順を学ぶ
> - 食中毒調査の結果について説明できる
> - 食中毒の再発防止のための提言ができる

■ STEP1　集団発生の確認

シナリオ1　最初の設定を示す．
- あなたは，S県にあるT保健所で働く食品衛生担当者である
- X年6月12日，勤務中の午前11時に住民の鈴木さん（男性）より電話で連絡があった
- 「一昨日の10日夜に飲食店Aにて3人で食事をしたところ，自分は11日18時頃から腹痛，下痢の症状が出た．もう1人も同じ症状がある」
- あなたは，食中毒かもしれないと考え，上司と相談の上，鈴木さん宅を訪問しさらに情報を集めることにした

Q1　この時，鈴木さんにどのようなことを質問しますか．
A1
- **基本情報**：氏名，住所，電話番号，生年月日，年齢，職業，基礎疾患，内服薬など
- **症状に関する情報**：症状の有無，発症日時，具体的な症状など
- **医療機関の受診状況**：受診の有無，初診日，入院日，重症度，治療，検査結

果など
- 発症前の喫食状況：食べた日時，食べた場所，食べたもの，外食・自宅の別，購入先など
- リスクのある食品の喫食歴：肉類(生肉，生レバー，鶏肉料理，焼肉など)，卵類(生卵，オムレツ，自家製マヨネーズなど)，魚介類(カキ，刺身，寿司など)，野菜類(漬物，キムチ，サラダなど)など
- 行動歴：普段の食事の形態(外食・弁当・自宅)，普段利用している食品の購入先，海外渡航歴，井戸水などの利用，動物の飼育や接触，イベントの参加など
- その他：周囲の発症状況など

解説 この時点で食中毒と決めつけず，あらゆる可能性を考えておくことが大切です．一般的に，第1報に対しては「この事例の情報は真実か」という確認の作業(verification)が必須です．患者数，発症日，検査情報などに注意し，誤った情報や不十分な情報を含む可能性を排除します[1]．

食中毒調査の基本としてまず「共通食の有無」を確認し，喫食以外の共通性についても調べます．各自治体では，自治体内共通のマニュアルに沿って対応しており，患者調査では，事前に準備された調査票に基づき詳細な聞き取りを行います．患者の基本情報の収集のほか，喫食調査，行動調査，症状調査，医療機関の受診状況の調査を実施し，患者由来検体の採取を実施します．周りの発生状況も確認しておく必要があります．検査結果が判明していれば原因として有用な情報となります．最終的にこれらの情報を個々の患者ごとに1行に記載しラインリスティング(Line-listing)としてまとめます．

➡ココで一言！ リスク評価としては，国際保健規則(International Health Regulation)に定められた「公衆衛生上の緊急事態(Public Health Emergencies of International Concern)」を目安に，①事例の重症度の高さ(致命率の高さ)，②通常ではない病原体の検出や時期的に特異な発生，③複数の自治体にまたがる発生，④リコール(自主回収)や営業停止など商業上の規制に関する必要性の有無について常に考えておきます．

シナリオ2 鈴木さんからは以下の情報を聞き出すことができた．
- 10日19時から，近所の飲食店Aにて3人で食事をした
- 同席者は自分(鈴木)と妻と友人である
- 症状があるもう1人は妻である

- 自分と妻は12日9時に医療機関を受診し，2人とも感染性胃腸炎と診断された
- 自分と妻は馬刺しを注文し，2人で食べた．もしかするとそれが原因かもしれない
- 動物と接触した記憶はなく，井戸水は利用していない
- この1年，海外へは渡航していない

●飲食店Aでの主なメニュー(鈴木さんの記憶による)
- イカの塩辛，馬刺し，ハム，串焼き，揚げ物，そば，イチゴのデザート

引き続き，鈴木さんの妻と友人に対しても聞き取り調査をした．友人も同様に発症していることが判明した．3人の発症時間と症状は，以下の通りであった．

	喫食時間	発症時間	症状
鈴木さん(通報者)	10日19時	11日18時	腹痛，下痢，発熱，吐き気，悪寒
鈴木さんの妻	10日19時	11日21時	腹痛，下痢，発熱，嘔吐
友人	10日19時	11日17時	腹痛，下痢，発熱，頭痛，悪寒

また，3人は飲食店A以外に，10日の昼食に飲食店Bでも一緒に食事をしていたことが判明した．飲食店Bでは3人ともエビ天ぷら定食を食べていた．

Q2 この時点でどのような対応を考えますか．

A2
- 保健所内での情報共有
- 施設への立ち入り調査
- 他に同様の有症状者がいないかどうかの確認
- 検体の採取〔人，物，環境(施設)〕
- 衛生研究所への連絡(検体受け入れ)
- 本庁(例：都庁・区役所・市役所)の主管部局へ連絡
- 近隣の保健所や自治体との情報共有
- 潜伏期間と症状から病因物質の検討

解説 保健所内での情報共有を行い組織として対応します．施設への立ち入り調査では，原材料の保管場所，環境(施設)の汚染状況，器具容器類の保管状況，HACCP*による衛生管理，調理・製造上の衛生，調理従事者などの健康状態，

検便の時期，体調不良者への対応，生肉・刺身などの提供，野菜類の提供，輸入食品，調理方法，提供方法などを把握します．

同じ原材料を使用している他の系列店舗などについて利用者の症状調査を行い，疑われる原材料があれば，仕入れ確認などのさかのぼり調査を行います．同時に同様の症状の者がいないか症例探索を行います．また，原因特定のために食品など関連検体の採取を進め，微生物検査や化学検査を実施します．関係機関への連絡や情報提供も併せて行います．

食品由来の急性の消化器疾患における鑑別診断として，細菌および細菌の毒素，ウイルス，寄生虫，毒物（重金属など），自然毒（キノコやフグなど），薬品などが挙げられます．病因物質を絞っていく際は，潜伏期間，症状，徴候，重症度のような臨床情報が役立ちます．

 シナリオ3 あなたは，12日午後，最初に飲食店Aへの立入り調査を行った．また，同日夕方には，3人（鈴木さん夫妻と友人）の便検体を回収し，S県立衛生研究所へ搬入した．

飲食店Aへの調査結果

①有症状者の有無

・10日昼の利用客数は60人，夜は80人
・他の利用者から苦情なし
・従事者は10人で体調不良者なし，従事者検便は先月実施し全員異常なし

②施設設備

・施設は適度な大きさ
・手洗い設備は整えられているが消毒液の補充なし
・使用水は井戸水（塩素滅菌器は正常に作動，検査で大腸菌群などは陰性）
・検食なし

③喫食

● 10日夜の3人への提供メニュー
・イカの塩辛，馬刺し，スモークハム，つくねの串焼き，揚げ物，たぬきそば，デザート（イチゴムース）

＊ HACCP（hazard analysis critical control point）：食品の製造・加工段階で発生する恐れのある微生物汚染などの危害をあらかじめ分析（hazard analysis）し，工程のどの段階でどのような対策を講じればより安全な製品を得ることができるかという重要管理点（critical control point）を定め，これを連続的に監視することにより製品の安全確保を図る衛生管理手法のこと．

●馬刺しについて
- 馬刺しはU県から真空パックのものを仕入れた
- 当日は，他に8人に馬刺しを提供したが，苦情なし
- 当該品の残品はなかったが，同じ製造者から仕入れた加工日の異なる未開封品あり

④**検査**
- 拭き取り検体と食品検体をS県立衛生研究所へ提出
- 従業員の便検査をS県立衛生研究所で実施

Q3　あなたはこの事例を集団発生と考えますか．

A3
- 同一の喫食歴がある3人が消化器症状を呈しており，潜伏期間がほぼ同程度であった集団発生と考えます．
- この3人以外で共通食を喫食した者の中から同様の症状を呈する者は確認されておらず，3人がたまたま同時期に別々の曝露を受けた可能性も考えられるためこの時点では集団発生とは言えません．

解説　共通性についての情報を整理し，その時点での評価をしていくことが求められます．この段階では，集団発生の有無についてどちらも考えられます．引き続き，症例探査を行い，関連すると思われる事例が発生した場合には，共通性を探るべく検査や情報収集を慎重に進めていくことが重要です．

シナリオ4　あなたは13日午後に飲食店Bへ立ち入り調査を行った．

飲食店Bへの調査結果

①**有症状者の有無**
- 10日昼の利用客数は10人，夜は仕出し弁当のみ50食を提供
- 11日，12日は休業
- 他の利用者から苦情なし
- 従事者は3人で，体調不良者なしと営業者より報告
- 従事者検便は先月実施し，異常なし

②**施設設備**
- 施設は適度な大きさ
- 調理室内の手洗い設備は壊れており，調理用の流し台（シンク）で手洗い
- 使用水は水道水
- 検食なし

・食材をビニール袋に入れて製氷機にて冷却
③ **喫食**
● 10日昼の3人への提供メニュー
・エビ天ぷら定食…天ぷら（エビ，ナス，カボチャ），天つゆ，ご飯，モヤシあえもの，ワカメあえもの，漬物（大根ぬか漬け，しば漬）
④ **検査**
・拭き取り検体と食品検体をS県立衛生研究所へ提出
・従業員の便検査をS県立衛生研究所で実施

　10日夜の仕出し弁当は，K病院での家族会の懇親会参加者50人に提供されていた．
● 仕出し弁当メニュー
・出し巻き卵，焼き魚，カモ燻製，レンコン挟み揚げ，エビ天ぷら，肉団子旨煮，ホウレンソウお浸し，カニ酢のもの，小芋田楽，ご飯，味噌汁，イチゴ

　14日，家族会に連絡を取ったところ，懇親会は10日18時30分から開催され，翌日の11日以降，約10人が下痢，腹痛，嘔吐などを訴え，すでに医療機関を受診しているとのことであった．このため同日，一部の発症者への聞き取り調査を開始した．
　15日，患者受診先の医療機関から情報提供があり，2人から *Salmonella* Enteritidis が検出されていることが明らかとなった．また，同日，S県立衛生研究所より，飲食店Aの従事者検便，拭き取り検査，食品検査から原因となるものは何も検出されなかったが，鈴木さん夫妻と友人の3人の便から，*S.* Enteritidis が検出されたと報告があった．

Q4　あなたはこの事例を集団発生と考えますか．
A4　10日に飲食店Bの提供食を喫食した者の中で少なくとも10人以上が同じ時期に消化器症状を呈しており，一部に便検査結果の一致もみられているため散発事例の集積は考えにくく，共通曝露による集団食中毒と考えます．

解説　➡ココで確認！　「アウトブレイク発生時の疫学調査」（☞ p191）
　新たな追加情報と便検査結果が，集団発生の推定をより強固なものにしました．1つひとつの調査の積み重ねが重要と言えます．施設において食中毒が発生して届出がなされる場合，飲食店での発生が一番多く，これ以外では，家

表17-1 原因施設別の食中毒発生状況（全国）

2011年		2012年		2013年	
原因施設	発生件数	原因施設	発生件数	原因施設	発生件数
飲食店	640	飲食店	614	飲食店	549
家庭	88	家庭	117	家庭	71
旅館	57	旅館	66	旅館	47
仕出屋	45	事業場	45	事業場	44
事業場	35	仕出屋	45	仕出屋	37
販売店	16	学校	19	販売店	30
学校	15	販売店	16	学校	16
製造所	6	製造所	13	製造所	10
病院	2	病院	3	病院	5
その他	16	その他	21	その他	16
不明	142	不明	141	不明	106
計	1,062	計	1,100	計	931

庭，旅館，事業場（事業所，保育所，老人ホーム，寄宿舎など），仕出し屋，販売店，学校（幼稚園，小学校，中学校など），製造所，病院などで発生がみられます（表17-1）．S. Enteritidis はサルモネラの血清型の1つであり，食中毒の起因菌として知られています（資料）．集団発生の確認ができたら，症例定義を作成し，積極的症例探査を実施します．

→ココで一言！ 近年，広域に流通する原材料や加工製品の汚染により，複数の自治体にまたがり，患者が散発的に発生する食中毒事例が報告されています．本来は，集団発生であるにもかかわらず，集積は見られず広域にわたって単発事例が発生するというのが特徴で，これを広域散発集団事例（diffuse outbreak）と言います．単発事例で集団発生と関係がないように見えても実は，集団発生の一端であるということもあるのです．

■ STEP2 症例定義の作成，積極的症例探査

シナリオ5 あなたは，集団食中毒事例が発生したと考え，15日の夕方から仕出し先での聞き取り調査を開始した．

Q5	どのような「症例定義」を作成して症例を探し出しますか．
A5	以下の症例定義を用い，症例の探査を行います．

X年6月10日18時30分に開催されたK病院での家族会の懇親会で仕出し弁当を喫食後，下痢，嘔吐，血便，腹痛，発熱，頭痛のいずれかの症状を呈した者で，

- 確定例：便検査で S. Enteritidis が検出された者
- 疑い例：S. Enteritidis 感染が確認されていない者（便検査で陰性もしくは便検査未実施）

解説 症例を収集するための基準を作ります．進行中の事例においては，その事例において典型的な症状，経過をたどっていると考えられる初期の患者情報より定義を作成します[1]（☞ p10, 195）．患者の特徴を捉えるためには，症状を発症した時間，場所，人の特徴（症状の種類など）の3要素を含めて定義を作ります．疑い例，可能性例，確定例という具合に疑われる事例から確実な事例までを区分して定義することもできます．サルモネラ感染症では髄膜炎を発症することもあるため頭痛を症例定義に含めています．

➡ココで一言！ 症状の情報を得るときに注意すべき点があります．例えば，「下痢」という情報を得ようとする場合に，聞き取りの項目として「下痢便」という抽象的な表現のみでは，調査者あるいは回答者の感性に応じたバラバラな情報収集となることが多くなります．「1日に2回以上の泥状便または水様便」などの具体的な内容を設定すると正確な情報を得られやすくなります．

■ STEP3 記述疫学

シナリオ6 あなたは，症例情報からラインリスティング（表17-2）を作成した．

Q6	

(1) 症例の基本情報について，人数と割合をまとめて下さい（年齢階級，性別，症状は確定例と疑い例の合計数として下さい）
(2) 流行曲線（エピカーブ）を描いて下さい．横軸が時間軸（発症日時），縦軸が症例数となります．時間の幅は各自で考えて下さい
(3) 「症例の基本情報」「流行曲線」の所見を挙げて下さい

A6 (1)症例の基本情報は**表17-3**

(2)流行曲線(エピカーブ)は**図17-1**を参照

(3)所見

- 基本情報…発症者の総数は27人で，確定例は全体の約1/4を占めています．年齢階級別では30代が最も多く，男女差は見られません．全員が腹痛を呈し，ほとんどすべてで下痢を認めています．また，全体の2/3に発熱，約1/4に嘔吐が見られます
- 流行曲線…発症者はX年6月11日から12日にかけて見られます．発症のピークは12日の0時から8時の間で，曲線は1峰性の形状を示しています

解説 ここでは症例情報の「人」と「時」について記述しています．「人」の記述は，年齢，性別，症状の他，職業，予防接種歴，所属グループ，個々の症例の疫学的リンクなどについて実施します．流行曲線の時間幅は，通常，推定される潜伏期間の1/4から1/3の間に設定します[2]．この事例では，潜伏期間の中央値が29時間であり，その1/4から1/3の8時間で設定しています．流行曲線の形状からは，単一曝露が考えられます．13日以降は発症がなく，最大潜伏期間(48時間)の2倍をみて発生がなければ，終息と判断されます．また，初発例から最大潜伏期間の2倍の日時をさかのぼり，喫食前に発症者が存在していないことを明示します．

記述疫学では，「時間」「人」「場所」の3つの観点から症例の特徴をまとめていきます．得られた情報はグラフや表，図などでわかりやすく示します．特徴を得るために患者，家族，関係者に対する聞き取り調査，患者居住地域の地図や見取り図などを利用した位置関係の把握，建物内の人の移動や職員の勤務状況などの把握が行われます．

人や物の検査結果，環境調査などのまとめや食中毒が疑われる際の喫食状況，食品のさかのぼり情報のまとめも記述疫学に含まれます．

■ STEP4　仮説の設定

シナリオ7 あなたは，今回の集団発生は6月10日に飲食店Bで調理されたエビ天ぷら定食および仕出し弁当によるものと考えた．さらに具体的な原因食を特定するため，K病院での家族会の懇親会参加者に対して喫食調査が行われた．発症者と非発症者に対して喫食調査を実施したところ，それぞれ**表17-4**

表17-2 ラインリスティング

No.	年齢(歳)	性別	食事時刻	発症時刻	潜伏期間	下痢	嘔吐	血便	腹痛	発熱	頭痛	S. Enteritidis 検出
1	8	女	6/10 19時	6/11 1時	6時間	○	○	○	○	○	○	○
2	32	女	6/10 19時	6/12 2時	31時間	○	×	×	○	○	×	未検査
3	44	男	6/10 19時	6/12 11時	40時間	○	○	×	○	×	×	未検査
4	77	男	6/10 19時	6/12 0時	29時間	○	×	×	○	○	×	未検査
5	53	男	6/10 19時	6/11 18時	23時間	○	×	×	○	○	○	未検査
6	10	男	6/10 19時	6/12 18時	47時間	○	○	×	○	○	○	未検査
7	40	女	6/10 19時	6/11 23時	28時間	○	○	×	○	×	×	未検査
8	28	女	6/10 19時	6/12 6時	35時間	○	×	×	○	○	○	×
9	56	男	6/10 19時	6/12 7時	36時間	○	×	×	○	×	○	未検査
10	61	女	6/10 19時	6/12 12時	41時間	○	○	×	○	○	○	未検査
11	63	男	6/10 19時	6/11 6時	11時間	○	×	×	○	○	○	未検査
12	43	男	6/10 19時	6/11 3時	8時間	○	○	×	○	○	×	○
13	38	女	6/10 19時	6/12 8時	37時間	×	○	×	○	○	×	未検査
14	28	女	6/10 19時	6/12 10時	39時間	○	○	×	○	○	○	未検査
15	32	女	6/10 19時	6/12 0時	29時間	○	○	×	○	○	○	未検査
16	19	男	6/10 19時	6/11 8時	13時間	○	○	×	○	○	×	○
17	25	男	6/10 19時	6/12 10時	39時間	○	○	×	○	○	○	未検査
18	26	女	6/10 19時	6/12 3時	32時間	○	×	×	○	×	○	○
19	34	男	6/10 19時	6/11 22時	27時間	○	×	×	○	×	○	×
20	35	女	6/10 19時	6/12 12時	41時間	○	×	○	○	○	○	未検査
21	45	男	6/10 19時	6/11 12時	17時間	○	×	×	○	○	○	未検査
22	47	女	6/10 19時	6/12 0時	29時間	○	○	×	○	×	○	未検査
23	12	女	6/10 19時	6/12 5時	34時間	○	×	○	○	○	○	○
24	54	女	6/10 19時	6/11 18時	23時間	○	○	×	○	×	○	未検査
25	33	女	6/10 19時	6/11 23時	28時間	○	○	×	○	○	○	未検査
26	29	女	6/10 19時	6/11 13時	18時間	○	○	×	○	×	×	○
27	56	男	6/10 19時	6/12 6時	35時間	○	×	○	○	○	×	○

表 17-3 症例の基本情報

	人数	割合（%）
確定例	7	25.9
疑い例	20	74.1
合計	27	100

性別	人数	割合（%）
男性	12	44.4
女性	15	55.6
合計	27	100

年齢階級（歳）	人数	割合（%）
0〜9	1	3.7
10〜19	3	11.1
20〜29	5	18.5
30〜39	6	22.2
40〜49	5	18.5
50〜59	4	14.8
60〜69	2	7.4
70〜	1	3.7
合計	27	100

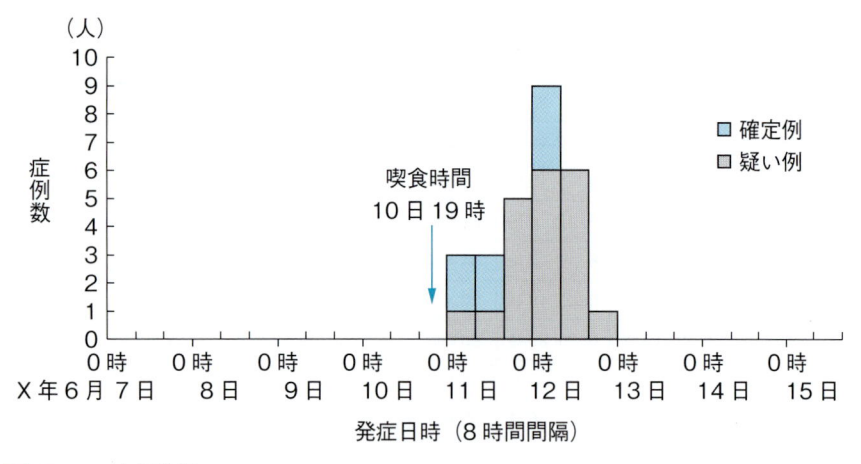

症状	人数	割合（%）
下痢	26	96.3
嘔吐	7	25.9
血便	5	18.5
腹痛	27	100
発熱	18	66.7
頭痛	5	18.5

図 17-1 流行曲線

X 年 6 月 10 日 18 時 30 分に開催された K 病院での家族会の懇親会で仕出し弁当を喫食後，下痢，嘔吐，血便，腹痛，発熱，頭痛のいずれかの症状を呈した者（確定例は症状があり，便検査で *Salmonella* Enteritidis が検出された者，疑い例は症状のみの者）．n＝27

と表17-5が得られた.

Q7 原因食として，どのような仮説が設定されますか．発症者と非発症者の喫食状況を表にまとめて考えて下さい．

A7 発症者と非発症者の喫食状況(表17-6)で，発症者において喫食率が高率かつ非発症者において喫食率が低率な食品には，カニ酢のものが該当することから以下を仮説とします．

- 仮説…X年6月10日に飲食店Bで製造された仕出し弁当の中で，カニ酢のものがK病院での家族会の懇親会における集団食中毒の原因である

解説 得られた喫食の情報から，共通性の検討を行います．データの欠損値は除外して集計します．発症者の喫食状況だけでは原因食に関する仮説を設定するのは困難であり，非発症者の情報も収集することが大事です．

記述疫学やその他の情報より，疑わしい原因や感染経路についての仮説を作成しますが，仮説は複数の候補を考える場合があり，病因物質の特徴，伝播経路，施設の特徴，患者の背景なども参考にして検討していきます[1]．こうして得られた仮説は症例対照研究や後ろ向きコホート研究のような手法を用いて検証します．この際，最も重要なのは計算の速やかな実施ではなく，使用される情報の適正さです．結果はその解析デザインに応じて相対リスクおよびオッズ比として表し，関連の強さや感染リスクを定量化して示します．

➡ココで一言！ 仮説が適切でなかった場合，解析結果が誤った結論に結びつく危険性を常に念頭に置く必要があります．仮説は調査結果や新たな症例など，得られた情報をもとに修正され，更新されるものです．そのため，一度得られた仮説に固執してはいけません．海外の事例においては，一度分析疫学(症例対照研究など)によって導き出された結果が，その後の再度の後ろ向きコホート研究の結果によって覆ったこともあります．

■ STEP5 分析疫学の実施

シナリオ8 さらにあなたは設定した仮説を統計学的に検証するために，分析疫学を実施することにした．

Q8 仮説を検証するためにより適しているのは，後ろ向きコホート研究と症例対照研究のどちらか．

A8 K病院での家族会の懇親会で食事をしたすべての人たち(集団)の情報が得られ，集団を対象にした検討が可能であるため，症例対照研究よりも後ろ向き

表17-4 発症者の喫食一覧

No.	年齢(歳)	性別	食事時刻	症状	発症日時	出し巻き卵	焼き魚	カモ燻製	レンコン挟み揚げ	エビ天ぷら	肉団子旨煮	ホウレンソウお浸し	カニ酢のもの	小芋田楽	ご飯	味噌汁	イチゴ
1	8	女	6/10 19時	あり	6/11 1時	○	×	○	○	○	○	○	○	○	○	○	○
2	32	女	6/10 19時	あり	6/12 2時	○	○	○	×	○	○	○	○	○	○	○	○
3	44	男	6/10 19時	あり	6/12 11時	○	○	○	○	×	○	○	○	○	○	○	○
4	77	男	6/10 19時	あり	6/12 0時	○	○	○	○	○	○	○	○	×	○	○	×
5	53	男	6/10 19時	あり	6/11 18時	○	○	○	×	○	×	○	○	○	○	○	○
6	10	男	6/10 19時	あり	6/12 18時	×	○	○	○	○	○	○	○	○	○	○	○
7	40	女	6/10 19時	あり	6/11 23時	○	○	○	○	○	×	○	○	×	○	○	○
8	28	女	6/10 19時	あり	6/12 6時	○	○	×	○	○	×	○	○	○	○	○	○
9	56	男	6/10 19時	あり	6/12 7時	○	○	○	○	○	○	○	○	○	○	×	○
10	62	女	6/10 19時	あり	6/12 12時	○	×	○	○	○	○	○	×	○	○	○	×
11	63	男	6/10 19時	あり	6/11 6時	○	○	○	○	○	○	×	○	○	○	○	○
12	43	女	6/10 19時	あり	6/11 3時	○	○	×	○	○	○	○	○	○	○	○	○
13	38	女	6/10 19時	あり	6/12 8時	○	○	○	×	×	○	○	○	○	○	○	○
14	28	女	6/10 19時	あり	6/12 10時	○	×	○	○	○	○	○	○	○	○	○	○
15	32	女	6/10 19時	あり	6/12 0時	○	○	○	○	○	×		○	○	○	○	○
16	19	男	6/10 19時	あり	6/11 8時	○	○	○	○	○	○	○	○	○	○	○	○
17	25	男	6/10 19時	あり	6/12 10時	○	○	○	○	○	×	○	○	○	○	○	○
18	26	女	6/10 19時	あり	6/12 3時	○	○	○	○	○	○	○	○	○	○	○	○
19	34	男	6/10 19時	あり	6/11 22時	×	×	○	○	○	○	○	×	○	○	○	○
20	35	女	6/10 19時	あり	6/12 12時	○	○	○	○	○	×	○	○	○	○	○	○
21	45	男	6/10 19時	あり	6/11 12時	○	○	○	○	○	○	○	○	○	○	○	○
22	47	女	6/10 19時	あり	6/12 0時	×	○	○	○	○	○	○	○	○	○	○	○
23	52	女	6/10 19時	あり	6/12 5時	○	○	○	○	○	○	○	○	○	○	○	○
24	54	男	6/10 19時	あり	6/11 18時	○	○	○	○	○	○	○	○	○	○	○	○
25	33	女	6/10 19時	あり	6/11 23時	○	○	×	○	○	○	○	○	○	○	○	○
26	29	女	6/10 19時	あり	6/11 13時	×	○	○	○	○	○	○	○	○	○	○	○
27	56	男	6/10 19時	あり	6/12 6時	×	○	○	○	○	○	○	○	○	○	○	×

○…喫食あり,×…喫食なし,空欄…不明

第17章 汚染食品による集団食中毒事例

表17-5 非発症者の喫食一覧

No.	年齢(歳)	性別	食事時刻	症状	出し巻き卵	焼き魚	カモ燻製	レンコン挟み揚げ	エビ天ぷら	肉団子旨煮	ホウレンソウお浸し	カニ酢のもの	小芋田楽	ご飯	味噌汁	イチゴ
28	62	男	6/10 19時	なし	○	○	○	○	○	○	○	○	○	○	○	○
29	63	男	6/10 19時	なし	○	○	○	○	○	○	○	×	○	○	○	×
30	43	男	6/10 19時	なし	×	○	○	○	○	○	○	○	○	○	○	○
31	38	男	6/10 19時	なし	○	○	○	×	○	○	○	○	○	○	○	○
32	28	男	6/10 19時	なし	○	○	○	×	○	○	×	○	×	○	○	○
33	32	女	6/10 19時	なし	○	○	○	○	○	○	○	○	○	○	○	○
34	19	女	6/10 19時	なし	○	×	○	○	○	○	○	○	○	○	○	○
35	25	男	6/10 19時	なし	○	○	○	○	○	○	○	○	×	○	○	○
36	26	男	6/10 19時	なし	○	○	○	○	○	○	○	○	○	○	○	○
37	34	女	6/10 19時	なし	○	○	○	○	○	×	○	○	○	○	○	○
38	44	男	6/10 19時	なし	○	○	○	×	○	○	○	×	○	○	○	○
39	77	男	6/10 19時	なし	○	○	○	○	○	×	○	○	○	○	○	○
40	53	女	6/10 19時	なし	○	○	○	○	○	○	○	○	○	○	○	○
41	10	女	6/10 19時	なし	○	○	○	○	○	×	○	○	○	○	○	○
42	40	女	6/10 19時	なし	○	○	○	○	○	○	○	○	○	○	○	○
43	28	男	6/10 19時	なし	○	○	○	×	○	○	○	○	○	○	○	○
44	17	女	6/10 19時	なし	○	○	○	○	○	○	○	○	○	○	○	○
45	45	女	6/10 19時	なし	○	○	○	○	○	○	○	○	○	○	○	○
46	53	男	6/10 19時	なし	○	○	○	○	○	○	○	○	○	○	○	×
47	8	女	6/10 19時	なし	○	○	○	○	○	×	×	○	○	○	○	○
48	12	女	6/10 19時	なし	○	○	○	○	○	○	○	○	○	○	○	○
49	63	女	6/10 19時	なし	○	○	○	○	○	○	×	○	○	○	○	○
50	68	男	6/10 19時	なし	○	○	○	○	○	○	○	○	○	○	○	○

○…喫食あり,×…喫食なし,空欄…不明

コホート研究が適しています.

解説 →ココで確認! 「コホート研究」(☞ p31),「症例対照研究」(☞ p39)

　後ろ向きコホート研究は,曝露された人とされなかった人で分け,結果(疾患)を調査します.症例対照研究は,結果(疾患)のあるなしで分け,それぞれの曝露を調査します.

　後ろ向きコホート研究では,危険にさらされている集団(At-risk population)

表17-6 発症者と非発症者の喫食状況

	発症者				非発症者		
品名	喫食あり(人)	喫食なし(人)	発症者における喫食率	品名	喫食あり(人)	喫食なし(人)	非発症者における喫食率
出し巻き卵	22	5	81.5	出し巻き卵	22	1	95.7
焼き魚	23	4	85.2	焼き魚	22	1	95.7
カモ燻製	23	4	85.2	カモ燻製	19	4	82.6
レンコン挟み揚げ	24	3	88.9	レンコン挟み揚げ	22	1	95.7
エビ天ぷら	23	4	85.2	エビ天ぷら	22	1	95.7
肉団子旨煮	22	5	81.5	肉団子旨煮	17	6	73.9
ホウレンソウお浸し	23	2	92.0	ホウレンソウお浸し	15	6	71.4
カニ酢のもの	25	2	92.6	カニ酢のもの	13	10	56.5
小芋田楽	23	4	85.2	小芋田楽	19	4	82.6
ご飯	27	0	100.0	ご飯	23	0	100.0
味噌汁	26	1	96.3	味噌汁	23	0	100.0
イチゴ	24	3	88.9	イチゴ	21	2	91.3

をすべてカバーすることが前提となります．今回の事例では，仕出し先が1か所に限定されており，曝露群・非曝露群(本件については，ある食品を食べた・食べない)の明確なグループ分けができていることから，後ろ向きコホート研究が選択可能となります．集団を定義できない場合は症例対照研究を選択します．

Q9

(1) 参加者の喫食調査結果(表17-4，表17-5)から，食品別に発症率(Attack Rate)を求めて下さい
(2) 食品別に相対リスク(relative risk)と95%信頼区間を計算して下さい
(3) 得られた相対リスクと95%信頼区間の結果の解釈をして下さい

A9
(1) 喫食の有無による発症率は**表17-7**を参照
(2) 食品別の相対リスクと95%信頼区間は**表17-8**を参照
(3) 関連性が示唆される品目は相対リスクが1を超えている，カモ燻製，肉団子旨煮，ホウレンソウお浸し，カニ酢のもの，小芋田楽です．このうち，「カニ酢のもの」の相対リスクが一番く，95%信頼区間で唯一1をまたいでいない（つまり有意である）ことから，リスクの推定では原因品目はカニ酢のものであると考えられます．

解説　➡ココで確認！　「相対リスク」（☞ p34），「95%信頼区間」（☞ p115）

以上より仮説は検証されました．計算結果から原因と発症の関連の強さを推定することが可能となります．分析疫学で得られた相対リスクやオッズ比などの定量化された疫学的証拠は関連性を示しますが，決して因果関係を証明するものではありません．また，解析結果についてはあくまで1つの所見です．事例の規模などから，複数の症例対照研究や後ろ向きコホート研究が行われる場合があり，それらの結果を組み合わせて，最終的な結論に導きます[1]．

シナリオ9 その後，S県立衛生研究所より飲食店Bでの検査結果の報告があった．

- 従事者検便…3人中，S. Enteritidis が1人から検出
- 拭きとり検査…調理用シンクと冷蔵庫内より S. Enteritidis 検出
- 食品検査…カニ酢のものに使ったもどしワカメ（参考品）より S. Enteritidis 検出

エビ天ぷら定食および仕出し弁当を食べた者，従業員，調理用シンクと冷蔵庫およびもどしワカメから検出された S. Enteritidis に対し PFGE* を実施したところ，遺伝子型がすべて一致した．

また，仕出し先のK病院のグループにおいて，13日以降に新たな体調不良者の発生はなく，発症者からの2次感染事例もなかった．飲食店Bでの，調理工程は**表17-9**の通りであった．

---

* PFGE (pulsed-field gel electrophoresis)：日本語名は，パルスフィールドゲル電気泳動法．細菌の染色体およびプラスミド（ゲノム）DNAを制限酵素（特定の塩基配列部位を切断する酵素）処理により10〜30のDNA断片に切断後，これを専用の泳動装置で泳動することで，10〜800 kb程度に切断されたDNAのバンドパターンが得られる．このバンドパターンの比較によって，遺伝子レベルでの相同性について解析する．

表17-7 喫食の有無による発症率

品名	喫食あり			喫食なし		
	発症者	非発症者	発症率	発症者	非発症者	発症率
出し巻き卵	22	22	50	5	1	83.3
焼き魚	23	22	51.1	4	1	80
カモ燻製	23	19	54.8	4	4	50
レンコン挟み揚げ	24	22	52.2	3	1	75
エビ天ぷら	23	22	51.1	4	1	80
肉団子旨煮	22	17	56.4	5	6	45.5
ホウレンソウお浸し	23	15	60.5	2	6	25
カニ酢のもの	25	13	65.8	2	10	16.7
小芋田楽	23	19	54.8	4	4	50
ご飯	27	23	54	0	0	―
味噌汁	26	23	53.1	1	0	100
イチゴ	24	21	53.3	3	2	60

表17-8 食品別の相対リスクと95%信頼区間

品名	相対リスク	95%信頼区間
出し巻き卵	0.60	0.38-0.95
焼き魚	0.64	0.38-1.08
カモ燻製	1.10	0.52-2.31
レンコン挟み揚げ	0.70	0.37-1.31
エビ天ぷら	0.64	0.38-1.08
肉団子旨煮	1.24	0.61-2.51
ホウレンソウお浸し	2.42	0.71-8.26
カニ酢のもの	3.95	1.09-14.28
小芋田楽	1.10	0.52-2.31
ご飯	―	―
味噌汁	0.53	0.41-0.69
イチゴ	0.89	0.41-1.91

- 飲食店 B の観察調査…手洗い設備は使用できる状況ではなく消毒装置も破損していたため，従業員は調理用シンクで，食器用洗剤を使用して手を洗い，前掛けで手を拭いていた．このシンクでは，グラス等の洗浄をしていた．まな板は食材ごとに使い分けをしておらず，ビニール袋に入れた食品を製氷機内に保管するなど，不衛生な取り扱いを確認した．
- 追加情報…従業員は 6 月 10 日のランチタイム終了後に賄い食としてランチタイムに客に提供するものと同じ「おかず」「小鉢料理」などを喫食していた．当初，従業員の中で体調不良の者はいないと報告されていたが，S. Enteritidis が検出された従業員が 6 月 11 日から体調不良となっていたことが 6 月 18 日に判明した．

もどしワカメのさかのぼり調査では，汚染は確認されず，この事例以外の患者情報も得られなかった．
6 月 10 日に利用した他の客からの有症苦情はその後なかった．

■ STEP6　実地疫学調査のまとめ・提言

Q10　調査結果から病因物質・感染源・感染経路・リスク因子として何が考えられますか．

A10　調査結果から以下の点が考察されます．
- エビ天ぷら定食および仕出し弁当を食べた客 10 人から S. Enteritidis が検出され，発症者の症状，潜伏期間は，S. Enteritidis によるもので説明が可能であり，原因物質は S. Enteritidis であると考えられる
- 分析疫学の結果とカニ酢のものに使われたもどしワカメから S. Enteritidis が検出されたことから，仕出し弁当の中で感染源となった食品はカニ酢のものと考えられる
- もどしワカメのさかのぼり調査からは問題点は発見されず，調理前の食材由来は否定的である
- 従業員の糞便から S. Enteritidis が検出され，従業員，客，調理用シンク，冷蔵庫，もどしワカメから検出された S. Enteritidis の PFGE が一致したため，感染源の 1 つとして従業員由来の 2 次汚染の可能性が考えられる
- 手洗い，消毒機器などが破損により使用不可能であり，調理用シンクを手洗いに使用したり，手洗い後に手をエプロンで拭いたりと不衛生な行動をとっ

表17-9 調理工程表

		9日(木)	
		9:00　　　　12:00　　　　23:00	
エビ天ぷら定食	天ぷら	大根，生姜は毎日すりおろし冷蔵保管	
	ご飯		
	モヤシあえもの	9日購入	
	ワカメあえもの	塩蔵ワカメ常温保管　　　　　　　　ワカメを水洗い，塩抜き湯通し後，水洗いし冷蔵保管 →	
	漬物(大根糠漬け)	大根を切りぬか床につける	
	漬物(しば漬)	冷蔵保管	
仕出し弁当	出し巻き卵	卵を消毒し冷蔵保管	
	焼き魚	9日購入　切断，味付けし，冷凍　　冷蔵庫で解凍 ———	
	カモ燻製	冷凍保管品　　　　　　　　　　冷蔵庫で解凍 ———	
	レンコン挟み揚げ	冷凍保管品　　　　　　　　　　冷蔵庫で解凍 ———	
	エビ天ぷら		
	肉団子旨煮	解凍，加熱，放冷 ———	
	ホウレンソウお浸し		
	カニ酢のもの	カニ冷凍保管　　　　　　　冷蔵庫で解凍 ———	
	小芋田楽	冷凍保管　　　　　解凍，加熱，冷まして冷蔵保管 ———	
	ご飯		
	味噌汁	味噌冷蔵保存	
	イチゴ		

	10日（金）			
	9：00	12：00	15：00	18：00
	天つゆを調製し，ポットに入れておく エビ（1 kg 単位仕入）は，まとめて殻を剝き，1 人前ずつラップに包み冷蔵保管野菜を切る→冷蔵保管	注文に応じて衣につけて揚げる		
	洗米，炊飯，保温			
	モヤシを茹で，水切りし，室温で冷ます →調味料で和え，器に盛り，常温保管			
	器に盛り　　──→　ゴマだれをかける 常温保管			
	取り出し，水洗いし切る→盛り付けし，常温保存			
	既製品を 1 kg 仕入れ水にさらし，水気を切って冷蔵保管する			
	割卵後すぐに加熱調理し，放冷・切断 ──────────→ 盛り付け			
	────────────────→ オーブンで加熱 ─────→ 盛り付け			
	──────────→ 蒸し器で加熱・切断・盛り付け			
	──────────→ 油で加熱 ─────→ 盛り付け			
	──────────→ 油で加熱 ─────→ 盛り付け			
	──────────→ 再加熱 ─────→ 盛り付け			
	入荷 ──→ 茹でる・放冷 ─────→ 盛り付け			
	酢に ──→ ワカメ，キュウ ─────→ 盛り付け つける　　リを合わせ			
	──────────→ 下味をつけて加熱 ──→ 盛り付け			
	洗米，炊飯，保温 ───────────→ 椀に盛る			
	具材と水を加熱調理 ──→ 椀に盛る →味噌を入れ保温			
	入荷 ──→ 水洗い ─────→ 盛り付け			

配達

ていたため，手に付着したサルモネラ菌が食品や施設内に広まった可能性が推測される
- 従業員は発症者と同じ料理を喫食していたため，従業員も同じ料理で感染した可能性も考えられる
- 卵料理は卵を割った後，すぐに加熱調理しており，卵からの汚染の可能性は低いと考えられる
- 冷蔵保存をする際に製氷機の中での保管や，食材ごとに使い分けされないまな板の利用があり，これらが何らかの汚染の場になった可能性が考えられる

解説　結果から得られたことをまとめ，考察と評価を実施します．検体検査結果，PFGEなどの分子疫学検査結果は疫学情報による解析結果を裏づける重要なものとなります．そして，全体を通して総合的な解釈を実施し，提言につなげます．

集団発生事例対応の初期の目的は，感染源や感染経路，感染の危険因子の情報を得て，これを遮断する，あるいは封じ込めるなどの対応を「迅速に」行うことです．食中毒の可能性が疑われた事例において，営業または業務の自粛を要請し，感染源として可能性の高い食品の排除を行うことで，さらなる患者発生を抑えます．

Q11　今回の調査のまとめとして，再発防止・感染拡大防止のため，どのような提言を行いますか．

A11　以下を提言します．
- 従業員の健康管理の徹底および従業員の健康状態の把握などを行い，従業員由来の汚染や感染などが起こらない体制を作ること
- 手洗い設備の不具合により手洗いや手指消毒が十分に行えなかったため，手洗いなどの設備が破損したらすぐに修理するとともに，破損した場合に他の手段で手指衛生を保つことができるようにすること
- 冷蔵の食材の保管は冷蔵庫を使い，製氷機などに入れて保管をすることは避けること
- 手洗い後はペーパータオルなどで手が拭けるような体制を整えること

解説　保健所長が食中毒と断定した場合，食品衛生法に基づき，都道府県知事等は当該施設を営業禁止または営業停止にすることができます．営業の禁停止は，発生原因の究明，原因の除去による被害の拡大防止，施設の改善，従業員教育など，再発防止対策を講じるために必要とする期間であり，この間にその対策が履行されていることも確認します．

事例により得られた原因，結果，対処方法は再発防止に役立つ貴重な情報であり，問題点をまとめて評価を実施しておくことが今後の教訓につながります．再発防止策の提言に沿った取り組みがなされているか継続的に確認することも大切です．

■ おわりに

このケーススタディは，平成24年2月15日に富山県の研修会で使われた資料をもとに執筆したものです．ご協力いただいた富山県厚生部生活衛生課の出村尚子氏，ご指導いただいた国立感染症研究所感染症疫学センターの八幡裕一郎主任研究官，国立感染症研究所実地疫学専門家養成コースの田渕文子氏に深く感謝いたします．

資料　サルモネラ感染症[3~5]

- サルモネラは自然界のあらゆる場所に生息し，鳥類，爬虫類，両生類が保菌している．特に家畜（豚，鶏，牛）の腸管内では常在菌として存在している．人間に病原性を示すのは S. enterica subsp. enterica である．患者から分離される菌は，S. enterica serovar Typhimurium, S. Enteritidis, S. Infantis など特定の血清型の頻度が高い
- 汚染された食肉や鶏卵が主な感染源であり，調理器具などを介した他の食品の2次汚染も重要である．1980年後半から鶏卵関連食品を原因として S. Enteritidis が急増した．これは，鶏卵の内部がすでにサルモネラに汚染された卵（in egg）が広く流通したためである
- 通常6~48時間（多くは約12時間）の潜伏期を経て発症する．悪心および嘔吐で始まり，数時間後に腹痛および下痢を起こす．高熱を伴う頻度が高い．さらに髄膜炎，骨髄炎などの腸管外感染症を起こすこともある．確定診断は糞便，血液などより菌の検出を行う
- 発熱と下痢による脱水の補正と腹痛など胃腸炎症状の緩和を中心に，対症療法を行うのが原則である．予防は原因食品，特に食肉および鶏卵の低温保存管理や十分な加熱調理，またそれらの調理時および調理後の汚染防止，調理器具の洗浄などが基本である．手洗いの遂行が最も重要であり，食品関連に従事する者は手洗いの遂行に加え，有症状期には就業を控えることが望ましい

感染症法（感染症法第12条）における取り扱い　感染性胃腸炎は五類感染症定点把握疾患に定められており，全国約3,000か所の小児科定点より毎週報告がなされている．報告のための基準は以下の通りとなっている．
○診断した医師の判断により，症状や所見から当該疾患が疑われ，かつ以下の2つの基準を満たすもの
　①急に発症する腹痛（新生児や乳児では不明），嘔吐，下痢
　②他の原因によるものの除外

資料 （つづき）

○上記の基準は必ずしも満たさないが，診断した医師の判断により，症状や所見から当該疾患が疑われ，かつ病原体診断や血清学的診断によって当該疾患と診断されたもの

食品衛生法（第58条）における取り扱い　食中毒が疑われるときには，24時間以内に最寄りの保健所に届け出る．

参考文献

1) 広域食中毒調査ガイドライン　厚生労働科学研究費補助金（食品の安全確保推進研究事業）「食中毒調査の精度向上のための手法等に関する調査研究班」．2014
2) Gregg MB：Field Epidemiology. 3rd ed, Oxford University Press, 2008
3) 国立感染症研究所感染症情報センター，IDWR（感染症発生動向調査週報）2004年第5週号
4) 国立感染症研究所感染症情報センター，IASR（病原微生物検出情報）Vol.30, No.8, 2009
5) 東京都新たな感染症対策委員会監修：東京都感染症マニュアル2009．pp198-199, 2009

（杉下由行）

コラム10　公衆衛生での疫学②　　　（☞ p235から続く）

　国民健康保険の医療費分析と施策化を例にご紹介したいと思います．市は国保を運営し赤字が拡大していたので大学の協力を得て，①医療費の分析を行い，まずCKD（慢性腎疾患）に取り組みました．CKDの医療費への寄与は大きくないものの，1人当たりの医療費は高いと思われたので，②血液透析導入延長による予防効果を年代ごとに分析推定しました．外来，入院別の分析をし，男性では女性より受診が遅れ，入院医療費の将来増加が推定されました．しかし，国保加入者の壮年期は自営が多く検診結果の説明や受診勧奨が十分行われていなかったので，個別受診勧奨を強化しました．国保のスタッフ数が限られ多数への介入は難しく，地元にCKDを進める医療機関のネットワークがあることから，介入可能性と成果のわかりやすさからCKDを取り上げることとし，クレアチニン検査を追加しました．また，③成果のモニタリングも行うことになりました．

　これらの公衆衛生対策では図を1つ作るときにも，目的を明確にして指標やグラフの種類，期間，目盛りを選ぶという具体的なところから検討の全体的な進め方まで，随所に感染症疫学，アウトブレイク対応やサーベイランスでの技術や経験が生きていると感じています．

　Evidence-Based Public Healthは，自治体による施策選択が増す流れにあって，市民への説明責任を果たすためにも必須となりますが，その際，疫学は基盤と考えています．

（中瀬克己）

第 18 章

高校での麻疹アウトブレイク

　高校での麻疹アウトブレイク事例を題材にしたケーススタディを用いて，第2章「記述疫学」，第3章「分析疫学」で学んだ知識を復習し，感染症集団発生事例の基本的対応や予防接種対象疾患に対する迅速かつ現実的な対応を学びましょう．さらに，ワクチン効果の計算や職業感染としてのVPD（ワクチン接種で防げる病気）について，説明できるようになりましょう．

　2008年以降，国の麻疹対策として全数報告疾患への変更や麻疹ワクチンの臨時接種措置（中学1年および高校3年相当が対象．2013年3月終了）などの対策が導入されました．本事例は，その強化策が実施される直前のものとして作成したシナリオであり，緊急対応の重要性や国が導入した麻疹対策の意義などを考えながら読み進めてみてください．

このケーススタディで学ぶこと

- 麻疹患者発生時の緊急対応について理解を深める
- 学校と連携する際の課題や工夫を考える
- 「時」「場所」「人」に沿った疫学情報のまとめ方を理解する
- 疾患の特徴もふまえて仮説を設定する
- ワクチン効果を算出する
- 再発防止策に向けた提言を行う
- 職業感染としての麻疹対策の重要性について理解する

■ アウトブレイク疫学調査

シナリオ1 最初の設定を示す．

- あなたはA市にあるB保健所の感染対策担当者，本田さんである
- A市は人口約10万人で，C県内では3番目の人口規模を有する都市である
- A市内には小学校が25校，中学校が13校，高校が6校設置されている

■ STEP1　アウトブレイク対応の必要性…アウトブレイクの判断

シナリオ2　2007年3月12日，管内にある市立K高校の養護教諭から「2年生の生徒2名が麻疹で欠席している」との報告を電話で受けた．K高校は，市教育委員会と学校医への連絡もすでに行っていた．

・K高校の生徒数は1年生235人，2年生274人，3年生277人で，計786人

Q1　これはアウトブレイクでしょうか．

A1　アウトブレイクとしての対応が必要と言えます．

解説　感染症のアウトブレイクの定義としては，一定の期間内，特定の地域，特定の集団において，通常予測されるより多く感染症が発生すること，とされています．ただし，公衆衛生上重要な感染症の場合は，たとえ1例であってもアウトブレイクと判断される場合があります．

麻疹は感染力が強く，空気感染する疾患であり，感受性者（当該疾患に免疫を持たない人）が曝露した場合には，ほぼ全員が発症します．また肺炎や脳炎などの重篤な合併症を起こす頻度が比較的高いことから，日本だけでなく世界中で麻疹排除を目指して，さまざまな対策が実践されているところです．

麻疹排除を達成し，維持するためには，麻疹患者（疑い例を含む）が1例発生した時点で，ただちに対策を行うことが重要です[1]．すなわち麻疹は，「1例出たらすぐ対応」を徹底すべき疾患であり，本事例のように探知時点で2名の発生であってもアウトブレイクと見なした対応が必要となります．

2007年に国内で10代～20代を中心とする流行が起きたことや，世界的な麻疹排除計画が掲げられたことなどから，2008年以降，国の麻疹対策として全数報告疾患への変更や中学1年相当・高校3年相当の年代を対象とした臨時接種措置（2008年度～2012年度の5年間のみ）などの対策が導入されました．

■ STEP2　緊急対応…対応策の迅速な決定と導入

シナリオ3　本田さんは，早速以下の確認作業に取りかかった．

・医療機関からの麻疹発生報告
・麻疹の診断が確定しているのか（臨床診断例か検査室診断例か）
・A市内の他校における欠席者数の状況
・A市や近隣地域および全国における麻疹流行状況

A市内の他の学校（小学校25校，中学校13校，高校6校）については，市教育委員会の協力による欠席者数調査で，特に目立った欠席者数の増加は認めな

かった．

Q2 さらに保健所として何をすべきか
A2
- 患者の調査による感染源・感染経路などの把握
- 学校関係者（生徒・教職員など）の麻疹発生状況の確認〔積極的症例探査〕
- 濃厚接触者の把握と経過観察（学校との連携が必要）
- 全校生徒・保護者・教職員への周知（学校との連携が必要）
- 関係機関（医師会・教育委員会・本庁）との情報共有
- 対策会議の開催

シナリオ4　その後，学校側から連絡はなく，念のため感染症対策係のスタッフがK高校に電話をしたところ，養護教諭から「その後しばらく麻疹の発症者はいなかったが，10日後からまた次々と発症者の連絡があり，3月22日以降に麻疹で学校を休んでいる生徒が13人いる」との情報を得た．そこで，保健所と学校で緊急対策会議を行い，3月24日に予定されていた修了式を中止し，春季休業中の生徒の登校を全面禁止とした．また休業中は基本的に自宅で過ごすことや，他校の生徒との交流（部活動などの課外活動）の中止について生徒に通知するなどの対策を実施した．

　麻疹は学校保健安全法（2009年までは学校保健法）では「第二種」伝染病で出席停止が規定されている．K高校のほとんどの症例は医師により「麻疹」と診断されており，保健所から医療機関へ問い合わせたところ，麻疹IgM抗体の上昇も確認された．感染性の強い麻疹という疾患の特徴や，10代から20代における全国的な麻疹流行が問題視されていることから，A市保健所長は緊急事態と判断し，さらなる調査および対応を進めていくことを決定した．保健所麻疹対応班（以下，対応班）が結成され，本田さんは対応班の班長に指名された．

　この対応班が調査および対応をしていく際に，その活動の範囲を設定する必要がある．まず対応班は，感染症発生動向調査における定点あたりの成人麻疹報告数および麻疹報告数を確認した．その結果，この数週間のA市保健所管轄区域における麻疹報告数は，過去数年間と比較して変化がないことがわかった（2つの定点医療機関があるが，K高校区からは離れていた）．また同区域における他校の欠席者にも増加は見られず，欠席の理由も麻疹が疑われるものではなかった．本田さんは，まずは同校への対応に全力を注ぐこととした．

　入学時の健康調査結果から，麻疹の罹患歴と予防接種歴のいずれもない生徒

が約5％いると見込まれたことから，A市の関係部署も含めた緊急対策会議において，対応班は麻疹ワクチンの公費での臨時接種を提案し，市長の決断により実施が承認された．方法は個別接種とし，校医を含めて近隣の2つの医療機関が協力してくれることになった．

■ STEP3　記述疫学…アウトブレイクの全体像把握

シナリオ5　事例の全体像を把握し，感染源・感染経路を特定するための疫学調査を開始した．調査は，全生徒の家庭に質問票を郵送して行うこととし，麻疹の既往歴や予防接種歴，2007年2月1日以降の病歴，特に発熱や発疹などの症状の有無について質問した．さらに発病した生徒たち（発病が疑われる例を含む）には，麻疹患者との接触歴だけでなく，体調不良者との接触歴や，発病2週間前後の集会や習いごとなどの行動歴についても質問した．また教職員に対しても，生徒への調査内容に準じて病歴や予防接種歴に関する調査（聞き取り調査や抗体検査）などを実施した．

Q3　積極的症例探査のための症例定義を作成して下さい．

A3　今回の事例における症例定義は，「T高校の生徒および教職員において，2007年2月1日以降に発症し，(1)医療機関を受診し，麻疹と診断されたもの，あるいは(2)医療機関未受診で，37.5℃以上の発熱かつ発疹のあったもの」としました．

解説　麻疹の潜伏期間は7～14日（多くは10～12日）であることから，感染症集団発生における終息の判断には潜伏期間の2倍，すなわち「麻しん患者との最終接触日から4週間新たな患者が発生していないこと」の観察が望ましいとされています[1]．積極的症例探査についても同様の考え方から，発端者（事例が探知されるに至った最初の症例）の発生日から少なくとも潜伏期間の2倍以上さかのぼって調査を行うことが一般的です．

　本事例の発生した2007年当時，小児における麻疹は感染症法における五類感染症定点把握疾患であり，定点医療機関で診断された患者についてのみ報告義務がありました．2008年からは，小児・成人の区別なく五類感染症全数把握疾患に変更されました．診断した医師はすべての患者を報告する義務があるものの，全数報告が義務づけられていることは必ずしも周知されておらず，現実には報告漏れも見受けられます．また，典型的な症状を示さない修飾麻疹*の場合には医療機関を受診していない可能性もあることから，医療機関から報

告された症例だけでなく，臨床的に麻疹が疑われる症例までも拾い上げられるような症例定義を用いた積極的症例調査が必要です．

➡ココで一言！ WHOのガイドラインでの症例定義[2]

臨床診断例：医師により麻疹が疑われた場合，あるいは発熱や突然の全身性の斑状丘疹状の発疹（水疱ではない）および咳，鼻炎（鼻汁）または結膜炎症状（眼の充血）

検査診断例：麻疹特異的IgM抗体が確認された場合

シナリオ6 質問票は，3月29日に学校から全生徒の家庭に保護者宛てに郵送した．回答の正確性を期すために，麻疹の既往歴や予防接種歴は母子健康手帳を確認して記入するよう依頼し，調査票の設問にもチェック項目を載せた．回収率はK高校の協力もあり95.0％以上であった．今回発病した症例を除き，麻疹の既往歴および予防接種歴のいずれもない麻疹ワクチン臨時接種対象者は18名と判明し，4月10日までにすべての対象者が麻疹ワクチンを接種した．

春季休業中も，新たな症例の発生が学校に報告されたが，3月28日以降は新たな報告例はなかった．

■ STEP4　分析疫学…情報の整理と解析

シナリオ7 調査の結果，症例定義に合致した者は23例（1年生4例，2年生16例，3年生3例）であった（表18-1）．2年生は全クラスで麻疹症例が発生した（表18-2）．教職員に症例は認められなかった．

積極的症例探査により，本事例探知の契機となった2例（各々3月3日，3月5日発症）より以前に，麻疹発症が疑われる症例の存在が判明した．本症例は2月17日に発症し，微熱と発疹があったものの軽症であったため登校を続けていた（部活動は無所属）．3月上旬に発症した2人とは同じクラスの友人同士であった．本症例には麻疹の予防接種歴があったことから，修飾麻疹であった可能性が考えられた．また3月上旬に発症した2症例については，期末試験を受けるため，発熱がありながら登校していたことも判明した．なお，2月26日～3月7日までは試験期間のため部活動はなかった．その後，3月16日～3月27

＊修飾麻疹：麻疹に対する免疫の不十分な人が麻疹ウイルスに感染した場合に発症する，症状が非典型的な麻疹のこと．高熱が出ない，コプリック斑が見られない，発疹が少なく色調が薄いなど，症状が非典型的かつ軽度であることが多いため麻疹と気づかれない場合もある．最近では2次ワクチン不全が原因となる例が多い．

表18-1 K高校で発生した麻疹アウトブレイクにおける症例のラインリスト

番号	学年	クラス	性別	発症日	麻疹既往歴	麻疹予防接種歴
1	2	E	男	2007年2月17日	なし	なし
2	2	E	男	2007年3月3日	なし	なし
3	2	E	男	2007年3月5日	なし	あり
4	1	D	女	2007年3月16日	なし	なし
5	2	A	男	2007年3月17日	なし	なし
6	2	G	男	2007年3月18日	不明	不明
7	2	F	男	2007年3月18日	なし	なし
8	2	D	男	2007年3月18日	なし	なし
9	2	C	女	2007年3月19日	不明	不明
10	2	E	男	2007年3月19日	なし	あり
11	2	G	女	2007年3月19日	不明	なし
12	1	E	男	2007年3月19日	なし	なし
13	2	B	女	2007年3月20日	不明	不明
14	2	C	女	2007年3月20日	なし	あり
15	3	D	男	2007年3月20日	なし	あり
16	2	F	女	2007年3月21日	なし	あり
17	2	C	男	2007年3月21日	なし	あり
18	1	C	男	2007年3月22日	なし	なし
19	3	B	女	2007年3月22日	不明	不明
20	2	E	女	2007年3月23日	なし	なし
21	2	D	男	2007年3月24日	なし	あり
22	1	E	男	2007年3月26日	なし	あり
23	3	C	女	2007年3月27日	なし	なし

日にかけて20例の発症がみられたが，3月28日以降は症例の発生はなかった（図18-1）．3月中旬以降も，一部の症例は発熱があるにもかかわらず登校していた．

23症例のうち18例に対しては，対応班のメンバーから保護者への電話によ

表18-2 学年クラス別の症例数

学年	クラス	生徒数(人)	症例数(人)	発病率(%)
1年生	A	40	0	0.0
	B	39	0	0.0
	C	39	1	2.6
	D	40	1	2.5
	E	39	2	5.1
	F	38	0	0.0
2年生	A	39	1	2.6
	B	38	1	2.6
	C	39	3	7.7
	D	39	2	5.1
	E	40	5	12.5
	F	39	2	5.1
	G	40	2	5.0
3年生	A	40	0	0.0
	B	39	1	2.6
	C	40	1	2.5
	D	39	1	2.6
	E	40	0	0.0
	F	40	0	0.0
	G	39	0	0.0
計		788	23	2.9

る聞き取り調査を実施した．残りの5例については，連絡がとれなかった症例が2例，保護者の承諾が得られなかった症例が3例であった．発熱1週間から2週間前の麻疹患者との接触に関する質問には，18例中1例（5.6％）が発症10日前に症例との接触があったと回答したものの，その他の17例については，接触歴なし（5例，27.8％），あるいは，わからない（12例，66.7％）との回答であった．

発熱前日から解熱後3日間の行動に関する質問では，18例中8例（44.4％）が

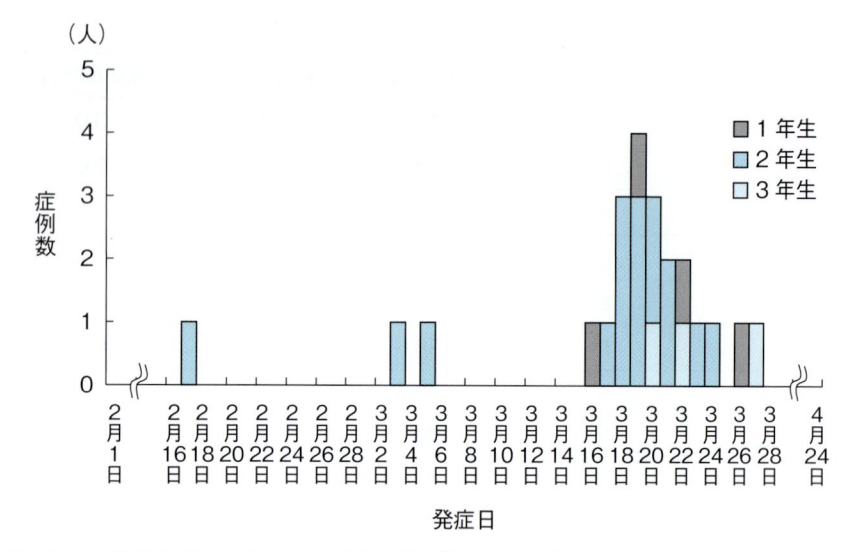

図18-1　流行曲線　K高校での麻疹　発生数　2007年2月1日～4月24日*
　　　　（n=23）
＊横軸（発症日）の一部を省略

　登校しており，3例は発熱前日か当日，5例は発熱期間中であった．全症例における最終登校日は3月22日であり，同日以降に発病した症例で，感染性を有する期間に他生徒との接触は認めなかった．

　最終的に2月17日に発症した修飾麻疹と疑われる症例については，感染源および感染経路は不明であった．

　観察調査では，以下の情報が得られた．全学年の教室が1つの校舎に集まっており，1年生は3階，2年生は2階，3年生は1階であった（図18-2）．学校を案内してくれた教職員の話では，昇降口や階段では違う学年の生徒が接触する機会があるものの，始業前後や休憩時間に他学年の教室に行く生徒は見かけないとのことであった．

Q4　これまでの情報を「時」「人」「場所」にまとめて考察して下さい．

A4
　時：初発例（2月17日発症）に引き続き，潜伏期間に相当する日数（10～14日）ごとに，少なくとも2つ以上の症例集積の山（まとまり）が認められます．3月3日および5日の症例集積は2次感染，3月16日～27日に見られる症例集積は3次感染と考えられます．ただし麻疹は，発症の1～2日前（発疹出現の

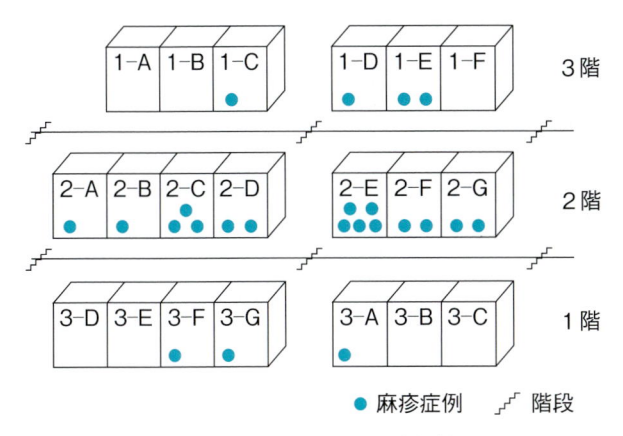

図18-2 K高校内のクラスの配置と症例数

3〜5日前）から他者への感染性を有していることから，3次感染の症例集積に見える山に4次感染が含まれている可能性もあります．

人：すべての学年で症例発生がみられますが，特に2年生に多いです．初発例および2次感染例の3人は同じクラスの友人同士であったことから，このクラスから感染が拡がったと推察されます．また，試験期間中で部活動や集会などによる他学年との接触の機会がなかったことから，学年間で発症率に偏りが生じたものと考えられます．

場所：各学年は校舎の階ごとに分かれており，2年生は2階でした．校舎の中央と両端に階段がありますが，初発例の所属するクラス(2-E)は中央階段に近い教室でした．2-Eで症例が最多であったことや，2次感染者と3次感染者の間で明らかな接触歴がなかったこと，また他の階も含めて，2-Eに近いクラスに比較的多くの症例が発生したことから，空気感染である麻疹の感染拡大においても，感染源からの距離や曝露時間といった空間的・時間的要因の関連を示唆するものと考えられました．

■ STEP5　仮説の設定…感染経路の推定と再発防止策の検討

シナリオ8　K高校はC県でも有数の進学校であり，生徒のほとんど全員が大学に進学している．これまでも，少々体調不良があっても無理をして登校する生徒が多く，初発例も発熱と発疹があったにもかかわらず，軽症だったこともあり登校を続けていた．さらに，本事例は期末試験の時期と重なっていたた

表18-3 K高校2年生における予防接種歴別にみた麻疹発病率

予防接種歴		発病あり	発病なし	計	発病率(%)
あり	麻疹単抗原ワクチン	4	94	98	4.1
	MMRワクチン*	3	86	89	3.4
	種類不明	1	4	5	20.0
なし		6	2	8	75.0
計		14	186	200	7.0

(母子健康手帳などの記録で確認された麻疹罹患歴のない生徒のみ)
＊MMRワクチン：麻疹・おたふくかぜ・風疹混合ワクチン(わが国では1988年から1993年まで実施)

め，2次感染者である2人も発熱がありながら試験を受けるために登校していた．また，学校は麻疹を発症した生徒がいることを探知した時点で，保護者向けに注意喚起文書を配布したものの，有熱者の登校が後を絶たなかったことから，臨時休業の実施を決定するに至った．

Q5 感染源・感染経路についても言及して仮説を立てて下さい．

A5 市立K高校における2007年3月の麻疹患者の集積は，2月17日に修飾麻疹を発症した初発例から親しい生徒2人への感染を契機として発生しました．いずれの生徒も発症後も登校していたことや空気感染疾患であることから，感染拡大して学校全体における集団発生に至りました．

■ STEP6 ワクチン効果の評価…アウトブレイクに関わる要因の検証

シナリオ9 麻疹はVPDの代表的疾患の1つであり，感染予防策の基本は予防接種と言える．ただし予防接種を受けたとしても，1次ワクチン不全(免疫がつかなかった)や2次ワクチン不全(1回接種で免疫がついたが，その後の時間の経過とともにその免疫が減衰した)のため十分な効果が得られず，本事例のようにワクチン既接種者が発症し，集団発生に至ることもある．対応班では，生徒たちが幼少期に受けた麻疹ワクチンと集団発生事例との関連を検証するために，ワクチン効果(Vaccine efficacy)の算出に取り組んだ．

Q6 K高校の生徒たちが幼児期に接種した麻疹ワクチンの効果について，2年生に関する調査データ(表18-3)からワクチン効果を算出して下さい．

ワクチン効果(VE)の計算式

$$VE(\%) = (ARU - ARV) / ARU \times 100$$

表18-4 K高校の生徒たちが幼児期に接種した麻疹ワクチンの効果

予防接種歴		発病あり	発病なし	計	発病率(%)	VE(%)	95%CI*	p値
あり	麻疹単抗原ワクチン	4	94	98	4.1	94.5	84.6, 98.1	<0.001
	MMRワクチン	3	86	89	3.4	95.4	85.3, 98.6	<0.001
	種類不明	1	4	5	20.0	73.3	−61.0, 95.6	0.09
なし		6	2	8	75.0	—	—	—

＊95%CI：95%信頼区間

ARU：麻疹ワクチン未接種者の発病率
ARV：麻疹ワクチン既接種者の発病率

A6 表18-4.

解説 すべての生徒に麻疹ウイルスへの曝露機会があったと考えられる2年生を対象として，過去の1回接種によるワクチン効果(VE：vaccine efficacy)を後ろ向きコホート研究で検証することとしました．

罹患歴のないことが母子健康手帳で確認できた2年生198人を対象に，ワクチン接種群とワクチン未接種群の発病率からVEを評価しました．VEは，ワクチン接種群の発病率(ARV：attack rate of vaccinee)と未接種群の発病率(ARU：attack rate of unvaccinee)から，VE＝(ARU−ARV)/ARU×100(%)の計算式で算出しました．95%信頼区間は，各ワクチン接種群と非接種群における相対リスク(RR：relative risk)の幅から，(1−RR)×100の計算式で算出しました．また，発病率の評価としてFisherの正確確率検定を行い，統計学的有意水準は5%としました．

麻疹単抗原ワクチン：
　VE＝(ARU−ARV)/ARU×100＝(75.0−4.1)/75.0×100＝94.5
　RR 0.054(0.019＜RR＜0.154)

MMRワクチン：
　VE＝(ARU−ARV)/ARU×100＝(75.0−3.4)/75.0×100＝95.4
　RR 0.045(0.014＜RR＜0.147)

ワクチン種類不明：
　VE＝(ARU−ARV)/ARU×100＝(75.0−20.0)/75.0×100＝73.3

RR 0.267(0.044 <RR<1.610)

RRの算出とFisherの正確確率検定には統計解析ソフトが必要であり,今回はEpi Info™ 7.1.3.0(米国CDCが無料公開)を用いました.

　以上から,VEは麻疹単抗原ワクチン94.5%,MMRワクチン95.4%と算出されました.また,95%信頼区間とp値の結果からは,いずれのワクチンにおいても有意な効果があると解釈できます.ワクチン種類不明の群については,有意な解析結果が得られませんでしたが,接種者数が少なかったことが影響したものと思われ,評価困難です.

　ワクチン効果の算出により麻疹ワクチンには90%を超える高い効果のあることがわかりましたが,その一方で,接種歴のある生徒からも症例が発生したことから,高い効果を有していても1回接種では麻疹を防ぐことは困難と言えます.本事例においては,2回接種歴のある生徒も一部(3学年で計21人)含まれていましたが,それらの生徒からは症例発生はみられませんでした.世界的なワクチン戦略としても,麻疹ワクチンの2回接種が進められており,わが国でも2006年から1歳(第1期)と小学校入学前の1年間(第2期)を対象として2回接種が実施されています.また麻疹の流行阻止には,予防接種率95%以上が必要とされており,適切な時期に,対象者全員が予防接種を受けることが重要です.小児のワクチンスケジュールについては,国立感染症研究所感染症疫学センターや日本小児科学会のホームページで,推奨接種時期を含めて詳細なスケジュールを見ることができます[3,4].

　また,本事例においては教職員からの症例発生はありませんでしたが,本事例からもわかるように学校は感染症の集団発生リスクの高い施設であり,過去にも教職員から学校に持ち込まれた麻疹集団発生事例も報告されていることから,教職員に対しても必要な予防接種を行い,麻疹やその他のVPDの施設内発生を防止することが重要と考えられます.文部科学省・厚生労働省が作成した「学校における麻しん対策ガイドライン」では教職員に対しても,確実な罹患歴や予防接種歴がない場合などにおける麻疹ワクチンの接種を勧奨しています.

　近年,医療従事者においては麻疹や風疹,水痘などのVPDから患者および職員自身を守るために,抗体検査や予防接種を実施する医療機関が増えてきていますが,教職員においても同様の対策の検討が必要と思われます.医療機関

における指針については，日本環境感染学会が作成した「医療関係者のためのワクチンガイドライン 第 2 版」に推奨される接種基準などが詳しく記されています．

■ STEP7　最終評価と再発防止策の検討…K 高校，生徒・保護者，行政などに対する提言

シナリオ 10　以上，K 高校で発生した麻疹集団発生事例の調査結果より，初発例（2 月 17 日発症）を発端として 2 年生のクラス（2-E）で麻疹が広がり，その後，麻疹を発症した生徒が有症期間に登校していたことで，同学年の他クラスの生徒や，さらに学年を超えて学校全体に感染拡大したものと結論づけられた．また，麻疹ワクチンの評価では，幼少時の麻疹の予防接種は高校生の時点においても 90％以上の有効率を有していることが確認された．

学校は 4 月 10 日に始業したが，体調不良のある生徒は登校しないこと，また毎朝自宅で体温測定をしてから登校することを周知徹底した．症例の最終登校日は 3 月 22 日であり，校外での症例と症例以外の生徒との接触もなかったことから，4 月 19 日（最大潜伏期間の 2 倍）まで新たな症例の発生のないことを確認して終息宣言を行った．

Q7　これまでの調査結果をもとに，K 高校および生徒・保護者，行政（A 市，C 県，国）などに対する再発防止に向けた提言について考えて下さい．

A7　麻疹集団発生の再発防止に向けて，以下のように提言します．

（1）K 高校および教育委員会に対して
①発熱者など体調不良者の把握に日々努め，麻疹を発症した生徒の早期探知と迅速な対応を目指すこと
②発熱などの体調不良時には登校しないよう，生徒や保護者に指導すること
③医療機関，保健所との連携を密にし，麻疹を発症した生徒に関する連絡体制を構築すること
④罹患時の危険性，予防接種の必要性に対する生徒や親への理解の普及に努めること
⑤今後入学してくる生徒に対しても，麻疹既往歴と予防接種歴を把握すること
⑥特に，麻疹既往歴と予防接種歴がない生徒に対しては，接種勧奨をすること
⑦各学校における麻疹感受性者（予防接種率および麻疹既往に関する情報）を把握すること

⑧麻疹流行時における学校での出席停止データおよび接種歴と既往歴の情報を把握すること
⑨流行もしくは集団発生時，市町村などの担当者との密接な連携の下に，感受性者対策をとること

(2) K高校の生徒・保護者に対する提言
①体調が悪いときは無理して学校に登校しない(させない)こと
②同様に無理してクラブ活動をしない(させない)こと
③麻疹罹患による危険性，予防接種の必要性に対する理解を深めること
④就学時の健康診断などを利用し，入学前に既往歴や予防接種歴などを継続的に確認し，感受性者は予防接種を受けること

(3) A市およびC県に対する提言(B保健所の反省点も含めて)
①今後もK高校との連携を継続すること
②管内の他の学校や医療機関とのさらなる連携にも努め，麻疹症例の早期探知・迅速な対応を目指すこと
③予防接種率を向上させるための活動など，地域の感染症対策の継続に努めること
④A市とC県の関係部署は，連携して麻疹対策を実施すること
⑤学校施設における感受性者群の把握と対策を実施すること(例：就学時健康診断を利用した就学前の感受性者対策など)
⑥麻疹発生時の迅速な対策(麻疹流行の原因究明や緊急ワクチン対策，ウイルス型決定のための検体確保など)と感受性者対応において，主導的な役割を果たすこと

(4) 国に対する提言
①予防接種率(2回接種率を含む)を向上させるための活動を継続すること
②予防接種計画を継続的に見直し，在庫管理と必要数確保に努めること
③麻疹集団発生時においては，都道府県に必要な技術的支援をすること
④全数サーベイランス体制の構築(2008年1月より開始)と報告率向上のための活動をすること

■ まとめ

本ケーススタディでは，アウトブレイク対応の必要性の判断から，緊急対応の決定，収集した疫学情報の解析と評価，再発防止策に向けた提言などの実践

的な対応方法について学びました．

　本事例は，修飾麻疹と思われる非典型例により麻疹が学校に持ち込まれ，試験期間中であったなどの要因から，発症後も登校していた症例から感染拡大してアウトブレイクに至った事例ですが，その一方で，試験期間中であったことが幸いし，部活動や課外授業など，学年の違う生徒の接触の機会が通常と比べて少なかったために，より小規模で済んだ可能性もあると考えられます．もし試験期間中でなければ，さらに多くの症例が発生していたかもしれません．また，学校からの初回連絡時に保健所が介入を開始し，学校と協同で緊急対応を行っていたならば，より小規模となっていた可能性もあります．「1例出たらすぐ対応」は，そのような考えのもと提唱されたキャッチフレーズです．

　さらに，2006年から2007年にかけて，10代や若年成人の間で麻疹が流行し，全国の学校などで集団発生が相次いだことを受けて，2008年1月における麻疹の全数把握対象疾患への移行や，2008年4月から2012年3月までの，第3期（中学1年相当年）および第4期（高校3年相当年）の麻疹・風疹ワクチンの定期接種といった対策の導入へとつながっていきました．そのような観点からも，アウトブレイク事例の調査と評価は，その後の国の施策にも影響する重要な活動と言えます．

参考文献

1) 麻しん発生時対応ガイドライン．国立感染症研究所，2013
2) WHO-recommended standards for surveillance of selected vaccine-preventable diseases 2003
3) http://www.nih.go.jp/niid/ja/vaccine-j/2525-v-schedule.html（2014年7月アクセス）
4) http://www.jpeds.or.jp/modules/general/index.php?content_id=9（2014年7月アクセス）

（徳田浩一）

第 19 章

市中でのレプトスピラ症アウトブレイク

架空のレプトスピラ症アウトブレイク事例を題材にしたケーススタディを用いて，第2章「記述疫学」，第3章「分析疫学」で学んだ知識を復習しましょう（レプトスピラ症に関しては章末の解説を参照）．

> **このケーススタディで学ぶこと**
> - 地域特性のある人畜共通感染症集団事例について学ぶ
> - 人畜共通感染症の集団発生事例を通じて，医学だけでなく，獣医学に関連した分野との連携の必要性を学ぶ

■ アウトブレイク疫学調査

シナリオ1 最初の設定を示す．
- あなたはB県の県立C病院内科に勤務する内田医師である．
- 県立C病院は280床の二次救急医療施設であり，24時間体制で救急患者を受け入れている．

■ STEP1　アウトブレイクの確認…本当にアウトブレイクか

シナリオ2
- 201X年9月中旬のある日，前日当直していた同僚の内科医より，2名のレプトスピラ症疑いの患者が入院し，うち1名がワイル症候群を呈しているようで重症であると相談があった
- ちょうど内田医師はこの数日の間に2名のレプトスピラ症疑い患者を担当し，県の衛生研究所に血清検査を依頼していたところであった

以前より同地域では散発的にレプトスピラ症患者が受診することはあるものの，このように集積して遭遇する経験がなかったため集団発生の可能性が考え

られた．さらに情報を収集するために，内田医師は同僚や同保健所管内のD病院勤務で面識のある内科医に連絡をとってみることにした．そして，E保健所へ行政検査を依頼すると同時に情報提供を行った．

Q1 感染症集団発生（アウトブレイク）であると確認するためにはどのような情報が必要ですか．また，どのような場合に集団発生だと考えますか．

A1 念のため，症例の臨床症状や臨床検査などの情報により診断が確定されているか確認すること，また過去数年間の当該疾患の発生状況との比較が必要です．

　感染症アウトブレイクの定義は「対象となる集団での感染症発生が予想されるより多い状態」です．つまり，通常のベースラインの情報がないと本当に多いのかどうか判断できず，普段からの情報収集が重要となります．また，MERS（中東呼吸器症候群，middle east respiratory syndrome）や鳥インフルエンザのように，頻度が低くても重症な疾患であったり防疫上重要な疾患であったりした場合には，1例でもアウトブレイクと考えます．

解説 病院内で臨床医として勤務していると，地域全体での発生状況になかなか思いが至りません．目の前の症例が地域のアウトブレイクにおける氷山の一角である可能性を常に考える必要があります．平時から地域の発生状況に注意を払い，保健所の感染症担当部門と電話などで確認し合うような関係を築いておきましょう．

■ STEP2　症例定義の設定と新たな症例探査

シナリオ3

- D病院でさらに確定診断のついた症例が2名いることが判明した
- また，E保健所によると今年度管轄地域内においてC，D病院以外の医療機関からレプトスピラ症の報告はなされていないことがわかった
- さらにE保健所によると，感染症発生動向調査における昨年度の同県全体でのレプトスピラ症の報告数は1年間で3例，全数把握対象疾患に指定された2003年以降の発生動向でも毎年3例以下の報告にとどまっていることが判明した

　以上の情報から，レプトスピラ症のアウトブレイクの可能性が考えられた．またレプトスピラ症は臨床診断が困難な疾患であることから，今回認めた症例が氷山の一角であり，さらに多くのレプトスピラ症が潜在的に発生している可

能性もある．

そこで，E保健所からの要請に基づき，保健所担当者とともにレプトスピラ症の「症例定義」を作成し，管内の医療機関に対して新たな症例探査に協力を要請することになった．

Q2 どのような「症例定義」を定めて新たな症例を探し出しますか．「時」「人」「場所」に焦点を当てて，具体的に定義して下さい（レプトスピラ症の診断の難しさを考え「確定症例」以外に「疑い症例」を定義するのも一案です）．

A2

(1) 疑い症例

　時：201X年8月1日から9月30日までの間（今回は潜伏期間を最大で2週間とし，その2倍以上の時期を設定しました）

　場所：E保健所管内

　人：医療機関を受診し，38℃以上の発熱があり，かつ経過中以下の4項目のうち1つ以上の所見を有し，入院している（していた）者

　・黄疸（総ビリルビン値 2.0 mg/dL 以上）

　・腎機能障害（血清クレアチニン値 2.0 mg/dL 以上）

　・出血症状もしくは血小板減少 $10.0 \times 10^4/\mu L$ 以下

　・敗血症性ショック

　なお，以下は除外対象とする．

　①基礎疾患（肝硬変，悪性腫瘍，慢性腎不全，血液疾患，自己免疫疾患など）の経過による病態と考えられる場合

　②レプトスピラ症以外の感染症（ウイルス性肝炎など別の病因が明らかな場合）

(2) 確定症例：「疑い症例」のうち検査室診断で確定した症例

解説 ➡ココで確認！ 「症例定義の作成」（☞ p10, 195）

症例定義は，疫学の3要素である「時」「人（症状・属性）」「場所」を元に作成します．

> 時：最初の報告例の発症日や疑われる病原体の潜伏期などを考慮
> 人：性別，年齢，症状，検査結果などを考慮
> 場所：職場，居住地，曝露を受けた場所，受診した医療機関などを考慮

定義を作ることで調査における共通の基準を設定することができます．症例定義を用いて，関連する未報告を含めた症例を収集することを積極的症例探

査といいます．

　調査の初期段階では症例定義を「より広く」設定すると症例収集の漏れを少なくすることができます．特に，今回のレプトスピラ症のように確定診断が難しい疾患（地方衛生研究所や大学，国立感染症研究所といった研究機関でないと検査が難しい）では，「より広い」定義（疑い症例）を設定することで症例収集の漏れを少なくすることが可能となります．また情報の質を揃えるために「より狭い」定義（確定症例）を設定することで最終段階の分析疫学において複数の定義を用いた検討が可能となります．

シナリオ4
- 症例定義を用いた積極的症例探査の結果，C，D病院を含む複数の医療機関から最終的に22例の疑い症例が報告された．
- さらに，疑い症例に対する検査の結果，13例が新たに確定症例として診断された．
- 当初D病院で確定診断がついていた2例を合わせて計15例の確定症例が同定され，本事例は集団発生であると考えられた．

　そこで以下の調査目的のもとに，県およびE保健所が中心となり感染症法に基づいて積極的疫学調査が行われることになった．その上で調査チームを作り情報収集を行うことになった．

調査目的
- 今回のアウトブレイクの全体像を把握する．
- 感染源，感染経路および感染の危険因子を明らかにする．
- レプトスピラ症の感染拡大防止策，再発予防策を提言する．

Q3　今回の事例で県およびE保健所を中心として調査を行う際に，その他どのような関係者を調査チームに含めますか．役割分担も念頭に置いて考えて下さい．

A3

関係者	役割分担
県庁保健担当部局，県感染症情報センター，保健所など	調査対応の主体，連絡調整，メディア対応
県臨床検査技師会，県衛生研究所，大学病院，国立感染症研究所など	臨床検査
県庁農林水産関係（畜産）担当部局，家畜保健衛生所など	畜産動物に関する情報収集
県医師会，地域の基幹病院，大学病院など	地域の医師からの情報収集および連携
県獣医師会，農業共済組合連合会など	地域の獣医師からの情報収集および連携

解説 レプトスピラ症のような人畜共通感染症の場合，医学だけでなく，獣医学に関連する分野からの情報収集や協力依頼を検討する必要があります（レプトスピラ症は家畜伝染病予防法上の監視伝染病の1つです）．レプトスピラ症のようにまれな疾患のアウトブレイク調査では，国立感染症研究所や大学病院といった研究機関の研究者へ助言を積極的に求めるのもよいアイデアです．特に，国立感染症研究所には感染症疫学センターが設置されており，保健所や都道府県庁などの行政機関から依頼がある場合に行政機関を支援する形でアウトブレイクの疫学調査や対応を実施しています．

今回の事例では他県に感染者がいないという設定になっていますが，感染事例の発生範囲が複数の都道府県をまたぐなど広域事例になってくる場合には他県の各部署や国との連携が重要になってきます．

➡ココで一言！ アウトブレイク調査では，現場でのネットワークの活用として，症例定義を共有し，情報が収集できるような態勢を作ることが必要となります．そのためにも平時から顔の見える協力体制を作っておくことがとても大切です．いざ有事の際には情報は調査チームで共有し，情報の混乱を防ぐため，連絡窓口や報道対応窓口を設定するとよいでしょう．

■ STEP3　症例情報の記述疫学（人・時・場所）

シナリオ5 B県では元々医師・獣医師のネットワークが良好であり，県庁保健担当部局，衛生研究所，家畜保健衛生所，各保健所レベルでの情報交換や情報

共有が密に行われていた．動物でのレプトスピラ症の調査として，野生動物（ネズミやイノシシ），狩猟犬・ペット（犬），家畜（牛）の調査をそれぞれの担当部署が実施することとなった．また確定症例に関して，症例情報を患者報告のあった各医療機関でのカルテ閲覧，医師へのインタビュー調査，そして症例への質問票調査を通して収集することとなった．

Q4　具体的にどのような症例情報を収集しますか．
・カルテ閲覧時の収集項目および医師へのインタビュー時の聞き取り事項は？
・症例に対する質問票の項目は？

A4
(1) カルテ閲覧時の収集項目および医師へのインタビュー時の聞き取り事項
　・基本情報（性別，年齢，住所，職業）
　・臨床情報（症状，診断，発症日，検査結果，血清型，治療，臨床経過，転帰）
(2) 患者への質問票項目
　・基本情報（性別，年齢，職業）
　・土壌・水との接触
　・動物との接触（ペット・家畜・ネズミやイノシシなどの野生動物）
　・家畜の有無およびレプトスピラ症発症履歴
　・国内・外への旅行歴
　・河川でのレジャー歴

解説　収集する情報は以下のように3つのカテゴリーに分けて検討すると漏れを防ぐことができます．また，いつ，誰によって収集されたか，という情報を入れておくと後で入力データを確認する際に有用です．
①患者の基本情報：性，年齢，基礎疾患の有無や種類など
②原因と関連のある情報：曝露，感染・発病に影響を与える因子（リスクおよび防御因子），交絡因子など
③疾患に関する情報：診断名，発症日，バイタルサイン，病原体検査を含めた検査結果，治療内容や転帰など

➡ココで一言！　情報収集は非常に時間と手間を要し，またインタビューを受ける患者や医療スタッフへも大きな負担となります．当然のことながら情報収集は「1回きり」が原則であり，質問項目に漏れがないか，項目を設定する段階で慎重に検討を重ねましょう．

すでに原因疾患・微生物が判明している場合には，過去の事例で判明してい

第 2 部　ケーススタディ編

る関連因子を質問項目にリストアップするようにするとよいでしょう．なじみの薄い疾患に関する質問票を作成する場合には，質問項目を設定する段階で積極的に専門家へアドバイスを求めたいものです．

シナリオ 6　収集した情報を元に症例のラインリスト（表 19-1）と症例の居住地の分布（図 19-1）を作成することができた．

本事例では，曝露を以下のように定義した．

発症日より前の 3 週間に，

- 野生動物（ネズミ・イノシシ）への曝露：少なくとも一度以上，直接接触した，目撃した，もしくはヒトの居住空間内に出現した形跡を確認した（ネズミにより納屋の米俵が荒らされた，イノシシにより田畑が荒らされた）などがある
- ペットへの曝露：本人を含む家族の誰かが日常的にペットとして飼っている
- 家畜への曝露：本人を含む家族の誰かが日常的に家畜を飼っている
- 水田での作業：少なくとも一度以上，農作業その他にて水田に入ったことがある
- 国内・海外旅行：少なくとも一度以上，国内・海外に旅行に行ったことがある
- 河川でのレジャー：少なくとも一度以上河川でのレジャー活動を経験したことがある

Q5　「時」「人」「場所」の 3 点に沿って疫学情報を解釈して下さい．

- 「時」に着目して，流行曲線を書いて下さい．また，作成した流行曲線から得られる所見を挙げて下さい．
- 「人」に着目して，得られる所見を挙げて下さい．
- 「場所」に着目して，得られる所見を挙げて下さい．

A5

時：発症日は 9 月 7 日～9 月 15 日の範囲であり，9 月 12 日がピークでした．また 9 月 15 日以降，新規患者は認められませんでした（図 19-2）．

人：年齢分布は，25～66 歳で，中央値は 44.0 歳でした．男女比は 10：5 でした．

- 15 例中 1 例が死亡していました（致死率 6.7％）
- 職業として農業を営んでいる人が 15 例中 9 例（60.0％）でした
- 野生動物（ネズミやイノシシ）に曝露された人は 15 例中 10 例（66.7％），ペットを飼っている人は 15 例中 8 例（53.3％），水田での作業に携わった人は

第19章 市中でのレプトスピラ症アウトブレイク

表19-1 症例のラインリスト

	基本情報				臨床情報									曝露情報					
番号	性別	年齢	居住地住所	職業	発症日	発熱	黄疸	腎機能障害	出血症状・血小板減少	敗血症性ショック	転帰	検査結果	血清型	野生動物	ペット	家畜	水田での作業	国内・海外旅行	河川でのレジャー
1	男	66	X町	農業	9月11日	○	○	○			治癒	確定	hebdomadis	○		○	○		
2	男	39	X町	農業	9月10日	○	○				治癒	確定	hebdomadis	○			○		
3	女	25	Y町	飲食業	9月12日	○	○		○	○	治癒	確定	hebdomadis		○		○		
4	男	55	X町	農業	9月10日	○	○	○			治癒	確定	hebdomadis	○	○				
5	男	36	Z市	カヌーインストラクター	9月12日	○					治癒	確定	hebdomadis						○
6	男	34	X町	無職	9月15日	○		○			治癒	確定	hebdomadis	○			○		
7	男	61	Y町	農業	9月11日	○	○			○	死亡	確定	hebdomadis						
8	女	44	X町	畜産業	9月12日	○	○	○			治癒	確定	hebdomadis	○			○		
9	男	66	X町	ゴルフ場勤務	9月11日	○					治癒	確定	hebdomadis	○	○				
10	女	50	Z市	農業	9月13日	○		○	○	○	治癒	確定	hebdomadis			○	○		
11	女	51	Y町	農業	9月7日	○	○				治癒	確定	hebdomadis		○		○		
12	男	43	X町	農業	9月12日	○		○			治癒	確定	hebdomadis	○		○	○		
13	男	42	Z市	会社員	9月9日	○			○		治癒	確定	hebdomadis					○	
14	男	57	X町	農業	9月12日	○					治癒	確定	hebdomadis	○	○				○
15	女	37	X町	農業	9月13日	○		○	○		治癒	確定	hebdomadis						○

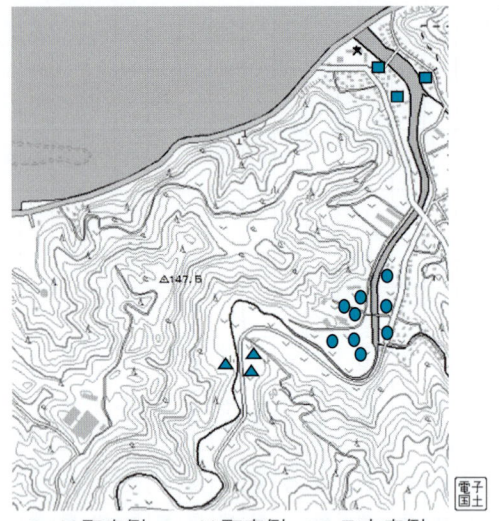

●：X町症例，▲：Y町症例，■：Z市症例

図19-1　症例の居住地の分布（地図）（n＝15）
（この地図データは，国土地理院の電子国土Webシステムから配信されたものである）

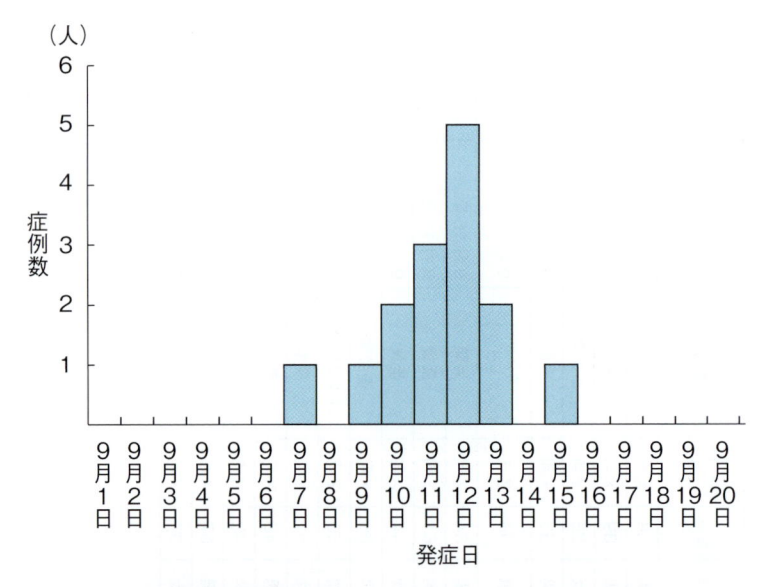

図19-2　流行曲線 E保健所管轄内でのレプトスピラ症発生数
　　　　（201X年9月1日～9月20日）（n＝15）

15例中12例(80%)でした
- 血清型は全員同じ(hebdomadis)でした

場所：X町に居住している人は15例中9例(60%)でした．地図情報より河川沿いに発症例は集積していました．

解説　流行曲線に注目すると現在流行が収まりつつあるのか，それとも拡大しているのか，感染時期が一度だけか，それとも継続しているのかがわかります．本事例では流行が収束しつつあることがうかがえますが，もし流行が続いていることが示唆されれば，詳細な解析の前にその時点で集められた「人」や「場所」といった情報から立てられた暫定的な仮説をもとに対策の実施が優先されることもあります．

➡ ココで一言！　情報を収集した後は，得られた情報を整理し，感染源および感染経路に関する「手がかり」を見つけ出していく必要があります．そのために疫学の3要素である「時」「人（症状・属性）」「場所」に立ち返って情報を整理し検討を加えるとよいでしょう．軸に沿って整理することで集団発生の全体像をわかりやすく包括的にまとめることができるようになります．

■ STEP4　現場および関連施設の観察調査

シナリオ7　症例の詳細な聞き取り調査および県農業担当部署からの情報提供により，「水田での作業」については，9月上旬に台風の被害にあったX町の水田の復旧作業に従事していたことが判明した．

また，県庁農林水産関係(畜産)担当部局および家畜保健衛生所によりE保健所管内で活動する獣医師に対する質問票調査が実施されたが，管内の家畜やペットに関連するレプトスピラ症の報告はいずれの血清型に関しても認められなかった．しかし，X町でのネズミの発生数が例年よりも増加しているという情報が得られ，またX町在住の患者およびその家族からの聞き取り調査からも同様の情報が得られた．

そのため10月上旬にE保健所および県衛生研究所によりX町における水田地区および患者自宅周辺においてネズミの捕獲調査が実施され計32匹が捕獲された．国立感染症研究所におけるレプトスピラ保有検査の結果5匹(15.6%)からレプトスピラが検出された．さらに水田地区で捕獲されたレプトスピラを保有する3匹のネズミのうち2匹が患者と同血清型(hebdomadis)のレプトスピラを保菌していた．

■ STEP5　仮説設定…感染源・感染経路・リスク因子

Q6　記述疫学の所見から感染源・感染経路・リスク因子に関してどのような仮説が設定されますか.

A6
- 土・水との接触(水田での作業)は罹患しやすかった
- 野生動物(ネズミやイノシシ)との接触は罹患しやすかった
- ペット(犬・狩猟犬,両方)との接触は罹患しやすかった
- 職業が農業の人は罹患しやすかった
- 居住地がX町である人は罹患しやすかった

解説　「時」「人」「場所」に関する疫学情報をまとめた後に仮説を設定します．本事例では，8月下旬の台風の被害にあったX町の水田とその周囲の復旧作業に関わった患者が多くいたことから，このときの汚染された水・土への曝露が今回の集団発生の感染源であるという仮説を主な仮説として設定しました．

■ STEP6　仮説検証…症例対照研究，コホート研究

Q7　先の質問で設定した仮説を検証するための研究デザインを考えて下さい．

A7　本事例では，複数の曝露を評価できること，研究期間が短い，まれな疾患であることなどから，研究デザインとして症例対照研究を選択しました．

解説　➡ココで確認！　「コホート研究」(☞ p31),「症例対照研究」(☞ p39)

　今回のような集団発生調査では主に後ろ向きコホート研究と症例対照研究の2種類の手法が用いられます．

　後ろ向きコホート研究では対象集団を定義する必要があり，比較的小さな集団(施設・学校・クルーズ船内など)での食中毒事例のように，対象となる集団全員から曝露や症状に関する調査を行える場合には適している手法です．しかし今回のような広域散発事例では，対象集団を定義し調査することが困難であることが多く(例えばX町，Y町，Z市のすべての住民など)，症例対照研究の手法を用いることになります．

　症例対照研究では無症状者を対照群として選ぶ必要があります．対照群の設定は研究者に委ねられており，選択バイアスができる限り起こらないよう適切に対照群を設定することが求められます．しかし，無症状者から情報を収集する必要があるため，個人情報保護の観点から選択肢が限られることも少なくありません(同時期に医療機関に入院して同意が得られた患者や患者の家族，同居者，

表19-2 対照のラインリスト

番号	性別	年齢	居住地住所	職業	野生動物への曝露	ペットへの曝露	家畜への曝露	水田での作業	国内・海外旅行	河川でのレジャー
1	男	63	Y町	農業	○					
2	男	42	X町	畜産業			○			
3	男	29	Z市	公務員		○			○	○
4	女	51	X町	農業	○		○	○		
5	男	35	Y町	農業			○			
6	女	33	Z市	パート		○				○
7	男	61	X町	会社員						
8	女	44	X町	主婦		○				
9	男	68	Z市	飲食業					○	
10	男	48	X町	農業	○		○	○		
11	女	55	Y町	主婦		○				
12	男	38	X町	会社員				○		○
13	男	42	Z市	農業						
14	女	56	X町	主婦	○	○				
15	男	35	Y町	農業						

知人など).

シナリオ8 対照群として,同時期に県立C病院に入院している症例群と入院前の健康状態や活動度がさほど違わないと考えられた整形外科患者の中から年齢でマッチングさせインフォームド・コンセントが得られた15人を設定した.対照群に対して症例群と同様の質問票調査を行ったところ,表19-2が得られた.

Q8 以下の流れに沿って,表19-1,2を用いて今回の症例対照研究を解析して下さい.
・症例群と対照群でそれぞれに「曝露のある・なし」で2×2表を作成して下さい
・オッズ比(Odds ratio)を計算して下さい
・得られたオッズ比と95%信頼区間の結果の解釈をして下さい

表19-3 2×2表，オッズ比，95%信頼区間

曝露	曝露の有無	2×2表 症例	2×2表 対照	オッズ比	95%信頼区間
水田作業	+	12	3	16.0	2.8-90.6
水田作業	−	3	12		
野生動物	+	10	4	4.0	0.9-17.6
野生動物	−	5	11		
ペット	+	8	5	2.3	0.5-9.7
ペット	−	7	10		
職業が農業	+	9	6	2.3	0.5-9.4
職業が農業	−	6	9		
X町在住	+	9	7	1.7	0.4-7.1
X町在住	−	6	8		
家畜	+	4	4	1.0	0.2-4.7
家畜	−	11	11		
国内・海外旅行	+	1	2	0.5	0.1-4.1
国内・海外旅行	−	14	13		
河川でのレジャー	+	3	3	1.0	0.2-5.3
河川でのレジャー	−	12	13		

またこれまでの結果から何が感染源・感染経路・リスク因子として考えられますか．

A8　記述疫学，分析疫学の結果から，レプトスピラを保菌するネズミにより汚染された水田が感染源となり，症例が復旧作業に参加したことで曝露されたことが考えられました．その他のリスク因子として，統計学的には有意ではないものの，X町への在住，農業，野生動物への曝露，ペットへの曝露の存在がリスクとなった可能性として示唆されました（表19-3）．

解説　本事例で採用した症例対照研究では曝露と発症の関連性の指標としてオッズ比が用いられます．オッズ比が1より大きければ大きいほど関連性が高いことを示しており，本事例では水田作業（オッズ比 16.0）と野生動物との接触（オッズ比 4.0）において特に大きな関連があることが示唆されます．特に水田作業に

おける95％信頼区間の下限値が1より大きいため，統計学的に有意であると解釈することができます．

➡ココで一言！　統計学上有意でないという結果が「関連性がないということを意味しない」ということに注意が必要です．オッズ比（後ろ向きコホート研究であれば相対リスク）は関連性の強さと方向性（関連性がありそうか，それともなさそうか）を示しているに過ぎません．有意差がないという結果は関連性がない，ということを示唆しているのではなく，統計学的有意差を示すにはサンプルサイズが少なすぎた，ということを示していることもあります．

　分析疫学は記述疫学から立てた仮説を検証する方法であり，記述疫学の上位に位置するものでは決してないことを理解した上で結果を解釈する必要があります．

■ STEP7　結果のまとめと考察・提言

Q9　今回の調査のまとめとして，今後の感染拡大防止および再発予防の提言を考えてみて下さい．

A9

地域住民に対する提言	宿主動物への対応	・ネズミやイノシシといった野生動物の定期的な駆除 ・感染が疑われた犬や家畜に対する早期受診治療を受けさせるよう指導
	感染伝播の遮断	・農作業時や野生動物や家畜に触れる際には防護具の装着を指導（長靴や手袋など） ・曝露リスクの高い場所の特定および注意喚起（立て看板など）
	重症化の防止	・レプトスピラ症に関する啓発 ・リスク行動後（野生動物への曝露や水田での作業など）レプトスピラ症が疑わしい症状を呈した場合の早期受診を指導
医師，獣医師に対する提言		・レプトスピラ症に関する啓発 ・獣医師に対して家畜診察時に適切な感染防護策を実施するよう指導 ・アウトブレイク早期探知のため，届け出疾患であることの周知および報告徹底の指導（保健所，家畜保健衛生所） ・平時からの保健所との連携体制の強化
自治体（市町村など）に対する提言		・住民への継続的な啓発活動 ・医師・獣医師への継続的な啓発活動 ・医師，獣医師に対する検査診断の支援 ・ネズミやイノシシといった野生動物の定期的な駆除の支援 ・河川周囲における定期的な家畜や野生動物の保菌・血清疫学調査を通じた情報収集の検討

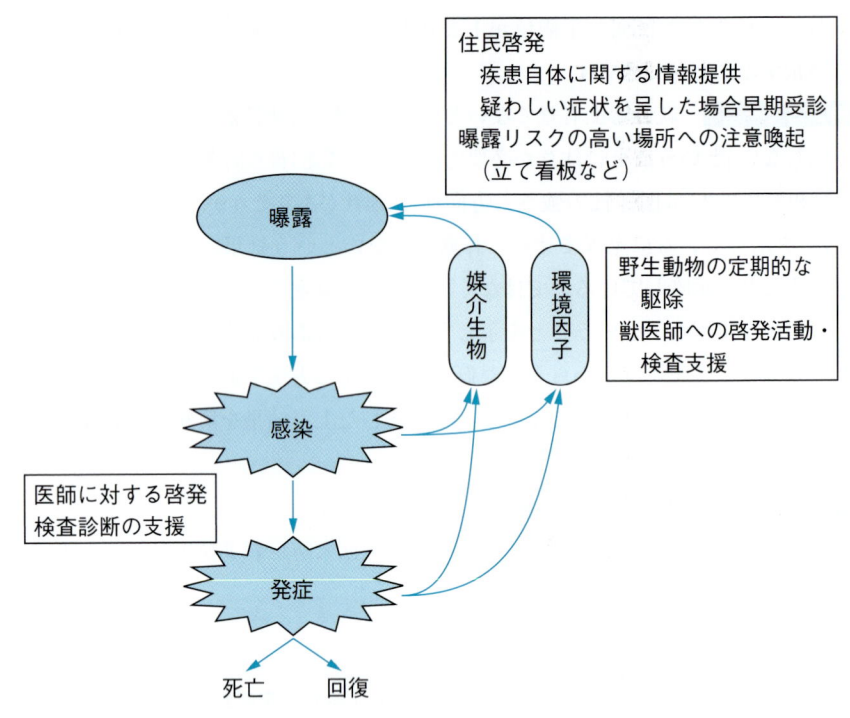

図 19-3 アウトブレイクの介入点
（国立感染症研究所実地疫学専門家養成コース資料より）

解説 記述および分析疫学の結果を念頭に，病原体が伝播するサイクルを実際に描いて，「どこに介入可能なのか」「その方策は何か」と考えながら提言を作成するとよいでしょう（図19-3）．作成に際しては机上の空論にならないように，実現可能性を考慮することが重要です．提言を書き出したら次のステップとして対策の時間軸（「短期的＝当面の対応」「中長期的＝再発防止」）ごとに，また対象者を分けて整理するとよいでしょう（本事例では地域住民，医師・獣医，自治体に分けて作成しています）．

資料　レプトスピラ症に関する一般事項

- レプトスピラ症は病原性レプトスピラの感染により引き起こされる人畜共通感染症である．レプトスピラは野ネズミなどの野生動物，家畜，ペットなどのさまざまな哺乳動物に感染し，それらの腎臓に定着し保有されている．菌を含む尿もしくは尿によって汚染された水や土壌が感染源となる．これまでリスクの高い職業として農業や土木業，家畜飼育への従事などが考えられていたが，近年国内外の

資料 (つづき)

河川でのレジャーに関連した集団発生やペットからの感染事例が報告されている.
- わが国では2003年11月に感染症法一部改正に伴い四類感染症に分類され全数報告の対象疾患となっている.
- レプトスピラ症の潜伏期間は通常5〜14日である. レプトスピラ症は急性熱性疾患であり, 発熱や頭痛, 筋肉痛, 嘔吐や下痢など非特異的な症状を中心に呈する. 感冒様症状を呈する軽症が大部分を占める一方, 黄疸, 出血傾向, 腎不全を伴う重症型を示すことがある. 黄疸, 出血, 腎不全のいずれかを呈したものをワイル病, 3徴を重複した重症型がワイル症候群と呼ばれる.

参考文献

1) Toyokawa T, et al : Diagnosis of acute leptospirosis. Expert Rev Anti Infect Ther 9 : 111-121, 2011
2) 国立感染症研究所実地疫学専門家養成コース ケーススタディ資料.
3) 感染症・食中毒集団発生対策研究会：アウトブレイクの危機管理. pp106-130, 医学書院, 2000
4) Giesecke H 著. 山本太郎ほか訳：感染症疫学. pp19-62, 昭和堂, 2006
5) Dworkin MS : Cases in Field Epidemiology ; A Global Perspective. pp3-19, Jones and Bartlett, 2011
6) Gregg MB : Field Epidemipolgy. 3rd ed. pp67-235. Oxford University Press, 2008

(豊川貴生)

付録

これだけは押さえておきたい感染症疫学用語

　感染症疫学を学ぶ第一歩は，「定義」や「用語」といった「言葉」を意識して正確に使うことです．最初は少々面倒に感じるかもしれませんが，用語の正確な理解は疫学の概念や視点を身につけるためには避けて通れません．

　用語の解釈は1つではなく，また，英語と日本語の対訳は，書物により異なっていることも少なくありません．本章では，『Principles of Epidemiology in Public Health Practice』3rd ed.(CDC, US)，『感染症疫学』(ヨハン・ギセック，昭和堂)，『楽しい疫学』第3版(中村好一，医学書院)を引用しています．

　疫学用語についてもっと知りたいという方は，各章末および本項の参考書籍をご覧ください．

1 疫学で使われる用語

感染症疫学 infectious disease epidemiology：疫学は人を集団として捉え，その集団の特徴や偏りを明らかにする学問です．中でも感染症疫学は医療における感染症治療や感染対策，公衆衛生対応の意思決定や評価に不可欠な学問です．

リスク risk：ある因子に曝露されたときに発症する統計学的確率．

曝露 exposure：感染症のリスク因子に出会ったということ．「生焼けの鳥肉を食べた」「患者に使用した針を誤って自分に刺した」などが含まれます．マスク着用，ワクチン接種など，発症を予防する場合にも用います．

母集団 population：調査対象全体の集合体．疫学研究も，アウトブレイク疫学調査も，調査・研究の対象となる集団を明らかにすることから始まります．「見ている集団は何か」(ユニバース，とも言う)を意識することが問題を明らかにすることにつながります．

リスク因子 risk factor：感染症の発生に関連することやもの．例えば，食物，

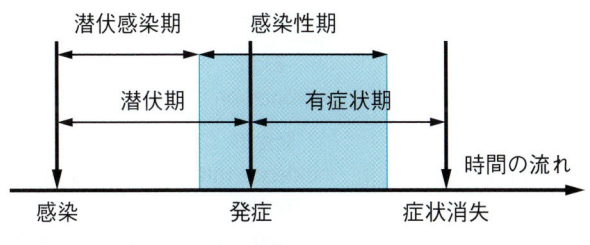

図付-1　感染症と時間の関係

血液, 性的接触などが含まれます.

2 時間の概念

潜伏期間 incubation period：感染した時(exposure moment)から症状が出るまでの期間. 例えば, インフルエンザでは1〜4日というように範囲で示されることが多いです. 潜伏期間をさかのぼることで感染したであろう時期から感染源を推定することができます.

世代間隔 serial interval：ヒトからヒトに感染が伝播するときの発症日の間隔. ノロウイルスによる感染性下痢症では, 最初の感染(1次感染)は食物由来であっても, 2次感染例はヒトからヒトへの感染であることが多いです. この場合の最初の発症者と感染伝播した次の発症者の発症日の間隔が世代間隔(serial interval of generation time)です.

感染性期 infectious period：感染性を持つ, つまり他の人に感染を伝播させる期間. インフルエンザでは発症の1日前から感染性期は始まります. 図付-1 の色で示したこの期間が感染管理を行う上で最も悩ましい期間となります. 感染症によっては, 症状が消失した後も, 数日間感染性期が続くことがあります.

潜伏感染期 latent period：感染した瞬間から感染性期に入るまでの期間. 結核の場合, この期間が数か月から10年以上にわたることが知られています.

1) 感染症の拡大を表現する用語

スポラディック sporadic：ある感染症が, ある特定の地域で, 発生者数は多くないものの, 不規則に, 断続的に発生している状態.

エンデミック endemic：ある感染症がある特定の地域で, 常に一定の発生率で(一定の時期に)存在している状態.「風土病」とも呼ばれます.

エピデミック epidemic：ある特定の地域で, ある感染症が通常の頻度を明ら

付録

表付-1 本章で取り上げた感染症疫学に用いられる指標

状態	比 ratio	割合 proportion	率 rate
疾患 morbidity	相対リスク relative risk オッズ比 odds ratio 率比 rate ratio	発生率 incidence rate 有病率 prevalence 発症率 attack rate	人時発生率 person time incidence rate
死亡 mortality	死亡罹患比 death-to-case ratio	致死率 case fatality rate 死亡率 mortality	

(文献1より改変)

かに超えて発生している状態.

アウトブレイク outbreak:エピデミックとほぼ同義ですが,より限局的なエリアでの発生に用いられます.

パンデミック pandemic:アウトブレイクが国を超えて世界の複数の地域で発生している状態.

インデックスケース Index case:アウトブレイクが発生したとき,探知のきっかけとなった症例,最初に見つかった症例をインデックスケースと呼びます.後に続く積極的疫学調査により,それよりも前に発症者が見つかることも多いです.

クラスター cluster:一定の期間の一定の場所での発症者の集積.累計が通常より大きいかどうかは問いません.

3 割合,率,比(proportions, rates, ratios)

疫学を学び始めると,初歩的な算数であったはずの割合,率,比に悩まされる時がきます(表付-1).率と表現されていても割合を求めていることもあり,さらに混乱させられますが,常に分母と分子の定義,対象とする集団の「時」「人」「場所」を明確に意識する習慣をつけましょう.

比 ratios:分子と分母は別々のはっきり区別できる集団で表されます.例えば,男女比=男性の人数/女性の人数.ただし,両方に含まれる人が存在し

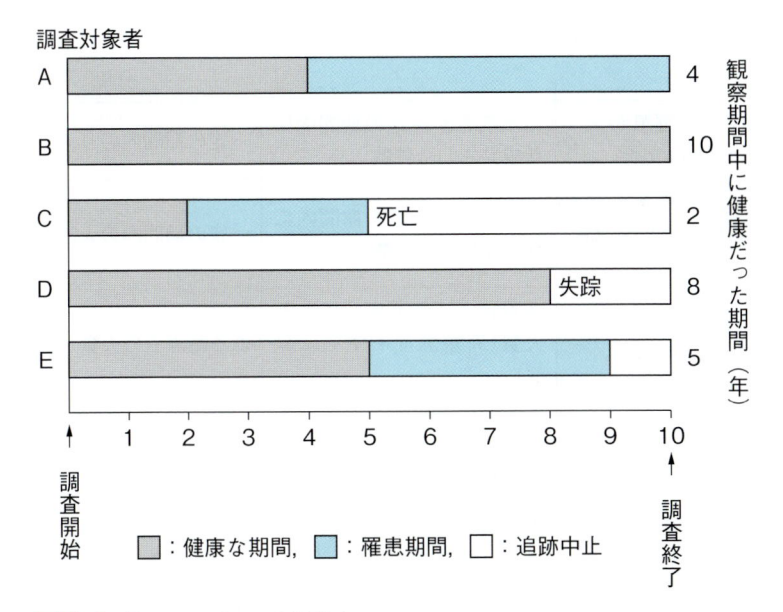

図付-2 Person time の考え方

ても構いません．

割合 proportions：分子（numerator）が分母（denominator）に含まれる場合に使われる比の1種です．男性の割合＝男性の人数/（男性の人数＋女性の人数）

率 rates：ある瞬間，あるいは一定の期間の人数や人口を分母とした発症者の人数などです．

率比 rate ratio：2つの率の比．非曝露群での発症率に対する曝露群の発症率の比などに用います．

人時（観察人年）person time：人数と時間を組み入れた考え方．例えば，コホート研究を行うときに，数年間の調査期間中に死亡したりその地域から転出したりして，追跡できなくなることがあります．あるいは，デバイス関連血流感染サーベイランスを行うときに，デバイス挿入期間は一律ではありません．このような場合，対象者の観察期間中のすべての年数（場合により月数，日数）を足し算した数字を person time とします（図付-2）．

感染症の発生の頻度を表す指標には，以下のようなものがあります（表付-2）．

発生率・罹患率 incidence rate：ある疾患が一定の期間内に新規発生した件数を対象となる人口で割った値．ちなみに，対象となる人口は，「感染症を

付録

表付-2　感染症の発生頻度に関する指標

指標	分子	分母
発生率・罹患率 incidence rate	ある疾患が一定の期間内に新規発生した件数	一定の期間内のリスク人口
人時発生率 person time incidence rate	ある疾患が一定の期間内に新規発生した件数	一定の期間内の人時
点有病率 point prevalence	ある時点での罹患している人数(新規発症＋すでに発症)	ある時点での人数
期間有病率 period prevalence	ある期間での罹患している人数(新規発症＋すでに発症)	ある期間内の人数
発症率 attack rate	流行期間中の一定の期間・一定の場所で発症した人	流行期間中の一定の期間・一定の場所での人数
2次発症率 secondary attack rate	曝露された人の中で発症した人数	ある感染症に曝露された人数

発症するリスクのある集団 population at risk」と呼ばれます。

人時発生率 person time incidence rate：分母を person time にしたときの新規発生率．例えば，医療機関における耐性菌の新規検出件数をその月の延べ入院日数 patient days で割った値．1,000 延べ患者あたりで表現されることが多い．人時罹患率，発生密度率も同義(☞ p73)．

有病率 prevalence：ある疾患の，ある期間での罹患している人数を人口で割った割合．

発症率 attack rate：ある感染症の流行期間中に，一定期間，一定の場所で新規発症した人数を人口で割った割合．曝露された人の中で，発症した人の割合は2次発症率 secondary attack rate と呼ばれます．同一食材を食べた人のうち下痢嘔吐症を発症した人の割合などで用いられます．

図付-2 を用いて考えてみましょう．

例題1：5人の健康な人を10年間追跡し，疾患の発生を観察しました(図付-2)．発生率，人時発生率，有病率を求めましょう．

　発生率＝観察期間中の新規発生者/観察期間中の人数

表付-3 疾患と死亡の指標

指標	分子	分母
粗死亡率 crude mortality rate	一定の期間・一定の場所での死亡者数	一定期間のあるエリアでの人数(人口)
死因別死亡率 cause specific mortality rate	一定の期間内・一定の場所でのある疾患による死亡者数	一定の期間内・一定の場所での人数
致死率 case fatality rate	一定の期間にある疾患に罹患した人の中で,その疾患が原因で死亡した人数	一定の期間にある疾患に罹患した人数
死亡罹患比 death-to-case ratio	一定の期間にある疾患が原因で死亡した人数	一定の期間にある疾患を発症した人数

$= 3/5 \times 100 = 60\%$

人時発症率＝観察期間中の新規発生者数/観察期間中の人時

$= 3/(4+10+2+8+5) \times 100 = 3/29 \times 100 = 100$ 人年あたり 10.3

調査開始 6 年目の点有病率＝その時点での有病者/その時点の調査対象者数

$= 2/4 \times 100 = 50\%$

調査 10 年間での期間有病率＝ある期間での有病者/ある期間の人数

$= 3/5 \times 100 = 60\%$

　死亡者数を用いて計算する公衆衛生の指標がいくつかあります．ここでは感染症による死亡の頻度を表す指標に絞って紹介します(表付-3).

致死率 case fatality rate：ある疾患に罹患した集団における，一定の期間内の死亡者の割合．例えば，狂犬病は致死率 100％と言われています．

死因別死亡率 cause specific mortality rate：ある疾患における，ある期間での死亡した人数を人口で割った割合．感染症による死亡で使用されるのはこの値です．

死亡罹患比 death-to-case ratio：ある一定期間中にある感染症を発症した人数で，同期間にその疾患が原因で死亡した人数を割った数字．分子の死亡者は必ずしも分母の発症者に含まれているとは限らないので，これは比(ratio)です．

例題2：人口100,000人の町で，20XX年1年間に1,000人が死亡し，そのうち感染症Bによる死亡者数は18人だった．ちなみにその年の統計資料では，20XX年1年間の感染症B発症者数は200人，そのうち20人がその感染症が原因で死亡した．

 致死率＝観察期間中に発症した人の中で死亡した人数/観察期間中に発症した人数
   ＝20／200×100＝10％

 粗死亡率＝観察期間中に死亡した人数/観察期間中の人数
    ＝1,000／100,000×1,000＝10（人口1,000人あたり）＊

 感染症Bによる死亡率＝観察期間中に，その疾患が原因で死亡した人数/観察期間中の人数
    ＝18／100,000×100,000＝18（人口10万人あたり）＊

 死亡罹患比＝観察期間中にその疾患を発症した人の中で，それが原因で死亡した人数/観察期間中にその疾患を発症した人数
   ＝18／200×100＝9（100人あたり）

参考図書

1) Principles of Epidemiology in Public Health Practice, 3rd ed, CDC, US, p3-8
2) ヨハン・ギセック著，山本太郎ほか訳：感染症疫学，昭和堂，2006
3) 中村好一著：基礎から学ぶ楽しい疫学．第3版，医学書院，2013
4) Measures of risk. In：Principles of Epidemiology in Public Health Practice. 3rd ed, CDC, US, p3-1
5) Elandt-Johnson RC：Definition of rates；Some remarks on their use and misuse. Am J Epidemiol 102：267-271, 1975

（吉田眞紀子）

＊人口統計では，単位を1,000人あたり，あるいは10万人あたりで表します．

コラム 11　読んでおきたい参考書

1) Principles of Epidemiology in Public Health Practice, 3rd ed. CDC, US. PDF version：http://www.cdc.gov/osels/scientific_edu/SS1978/SS1978.pdf
2) Gregg M：Field Epidemiology, 3rd ed. Oxford University Press, 2008
3) ヨハン・ギセック著，山本太郎ほか訳：感染症疫学—感染性の計測・数学モデル・流行の構造，昭和堂，2006
4) Arias, KM：Outbreak Investigation, Prevention, and Control in Health Care Settings：Critical Issues in Patient Safety, 2nd ed. Jones & Bartlett, 2010
5) Bonita R, et al：Basic epidemiology, 2nd ed. WHO, 2006
6) 中村好一：基礎から学ぶ楽しい疫学，第3版．医学書院，2013
・ ヨハン・ギセック，山本太郎ほか訳：感染症疫学—感染性の計測・数学モデル・流行の構造，昭和堂，2006
7) 盛山和夫：社会調査法入門．有斐閣，2004
8) 近藤光雄，小田宣夫：マーケティング・リサーチの実際．日本経済新聞社，2004
9) 齊藤裕之，佐藤健一編：JJN スペシャル 医療者のための伝わるプレゼンテーション．医学書院，2010
10) 倉島保美：書く技術・伝える技術−目からウロコのビジネス・ライティング．あさ出版，2008
11) 野村俊夫：技術者必携！読み手をうならせる報告書作成法．日刊工業新聞社，1999
12) 上阪　徹：書いて生きていくプロ文章論．ミシマ社，2010
13) ガー・レイノルズ：プレゼンテーション Zen．ピアソン・エデュケーション，2009
14) 伝わるデザイン—研究発表のユニバーサルデザイン．
http://tsutawarudesign.web.fc2.com/index.html（2015 年 3 月アクセス）

索引

数字・欧文索引

2×2 表　27
2 標本 t 検定　116
95％信頼区間　34, 115

A
analytic epidemiology　26
ASA スコア　76

C
case control study　39
CATI，電話調査　138
CAUTI　67, 73
CDC　5
CIDRAP，ミネソタ大学　125, 131
CLABSI　67, 73

D・E
descriptive epidemiology　9

e-Stat　142
EBS　162
EIS　5
EPINet　67, 70
Eurosurveillance　125

F
FETP-J　6, 146
field epidemiology　2
Fisher の正確確率検定　118

G・H
Google トレンド　128

HACCP　238
HAI　64
Health Map　125

I
IBS　162
incidence density rate　73
incidence rate　72

J・L
JANIS　11, 67, 69
JHAIS　67, 70

LGWAN　80

M
Mann–Whitney の U 検定　117
MMWR（Morbidity and Mortality Weekly Report）　125

N
NESID　57, 80
NHSN　11, 65, 67, 69
NNIS　65

O
O157:H7 集団発生事例　3
outbreak verification　56

P
p 値　115
person year　35
PFGE　101, 251
prevalence　72
ProMed　125

R
RDD，電話調査　138
RR　34

S・T
Salmonella enteritidis　6
SD　111

索引

SFTS　105
SSI　67, 75
studentのt検定　116

two by two table　27

V

Vaccine Preventable Outbreaks　125
VAP　67, 73

W

Welchの2標本t検定　116
WER（The Weekly Epidemiological Record）　125
WHO/WPROの迅速リスクアセスメントツール　174
Wilcoxonの順位和検定　117, 233

和文索引

あ

アウトカムサーベイランス　67
アウトブレイク　192, 292
　——の探知と確認　192
　——の探知，サーベイランスの目的　48
アウトブレイク情報の確認　125
アウトブレイク調査　100
アウトブレイク発生時の疫学調査　191
アシネトバクター属アウトブレイク事例，医療施設で発生した　220
安定性，サーベイランス　62

い

イベントベースサーベイランス　56
インジケーターベースサーベイランス　56
インターネット調査　139
インデックスケース　292
インフルエンザ施設別発生状況　90
医師からの届出，全数把握対象疾患　81
医療関連感染　64
　——のためのリスクアセスメントツール　173
医療関連感染アウトブレイク発生時のリスクアセスメントツール　174
医療施設で発生したアシネトバクター属アウトブレイク事例　220
医療施設におけるサーベイランス　64
院内感染　64
陰性的中率　98
陰性尤度比　99

う

後ろ向きコホート研究　31, 35, 200
疑い例，症例定義　10

え

エピカーブ　15
　——の書き方　17
エピデミック　291
エピネット日本版　70
エンデミック　291
疫学　2
疫学研究　134
疫学調査　95, 191
　——における検査　100
　——の手法　135
　——のステップ　192
　——の目的　191
疫学的リンク　12

お

オープン方式，インターネット調査　139
汚染食品による集団食中毒事例　236
汚染創　76

か

カテーテル関連尿路感染サーベイランス　68
カテゴリカルデータ　114
可能性例，症例定義　10
仮説作成，疫学調査　200
介入研究　30
解釈の容易さ，タイピング法　100
解析結果の解釈，疫学調査　202
各論は重要な順に　148
確定例，症例定義　10
型別能力，タイピング法　100
間隔尺度，量的データ　114
感染症
　——の予防及び感染症の患者に対する医療に関する法律（感染症法）　79
　——のリスク，東日本大震災発生時の　175
感染症疫学　290

索引

感染症サーベイランス　79
　──の運用　87
感染症サーベイランスシステム　80
感染症サーベイランス情報の集計　87
感染症週報　125, 127
感染症発生動向調査　79, 127
感染症法　79
感染創　76
感染と保菌　72
感度　96
　──, サーベイランス　62
観察研究　30
観察調査　141
観察人年　293

き

記述疫学の実施　198
記述統計　108
期間限定のサーベイランス　54
聞き取り調査　141
許容性, サーベイランス　62
強化サーベイランス　54

く

クラスター　292
クローズド方式, インターネット調査　139
区間推定　115
偶然誤差　120

け

系統誤差　120
研究デザイン　30
検定　115
検定方法の選択, 統計学　116

こ

コホート研究　31
コホート内ケースコントロール研究　42
個別面接調査　135
誤差
　──の影響　119
　──の種類　120
公衆衛生学的知見への寄与, サーベイランスの目的　49
交絡　121
抗菌薬の使用状況サーベイランス　68
厚生労働省院内感染対策サーベイランス事業　11

高校での麻疹アウトブレイク　259
国立感染症研究所 IDWR　125
国立感染症研究所感染症疫学センター　88
国立感染症研究所実地疫学専門家養成コース　146

さ

サーベイランス　47, 100
　──, 医療施設における　64
　──の運用プロセス　57
　──の構成要素　59
　──の種類　66
　──の分類　49
　──の目的　48, 65
サーベイランスシステム　67
　──の評価方法　61
サルモネラ感染症　6, 257
再現性, タイピング法　100
再興感染症　104

し

市中でのレプトスピラ症アウトブレイク　274
四分位範囲　112
死因別死亡率　295
死亡罹患比　295
指標サーベイランス　162
事象サーベイランス　162
識別能力, タイピング法　100
疾病の発生状況の評価, サーベイランスの目的　48
質的データ　114
実験的研究　30
実行の容易さ, タイピング法　100
実地疫学　2, 3
実地疫学者　39
実地疫学専門家養成コース　6
手技関連サーベイランス　68, 75
手術室で起きた緑膿菌感染アウトブレイク　206
手術部位感染　67, 75
手術部位感染サーベイランス　68
受動的サーベイランス　49
修飾麻疹　262
集団食中毒事例, 汚染食品による　236
重症熱性血小板減少症候群　105
柔軟性, サーベイランス　61
獣医師からの届出, 全数把握対象疾患　81

301

索引

術後肺炎サーベイランス 68
順序尺度，質的データ 114
準清潔創 76
消毒薬の使用状況サーベイランス 68
症候群サーベイランス 52
症例対照研究 39, 201
症例定義 10
　── の作成 195
情報収集，疫学調査 198
情報の収集と活用 124
情報バイアス 121
職業感染サーベイランス 69
信頼区間 115
診断検査 96
新興・再興感染症 104
新興感染症 104
人工呼吸器関連肺炎 67, 73
人工呼吸器関連肺炎サーベイランス 68
迅速なアセスメントのためのツール 173
迅速リスクアセスメントツール，WHO/WPRO の 174

す

スクリーニング検査 96
ステークホルダーとのコミュニケーション 187
スポットマップ 21
スポラディック 291
スライド作り 155
推測統計 113
推定，統計学的 115
図表，スライドの 149

せ

セカンダリー・データ分析 142
世代間隔 291
清潔創 76
積極的監視培養 77
積極的サーベイランス 49
積極的症例探査 13, 197
狭い症例定義 196
選択バイアス 120
潜伏感染期 291
潜伏期間 291
全数サーベイランス 50
全数把握対象疾患 79, 81

そ

ソーシャルメディア 128
相対リスク 34
創分類 76
想起バイアス 121
総論から各論に展開する 148
速報性の高い情報源 125

た

ターゲットサーベイランス 66
対策の実施と評価，疫学調査 203
耐性菌サーベイランス 68
大腸菌 O157:H7 3
代表性，サーベイランス 62
誰でも同じ理解になるように表現 151
単純性，サーベイランス 61

ち

地方感染症情報センター 88
致死率 295
中央感染症情報センター 88
中央値 108
中心静脈カテーテル関連血流感染 66, 73
中心静脈カテーテル関連血流感染サーベイランス 68
腸管出血性大腸菌 3
調査・対策の評価，サーベイランスの目的 48
調査・対策の優先順位づけ，サーベイランスの目的 48
調査手法，疫学研究 134

つ

ツイッター 128
「伝わる」プレゼンテーション 154
「伝わる」報告書 147

て

データの質，サーベイランス 61
デバイス関連感染症サーベイランス 73
デバイス関連サーベイランス 68
デバイス使用比 74
定性調査 141
定点医療機関 85
　── あたり患者報告数 88
定点サーベイランス 50
定点把握対象疾患 79, 81

定量調査　135
提言をする，疫学調査　204
適時性，サーベイランス　62
電話調査　138

と

ドロップインサーベイランス　54
統計学
　──，疫学調査に必要な　107
　──　を利用する目的　107
統計学的推定　115
統計的な関連性の解釈　202
特異度　96

に・ね

日本環境感染学会　67
尿路カテーテル関連尿路感染　67, 73
人時　293
人時発生率　294
人年　35

ネスティッドケースコントロール研究　42

は

バイアス　119, 120
パルスフィールド電気泳動　101
パンデミック　292
曝露　28, 290
　──，リスクアセスメント　167
曝露事故サーベイランス　69
発症率　294
発生密度率　73, 74
発生率　72, 293
発表のコツ，プレゼンテーション　158

ひ

ヒストグラム　17
比　292
比率尺度，量的データ　114
標準偏差　111
標本の大きさ　122
病院疫学者　39
病原体，リスクアセスメント　167
病原体検査に基づくサーベイランス　55
病原体サーベイランス　55, 68, 76
広い症例定義　196
頻発する集団発生の症例定義　197

ふ

ファクトシートの作成　185
プレゼンテーション
　──　の組み立て方　154
　──　のまとめ方　144, 151, 158
プロセスサーベイランス　67
付帯状況，リスクアセスメント　168
分割表の検定　117
分析疫学　29
　──　の実施　200
　──　を実施しなくてよい場合　202

へ

平均値　108
平均の差の検定　116
米国疾病管理予防センター　5
便利なツール，プレゼンテーションの　158

ほ

母集団　290
包括的サーベイランス　66
報告書
　──　の書き方　144, 146
　──　の種類　146
　──　の例　151

ま・み

マキシマル・バリア・プリコーション　74
マッチドケースコントロール研究　42
麻疹アウトブレイク，高校での　259
麻疹施設別発生状況　90
前向きコホート研究　31, 35

ミネソタ大学 CIDRAP　125

め

メディアへの情報開示　185
名義尺度，質的データ　114

や

薬剤サーベイランス　68
薬剤耐性菌感染症　103

ゆ

有病率　72, 294
郵送調査　137

よ

四つ目の表　27
読み手に負担をかけない文章　147
陽性的中度，サーベイランス　62
陽性的中率　98
陽性尤度比　99

ら・り

ラインリスト　13

リコールバイアス　121
リスク　28, 290
リスクアセスメント　160
　──の信頼性　170
　──の想定範囲　165
　──の要素　166
リスクアセスメントツール
　──，医療関連感染アウトブレイク発生時の　174
　──，医療関連感染のための　173
リスクアセスメントプロセス　164
リスク因子　28, 290
リスククエスチョン　165
リスクコミュニケーションの実際　180

リスクのレベル評価　169
リスク比　34
リスクマトリックス　170
リスクマネジメントサイクル　173
リハーサルする，プレゼンテーション　158
罹患率　293
率　293
率比　293
流行曲線　15
留置調査　136
量的データ　114
緑膿菌感染アウトブレイク，手術室で起きた　206

臨床疫学　3

る・れ

ルーモアサーベイランス　56

レプトスピラ症　288
レプトスピラ症アウトブレイク，市中での　274

レベル評価のプロセス　169

わ

割合　293